1

Pour être, plus heureux et plus efficace dans ton corps, dans ta tête, et dans tes actions. Pour ainsi, mieux participer à la construction du nouveau monde.

Et pour justifier d'être là.

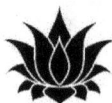

Bonus :

ANECDOTES DE VOYAGE

160   CITATIONS INSPIRANTES

32   POESIES DE L'AUTEUR

101 Guides et 129 Exercices

Pour autoriser le Bonheur

Stéphane Bonduelle

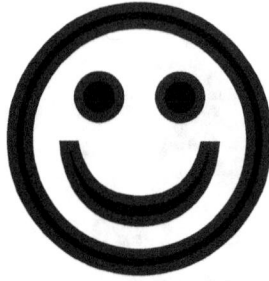

A chacun,

Sommaire

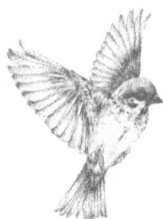

Le bonheur est une quête,

qui demande continuellement

une heureuse pratique.

Les guides et exercices sont simples et faciles. Tous sont comme des jeux. Tu auras envie de renouveler chaque jeu. Et ainsi, les sensations agréables s'affineront, s'amplifierons et deviendront tes nouvelles habitudes.

Quelle que soient tes croyances, tes aprioris, ta situation professionnelle, ta situation sociale, tes ambitions ou tes limitations, tu seras heureux d'observer des améliorations dans tous les domaines de ta vie : ta santé, tes pensées, tes émotions, ton amour propre, tes relations, tes performances et tes horizons. Toutes les techniques partagées ici avec toi, je les pratique, et elles m'apportent beaucoup de bonheur.

1. Introduction

Mon intention, en écrivant ce manuel, est de contribuer à la construction d'un monde meilleur, en partageant avec toi, des techniques, des exercices et des ressentis, qui chacun, est une nouvelle opportunité de cultiver ton bonheur. Tu seras de plus en plus heureux, car comme tout, le bonheur est addictif. Avec plaisir, tu élèveras ta conscience et tu augmenteras tes capacités. Il nous sera alors plus facile, et nous prendrons un plus grand plaisir, tous ensemble, à construire ce plus grand bonheur et ce monde meilleur que nous désirons tous.

Les guides et les exercices qui te sont proposés t'apporteront une nouvelle vitalité. Ils te feront penser autrement. Ils feront naître en toi le désir d'agir. Et ils feront de toi, un autre toi, heureux de l'être. Un premier groupe de guides te rendra plus heureux dans ton corps. Un second te rendra plus heureux dans ta tête, et un troisième plus heureux dans tes actions. Ces trois bonheurs sont complémentaires et ils créent une inertie mutuelle.

Tu pourras, si tu le désire, pratiquer un exercice pendant plusieurs jours avant de passer à un autre, et ainsi utiliser ce manuel pendant très longtemps, peut-être l'oubliant pendant un temps puis y revenant, toujours avec plaisir. Ce qui sera important, quelle que soit la manière, est que tu maintiennes une pratique régulière. Ce manuel, et les nouvelles sensations de bien-être qu'il te procure, te donneront l'envie, l'opportunité, le plaisir et les bénéfices de pratiquer régulièrement.

Nous vivons tous de manière plus ou moins inconsciente. Nous sommes inconscients de respirer, d'entendre, de voir, de toucher, de gouter, de sentir, de marcher, de parler, d'écouter, de penser, de ressentir des émotions ; nous sommes inconscients dans nos actions et inconscients de notre énergie vitale. Nous avançons comme des zombis. Ces inconsciences nuisent à notre santé physique et mentale. Nous faisons des erreurs. Nous sommes sujets aux oublis. Les résultats de nos actions ne sont pas aussi bons qu'ils pourraient être. Et nous ratons de nombreuses opportunités d'être en vie, d'être en bonne santé, d'aimer, d'être aimés, d'être efficaces et de réussir. Nous n'avons pas conscience de vivre ces moments d'inconscience. Et peut-être même, nous avons l'impression que ces moments, où l'on joue à « faire le mort » correspondent à des moments de repos ; nous nous trompons alors gravement (par innocente ignorance), car dans ces moments notre respiration est étouffante et notre corps est stressé, nous devenons en fait plus fatigués, cela nous nuit beaucoup et dans tous les aspects de nos vies (santé, bonheur, stress, relations et efficacité). Tandis qu'une intention consciente, dans ces moments précis, de se reposer ou de mener une activité quelconque permet de répondre aux attentes. Ce manuel va te permettre de reconnaitre, puis de corriger ces tendances et de saisir de nouvelles opportunités.

La quatrième partie de ce manuel est consacré au Dénominateur Commun qu'est la pratique de la méditation. Car la méditation apporte de nombreux bénéfices, dont ceux de reconnaitre et de maintenir le bonheur de vivre l'état de conscience et de bonifier le bien-être et les performances du corps, de la pensée et des actions. La méditation ainsi catalyse la dynamique et les synergies corps-pensée-action. Ces bénéfices et bonifications sont détaillées dans ce manuel et 100 techniques de méditations sont expliquées. La plupart de ces techniques sont simples, et toutes sont attrayantes. De plus, pratiquer ces exercices peut se faire en quelques secondes, minutes ou bien quelques heures suivant tes goûts ; ainsi le manque de temps ne peut être une excuse. Il te sera facile d'inclure la pratique de la méditation dans tes habitudes quotidiennes, et tu seras très heureux des résultats.

Durant des millénaires nous avons vécu l'obscurantisme ; la connaissance était réservée à une élite. En occident, dans les années 70, nous avons vécu ce grand mouvement de paix et d'amour qui a eu une influence planétaire. De ces époques, la méditation a gardé les fausses, repoussantes et préjudiciables images d'être réservée aux personnes illuminées, privilégiées, rêveuses, idéalistes ou même droguées. La révolution de la connaissance nous a permis de comprendre que ces images étaient fausses et que la pratique de la méditation apportait de nombreux et grands avantages accessibles à tous. L'évolution de nos sociétés nous conduit à une intégration naturelle de la méditation dans notre quotidien. C'est maintenant pour toi le bon moment de rentrer dans cette dynamique, déjà très vibrante (dans les écoles, les entreprises, sur U-Tube, etc.).

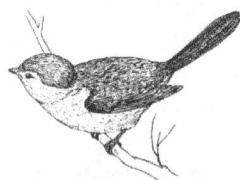

2. Préface

Nous vivons une époque fantastique, il s'y passe énormément de choses. Nous avons, au cours des dernières décennies, fait d'énormes progrès. Nous avons augmenté nos capacités et nos opportunités.

Naturellement, les capacités dénuées de morales, ont aussi profité. Et nous avons de nos jours de multiples sources insensées d'inquiétude, comme la pollution des océans, de notre air et de nos sols, les risques d'explosion de notre dernière guerre mondiale, les catastrophes nucléaires, etc.

Quand on observe l'histoire de notre civilisation on s'aperçoit que des sources similaires d'inquiétudes ont toujours existé. Il y a eu la peste, les guerres incessantes et les violations des droits de l'homme. Au moment de la guerre froide, les élèves faisaient, dans les écoles, des exercices de préparation en cas de guerre nucléaire[1]. A ce moment, des millions d'enfants, malgré leur innocence et le côté ludique de l'exercice qui interrompait les cours, ont ressenti, avec leurs parents, de profondes peurs devant le risque de mourir en un éclair, comme l'avaient fait avant eux les habitants d'Hiroshima.

Nous nous sommes aperçus que, quelque soient les circonstances, même les meilleures qui puissent être, on trouve facilement des 'raisons' de se plaindre, d'être triste

---

[1] Nous étions alors bien crédules, car l'exercice de préparation aux catastrophes de se réfugier sous les tables d'écoles est utile en cas de tremblement de terre, mais bien futile en cas d'explosion nucléaire.

et d'avoir peur. Parce que, cela nous procure facilement des sensations d'exister.

Se plaindre et être triste sont par définition contraire au bonheur. Et, il est aussi regrettable d'avoir peur. Car la peur est handicapante. Elle perturbe nos activités physiques, physiologiques, et intellectuelles. Et ce faisant elle limite nos potentiels. La peur gagne le bras de fer contre l'amour et contre le bonheur.

De nos jours, on s'aperçoit de beaucoup d'autres choses, car jusqu'à la fin du 17e siècle (seulement une douzaine de générations[2] auparavant), nos vies étaient monotones et nos horizons étaient étroits. Dès l'âge de sept ans nous commencions, pieds nus, à travailler très dur. Et nous continuions ainsi, tous les jours, jusqu'à notre mort. Lorsque nous nous blessions d'une simple égratignure, elle s'infectait et nous en mourrions. De toute façon nous mourrions jeunes, notre espérance de vie n'était que de 26 ans, (Un temps bien court[3] pour seulement apprendre à survivre). Le niveau de connaissance était très faible pour la plupart d'entre nous, et se limitait à satisfaire nos activités agricoles et domestiques. Seul, un très petit nombre d'entre nous était érudit, toutefois avec une connaissance encore sommaire et souvent incorrecte.

---

[2] Une génération correspond à 25 ans
[3] Bien qu'une grande mortalité infantile contribuât à faire baisser cette moyenne.

Puis nous avons commencé à avoir accès à la connaissance. Au 18ᵉᵐᵉ siècle, les valeurs et les idées humanistes et pacifistes, qui s'étaient développées de manières éparse et modeste, au cours des siècles précédents, ont commencées à devenir des valeurs et des idées disponibles pour la masse de nos ancêtres.

Ce fut, une « révolution de la connaissance[4] ».

Naturellement, en devenant de plus en plus nombreux à avoir accès à la connaissance, à la réflexion, à la coopération et à l'organisation, le nombre de nos découvertes et nos modes de vie ont commencé leurs progressions exponentielles. Notre espérance de vie a, par conséquence, régulièrement augmenté[5], nous permettant plus d'expériences diverses et l'opportunité de nous poser des questions que jusqu'alors nous n'avions pas eu le temps de nous poser, trop occupés à satisfaire uniquement notre besoin de manger[6] tout au long de nos courtes vies.

Après une progression régulière pendant 200 ans, la courbe d'évolution de notre conscience de masse, accélère au 20ᵉᵐᵉ siècle. Nous découvrons alors, la théorie des quanta, l'avion, la voiture, les galaxies, la télévision, le poste de radio, le vol spatial, la psychologie, la libération de la femme, la diminution des haines raciales, la diminution de la violence quotidienne, la théorie de la relativité, les vaccins, l'hygiène, la pasteurisation, les

---

[4] Cette dénomination, comme nous le verrons, sera employée, à la fin du 20ème siècle, pour définir la révolution informatique.
[5] Elle est aujourd'hui de plus de 80 ans
[6] Mode de survie

antibiotiques, le temps libre, les vacances et les loisirs, la puce électronique, la robotique, l'ordinateur (dont la puissance de calcul double tous les 18 mois), la structure fractale infinie des particules élémentaires, la fibre optique, le téléphone portable (qui apparait en 1983), Internet (qui devient accessible dans les années 90). La circulation de l'information, ne se fait plus exclusivement en utilisant, l'imprimerie, la radio et la télévision ; c'est une nouvelle grande révolution de notre histoire). Avec l'apparition des médias sociaux, nos cercles de discussion sont passés de restreints ou inexistants à planétaires ; nous trouvons avec bonheur et facilité des personnes qui ont des expériences et des intérêts similaires aux nôtres ; alors que nous étions isolés et restreints, maintenant nous partageons ; cette nouvelle coopération est très dynamique et productive. La physique quantique, propulsée par Albert Einstein, nous a sorti du matérialisme, en dévoilant scientifiquement que la matière est énergie. Les transports et l'accès à la connaissance ont élargis nos horizons. Et avons élargi le cadre de notre moralité au-delà des limites de nos villages pour enfin devenir mondiale.

Dans les prochains jours, nous allons connaitre de nouvelles accélérations fantastiques. Avec bientôt, le super-internet qui va être des centaines de fois plus rapide qu'aujourd'hui et qui commence à être disponible. Avec aussi les capacités toujours grandissantes des ordinateurs (vitesse de calcul, mémoires, performances des moteurs de recherche puisant dans des banques de données, ayant elles aussi des croissances exponentielles, nos questions de plus en plus précises et leurs réponses appropriées) ; dans les pays les plus riches du monde, des équipes de chercheur travaillent même à la mise au point de l'ordinateur quantique (vitesse de traitement supérieure à celle de la lumière).

Les productions d'énergies renouvelables coûtent maintenant moins cher que la production d'énergie nucléaire, et nous sommes actuellement dans une période de transition énergétique. Grace aux efforts de recherche à l'échelle planétaire, les techniques de production, de transport et d'utilisation d'énergies renouvelables vont faire, dans les années prochaines, d'énormes progrès supplémentaires. Et bientôt la totalité de nos besoins en énergie sera gratuite, largement disponible et propre.

Dans tous les domaines le nombre des innovations continue son accélération exponentielle. A ces technologies s'ajoutent l'intelligence artificielle, les nouvelles technologies (dont la nanotechnologie) et les nouvelles découvertes, qui vont apparaitre et qui vont nous émerveiller.

Alors que dans une époque récente, les variations que nous vivions au cours de toute une vie étaient minimes, il y a dix ans, personne n'était capable d'imaginer le monde d'aujourd'hui. Le mode de fonctionnement du monde, dans lequel nous vivrons dans dix ans, est un mystère encore bien plus grand. Nous serons essentiellement les mêmes, mais notre environnement, la manière dont nous vivrons et nos pensées seront très différents. Nous allons faire des progrès énormes dans nos idéologies, dans le respect de l'environnement, l'énergie, la pédagogie, les technologies, les sciences, les arts, la psychologie, le relationnel, la nutrition, la cosmologie, la sociologie et la philosophie. En un mot, nous allons faire d'énormes progrès dans la connaissance de nous-même et de tout. Nous ne pouvons pas nous ennuyer, il y a beaucoup de choses à faire et à découvrir. Les quantités et les synergies grandissantes de pensées, d'inspirations et d'innovations positives de chacun, nous conduisent à une évolution merveilleuse.

Ce meilleur futur se confirme avec ma 'théorie des causes-racine' : l'étude des 'causes-racine' d'un problème est l'étude des causes pour lesquels un problème existe. En faisant cette étude, on s'aperçoit que l'ignorance est une des causes-racine de tous les problèmes. De plus, on s'aperçoit que l'ignorance est aussi une cause-racine de toutes les autres causes racines. L'évolution cognitive que nous vivons en ce moment est appelée 'La Révolution de la Connaissance'. Cette révolution se caractérise par une augmentation exponentielle du flot d'information, et de notre capacité à avoir accès, à filtrer, à traiter et à stocker l'information. Avec la diminution de l'ignorance, cause-racine originelle de tous les problèmes, en ayant une meilleure connaissance des origines des problèmes, nous trouverons les solutions. Ainsi, nous arriverons aussi à trouver les solutions aux négligences des paramètres humains et environnementaux qui nous font actuellement souffrir. Nous trouverons notre éthique.

Déjà, nous pouvons voir une profusion de bonnes volontés, d'inventions, d'idées nouvelles et prometteuses. Nous pouvons réaliser de grandes choses avec de bonnes et solides intentions, le désir, l'énergie, et en étant actifs pour les faire progresser, pas à pas.

Nous voyagerons loin et vite, peut-être même d'une manière instantanée (nos avancées et notre curiosité nous permettent de rester ouvert à toute éventualité). Toutes nos voitures seront intelligentes, il n'y aura plus d'accident ni de besoin d'assurance. Nos modes de travail vont être radicalement changés. Nous travaillerons moins d'heures et sur des projets de courte durée. Nous aurons le temps et les moyens de cultiver notre curiosité. Notre santé va aussi grandement s'améliorer, grâce aux progrès que nous faisons pour de meilleurs modes de vie, pour une meilleure nutrition et pour meilleure connaissance de notre corps. L'adaptation, à de nouvelles méthodes d'éducation, nous permettra de savoir beaucoup sur beaucoup de choses y compris sur une grande quantité de nouvelles choses. Notre curiosité nous donnera un esprit plus clair et une plus grande capacité de questionner toute choses, d'en faire l'expérience, puis de les rejeter ou de les accepter. Les capacités de chacun seront décuplées ; leur sommes et leurs synergies décupleront leurs effets. Toutes les logistiques seront bien plus performantes et bien huilées. Avec notre curiosité renforcée, nous serons capables de voir les opportunités ; avec notre capacité augmentée nous serons capables de les saisir et de les mettre en pratique.

Nous serons heureux !

Nous arriverons à atteindre le maximum de nos potentiels parce que l'amour, le désir d'être heureux, le désir d'évoluer et la moralité communautaire, sont dans notre nature.

Tout cela ne peut se faire qu'avec l'action.

L'action,

et un esprit sain dans un corps sain

facilitent le maintien dans la conscience de

la réalité et dans le bonheur.

Il est clair qu'à certains moments de nos vies, il est plus facile d'être heureux. Certaines vies semblent plus faciles que d'autres. Cependant le confort risque de corrompre et les difficultés facilitent notre évolution.
Quel que soit ta situation, ce manuel sera un bon compagnon. Si, en ce moment de ta vie, tu es à l'aise, tu stabiliseras ton aisance et tu seras plus efficace pour affronter les difficultés. Si maintenant tu es dans un grand désarroi, le manuel t'aidera à t'en sortir. Dans tous les cas, une meilleure connaissance de toi-même te sera très utile.

♦

Tu auras aussi le plaisir de goûter dans ce manuel, à des citations d'écrivains, de scientifiques, et d'artistes. Ce sont des citations choisies pour la beauté des mots.

Enfin, tu trouveras un recueil de mes poèmes, dont chacun est à propos d'idées retrouvées dans ce manuel.

Amuse-toi bien !

Pensée

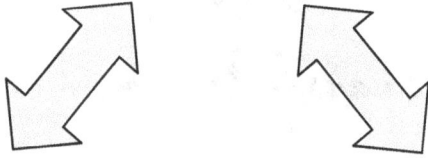

Action 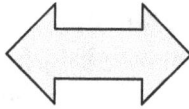 Corps

3. 101 GUIDES

Ces guides t'apportent de nombreuses opportunités d'être plus heureux dans ton corps, dans ta tête et dans tes actions.

Ces améliorations sont individuellement des sources de bonheurs ; autant de moments de bonheur qui s'additionnent pour meubler et remplir différemment ton existence.

L'une par rapport à l'autre, et collectivement, ces améliorations se bonifient en formant une dynamique triangulaire. A l'opposé, une faiblesse ou une défaillance dans l'un des trois secteurs se répercute sur les deux autres et perturbe cette dynamique.

De même, si tu souhaites améliorer ta vie dans un de ces trois domaines (meilleure santé, plus de vitalité, plus de dynamisme, meilleure humeur, plus de positivité, plus de succès, plus de réalisations, etc.), en plus de travailler sur la zone spécifique de ton choix, les efforts que tu feras dans les deux autres domaines contribueront grandement à tes améliorations.

- **3.1. Heureux dans ton corps**

- **3.2. Heureux dans ta tête**

- **3.3. Heureux dans tes actions**

- **3.4. Dénominateur commun : la méditation**

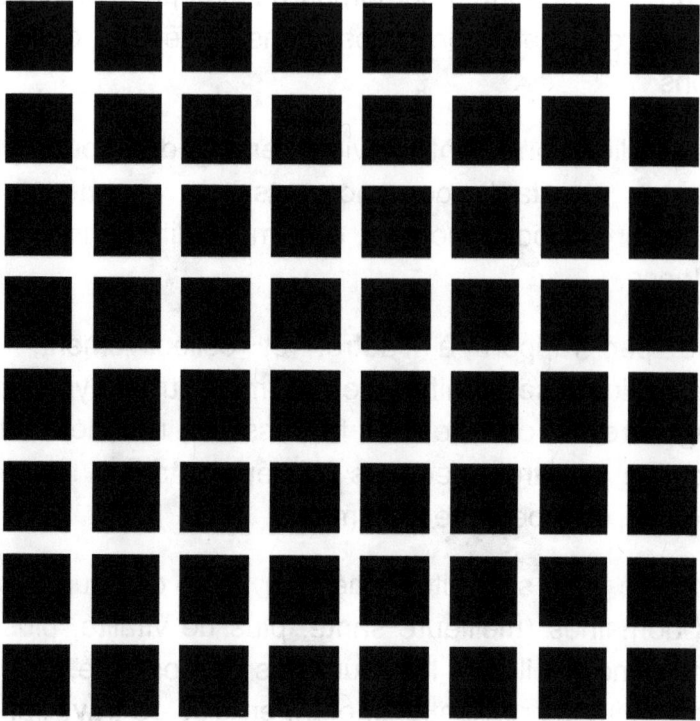

3.1. HEUREUX DANS TON CORPS

Probablement tu as eu l'occasion de voir un bébé exalté du bonheur de rire. Et voyant que cela fait beaucoup rire ses parents, il s'enivre de plus belle. Nous verrons, dans ce manuel, les réactions chimiques avec les sécrétions hormonales, qui participent à cette ivresse. Nous verrons aussi l'importance de se replonger, tout au long de notre vie, dans cette ivresse de bonheur et d'innocence de l'enfant. Pour retrouver, alors, une puissante sensation et une puissante définition du bonheur naturel.
Ce bonheur, est suffisant pour l'enfant. Il est satisfait, apaisé, rassasié.

A chaque période de la vie, son bonheur particulier.
Sortit de l'enfance, être heureux devient une quête, ou, une chasse aux trésors. Nous allons jouer à explorer, fouiller, percevoir, comprendre et intégrer ce qui nous rend heureux. Nous découvrirons la nature et l'amplitude des influences dans cette dynamique triangulaire corps-pensée-action.

Nous découvrirons l'importance et la valeur existentielle de la respiration. Nous découvrirons aussi, dans ce chapitre du bonheur dans son corps, les rôles de nos physiologies dans cette dynamique triangulaire.

Tu seras aussi surpris de réaliser combien des stimuli négatifs sur ton corps sont à l'origine de tes pensées négatives et d'échecs dans tes actions. Et tu pourras ainsi bénéficier de les corriger.

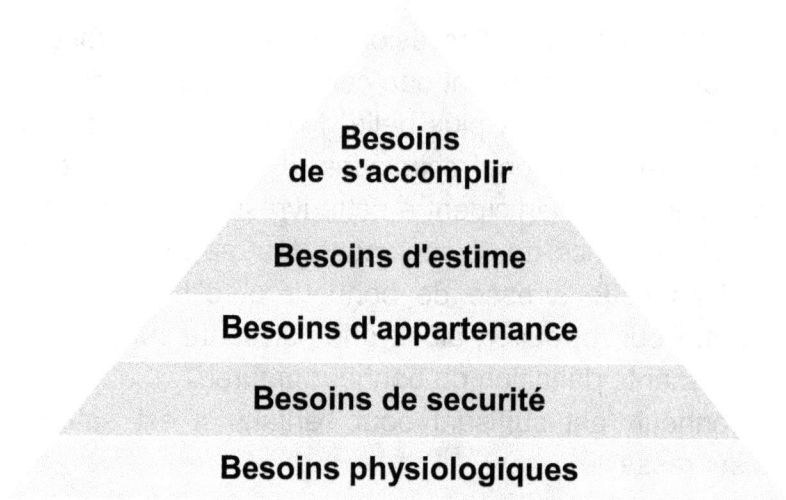

Besoins
de s'accomplir

Besoins d'estime

Besoins d'appartenance

Besoins de securité

Besoins physiologiques

8

La pyramide des besoins

Nos besoins physiologiques sont à la base de la pyramide de nos besoins. Comme pour toute pyramide, seule une base solide peut permettre une construction solide, stable et élevée.

Pour être heureux, il faut tout d'abord être en vie.

Les conditions de bases pour être en vie sont : respirer, boire et manger. On peut vivre quelque temps sans boire ou sans manger. Mais si l'on arrête de respirer on meure après quelques minutes.

De plus, pour mieux vivre et être plus heureux, on a la possibilité de mieux respirer, mieux boire et mieux manger.

Notre plus grand bonheur est atteint lorsque nous satisfaisions notre besoin de nous accomplir. Et nous ne pouvons Le satisfaire qu'à la condition que nos autres besoins sont au préalable satisfait.

La chasse aux trésors dans ce chapitre, nous permettra aussi de jouer à explorer, fouiller, percevoir, comprendre et intégrer, de meilleures utilisations de nos cinq sens, de notre énergie et de nos émotions, pour devenir plus heureux, sur ce chemin.

Et enfin, nous verrons combien il est essentiel de placer régulièrement notre corps dans un environnement naturel.

001 - Guide de la Respiration

Nous ne respirons pas bien pour trois principales raisons : nous ne respirons pas bien par le nez, nous nous servons très peu du muscle diaphragme et nous ne sommes pas conscients de respirer.

Même, très souvent, particulièrement dans les moments de stress, où quand nous faisons face à un défi, ou bien lorsque nous sommes surpris, ou contrariés, inconsciemment, notre respiration devient peu profonde et nous nous mettons même en apnée, nous cessons de respirer. Nous créons ainsi une sensation d'oppression liée à nos pensées. Et aussi dans ces moments, nous respirons de préférence avec le thorax (respiration plus rapide, moins profonde et moins efficace que la respiration qui inclue l'activation du diaphragme). Dans ces moments de stress, plutôt que de faire fonctionner notre organisme de la meilleure façon grâce à l'oxygène dont il a particulièrement besoin au moment d'une épreuve, plutôt que d'être au mieux de nos performances, nous handicapons notre organisme (notre cœur, notre cerveau, nos muscles, notre système digestif, nos cellules, etc.) avec un manque d'oxygène et avec un excès de gaz carbonique.

Mais, lorsque dans ces moments, nous nous mettons à respirer profondément, nous arrivons à corriger cette sensation d'oppression en une sensation de bien-être.

Grâce à cette étroite connexion entre nos pensées, notre respiration et nos émotions, l'amélioration de notre respiration engendre l'amélioration de nos pensées, de nos émotions et de notre efficacité.

Mieux on respire, mieux les appareils et systèmes du corps[9] fonctionnent et mieux on élimine les déchets produits par le travail de ces appareils et systèmes.

Prends l'habitude d'observer au cours de ta journée, la manière dont tu respires, en particulier dans les moments de stress. Et lorsque tu t'aperçois que tu es en apnée, pratique alors plusieurs grandes inspirations profondes suivies d'expirations lentes, puis suivies de plusieurs inspirations-expirations régulières, normales en durée mais toujours profondes. Ensuite, respire normalement.

La meilleure façon d'inspirer est par le nez plutôt que par la bouche. En effet seule l'inspiration se fait avec un effort musculaire (principalement avec les muscles de la cage thoracique et avec le diaphragme) alors que lors de l'expiration nos poumons se vident naturellement sans effort, comme un ballon qui se dégonfle. Et l'effort pour inspirer par le nez est moins important que l'effort pour inspirer par la bouche. De plus lorsque que l'on inspire par

---

[9] Appareils fonctions, et systèmes humains : respiratoire, cardiovasculaire, cérébrale, digestif, musculaire, nerveux, reproducteur, lymphatique, urinaire, tégumentaire (dont la peau), squelette, glandes, visuel et auditif.

le nez, la température de l'air est mieux régulée, ce qui est particulièrement avantageux lorsque la température extérieure ambiante est chaude ou froide pour éviter les risques de déshydratation ou de coup de froid. Enfin, grâce aux poils et au mucus, l'inspiration par le nez permet de filtrer beaucoup des poussières se trouvant dans l'air ambiant, et d'éviter qu'elles ne pénètrent dans nos poumons.

L'expiration peut au quotidien se faire indifféremment par le nez ou par la bouche. Dans certains cas il est préférable d'expirer par le nez (ex. par politesse lors d'une discussion face à face, ou lorsque que l'on désire y sentir la sensation de l'air expiré), soit d'expirer par la bouche (ex. lors de la méditation).
Le diaphragme, est le principal muscle inspiratoire. Il sépare la cage thoracique de l'abdomen.
Il est possible que tu n'aies aucune conscience de ce muscle, que tu l'utilises très peu et qu'il soit ainsi peu développé. C'est dommage, car la respiration qui utilise le diaphragme est plus profonde, plus efficace et permet un meilleur fonctionnement de ton corps et de ses facultés physiques et mentales. De plus l'utilisation du diaphragme permet un massage des organes internes qui stimule leurs bons fonctionnements.

Pratiquer des exercices respiratoires, nous fait découvrir de nouvelles sensations. Par exemple nous réalisons qu'il est agréable d'avoir une inspiration nasale plus fluide et plus équilibrée, et une respiration diaphragmatique (en utilisant l'abdomen) qui fonctionne mieux. Et aussi, qu'il est très agréable de respirer, de sentir l'air qui circule dans notre nez, notre bouche, notre gorge ; l'air qui gonfle nos poumons et notre ventre ; d'imaginer tous les bénéfices apportés par l'oxygène et nos énergies négatives évacuées lors de l'expiration. Les exercices qui suivent sont très efficaces pour rapidement éliminer le stress, oxygéner et détoxifier notre corps, augmenter notre vitalité, améliorer notre sommeil, augmenter notre pouvoir de concentration, améliorer notre digestion, nous apporter du bien-être et nous rendre plus heureux.

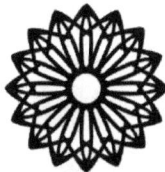

Ces exercices nous permettent de corriger nos habitudes et d'adopter une meilleure respiration au quotidien. Leurs pratiques sont faciles et utiles à faire rentrer dans tes habitudes quotidiennes. Tu peux les pratiquer à tout moment et plusieurs fois par jour : le matin au réveil, le soir au coucher, lors d'une pause, etc. Tu peux aussi les pratiquer de façon très discrète, même en public (ex. dans ta voiture au feu rouge, dans le métro ou le bus, dans une salle d'attente, dans un ascenseur, sur ta chaise dans l'attente de passer un examen, avant de passer un entretien d'embauche ou de faire une présentation professionnelle, lors de ta concentration avant une compétition sportive, avant et pendant tout évènement important, etc.). Pratiquer, sera un plaisir et non une contrainte.

'L'expérience change les soupirs en respirations'

Beatrix Beck

♦

'En te levant le matin, rappelle-toi combien précieux est le privilège de vivre, de respirer, d'être heureux'

Marc Aurel

♦

'Il faut réussir à s'élever jusqu'à comprendre que le véritable amour est l'amour universel déposé partout à profusion, un amour que l'on peut boire et respirer sans arrêt'.

O. M. Aïvanhov

♦

'On vieillit quand on s'enferme, quand on refuse de voir, d'entendre ou de respirer'

Katherine Pancol

♦

'(...) regarde chaque jour le monde comme si c'était la première fois. Alors j'ai suivi ce conseil, et je me suis appliqué. La première fois. Je contemplais la lumière, les couleurs, les arbres, les oiseaux, les animaux. Je sentais l'air passer dans mes narines et me faire respirer. J'entendais les voix qui montaient dans le couloir comme dans la voûte d'une cathédrale. Je me trouvais vivant. Je frissonnais de pure joie. Le bonheur d'exister. J'étais émerveillé.'

Eric-E. Schmitt

'Lorsque la vie est brumeuse, que le chemin n'est pas clair et que l'esprit est lourd, souvenez-vous de votre respiration. Il a le pouvoir de vous donner la paix. Il a le pouvoir de résoudre les équations non résolues de la vie.'

Amit Ray

♦

'Respirer est la première et la dernière chose que vous faites sur cette terre. Notre existence en dépend. Alors que nous ne pouvons vivre sans respirer il est tragique et déplorable de constater que la plupart d'entre nous n'a jamais appris à bien respirer'

Joseph Pilates

♦

'Ais moins de peurs et plus d'espoirs, mange moins, mâche plus, gémit moins, respire plus, parle moins, dit plus, haï moins, aime plus ; et toutes les bonnes choses sont pour toi'

Proverbe Suédois

♦

'On ne respire plus, si l'on s'écoute respirer'   Jouhandeau

♦

'Il y a une manière de respirer, ressentant honte et oppression. Et, il y a une autre manière : un souffle d'amour qui vous transporte à l'infini'.

Rumi

☯☯ Exercice 1 : Respiration nasale fluide

Quotidiennement, nous inspirons beaucoup de saletés, particulièrement après avoir été exposé à une ambiance poussiéreuse ou polluée. Mais, cela arrive aussi lorsque l'on se promène dans la nature.
Le fait d'avoir tant de saletés dans le nez est une bonne chose car cela montre l'efficacité de la fonction de filtrage du nez.
Pourtant ces saletés gênent notre respiration.

J'ai découvert cette simple technique de nettoyage du nez il y a plus de trente ans. Et depuis, elle fait partie de ma toilette quotidienne et je ne pourrais pas m'en passer. Il m'arrive même de la pratiquer plusieurs fois par jour, aux moments où je me lave les mains. Je suis toujours étonné par la quantité de saleté qui est éliminée. J'éprouve un très grand plaisir à avoir une respiration nasale fluide. Et j'ai hâte de retrouver cette fluidité, lorsqu'elle est obstruée.

Cette technique inclue d'inspirer de l'eau par le nez. Cela te paraîtra désagréable, voire insurmontable, au début. Mais très rapidement cela deviendra agréable. Tu éprouveras beaucoup de plaisir à avoir une respiration nasale fluide et l'envie de nettoyer ton nez quotidiennement. Encore une fois l'inspiration par le nez est plus efficace que l'inspiration par la bouche.

(Note : c'est vraiment une grande quantité de saletés que tu vas éliminer, alors pense bien à nettoyer ton lavabo).

Voici la technique pas à pas :

o Prends de l'eau dans le creux de ta main.

o Inspire cette eau par le nez.

o Souffle par le nez pour évacuer cette eau (comme quand tu te mouches, en te servant du pouce et de l'index)

o Renouvelle l'exercice trois à quatre fois, ou bien tant que tu sens encore des saletés qui obstruent ton nez.

◆

'Le nez est fait pour respirer, la bouche pour manger'

Proverbe

◆

'Tant qu'on peut encore respirer, après la pluie, sous un pommier, on peut encore vivre !'

Soljenitsyne

◆

'Marcher, c'est respirer le monde et adapter sa pensée à l'aune de la nature. Le pas est la mesure de l'homme ; le souffle donne de l'amplitude à la pensée : le cerveau court avec les orteils ; l'entendement se fait rythme et l'effort structure l'espace'.

Vincent Borel

👁👁 Exercice 2 : Respiration nasale alternée

Il est normal, suivant les circonstances, ou simplement par cycle, que, pendant la journée, nous inspirions plus facilement par une narine ou par l'autre. Je t'invite à réaliser, qu'il t'est plus facile, maintenant, d'inspirer par une narine que par l'autre.

o Utilise ton pouce pour boucher une narine, et ton annulaire pour boucher l'autre.

o Commence par plusieurs fois inspirer et expirer par la narine gauche, tout en bouchant la droite.

o Maintenant inspire et expire plusieurs fois avec la droite, tout en bouchant la gauche.

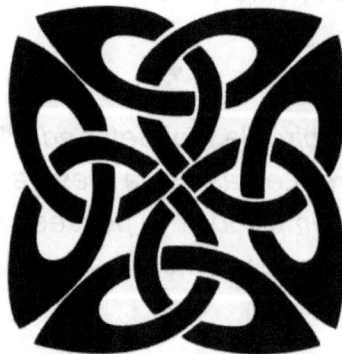

Maintenant pratique l'exercice suivant (3 minutes) :

o Avec la bouche fermée, inspire-expire par les deux narines plusieurs fois.

o Inspire-expire comme suit, en changeant de narine à la fin de chaque inspiration, avec un temps d'inspiration en comptant jusqu'à 5 et un temps d'expiration en comptant jusqu'à 10. A chaque fois bouche la narine qui ne travaille pas :

- Inspire par la narine gauche.

- Expire droite. Inspire droite.

- Bouche tes deux narines, en comptant jusqu'à 3.

- Expire gauche. Inspire gauche.

- Bouche tes deux narines, en comptant jusqu'à 3.

Ce simple et rapide exercice est particulièrement efficace pour supprimer le stress. Pense à l'utiliser, pour devenir plus décontracté et plus efficaces lors de moments de tension. Il peut se faire discrètement, donc en toutes circonstances. La pratique répétée de l'exercice te permettra d'équilibrer, de façon durable, ta respiration entre les deux narines. Tu en éprouveras une grande satisfaction, une amélioration de ton équilibre, de ton bien-être, de ta santé et de ton efficacité.

👁️👁️ Exercice 3 : Respiration diaphragmatique

En préparation de l'exercice, commence par ressentir les mouvements de ton diaphragme :

o En position couchée, place la main droite sur ton ventre pour le sentir se gonfler et se dégonfler.

o Place la main gauche sur ton cœur afin de sentir ta cage thoracique se gonfler et se dégonfler.

o Concentre-toi sur ton diaphragme et sens-le descendre à l'inspiration et remonter à l'expiration.

o Continue cet exercice préliminaire jusqu'à avoir de bonnes sensations de ton diaphragme.

◆

Maintenant, tu peux faire l'exercice proprement dit :

o Garde tes mains sur le ventre et sur le cœur comme indiqué plus haut.

o En comptant (1-2-3) inspire profondément par le nez en gonflant le ventre.

o En comptant (4-5) continue ton inspiration par le nez en gonflant maintenant ta cage thoracique.

o En comptant (1-2) bloque ta respiration.

o En comptant jusqu'à 10 expire lentement par la bouche.

o Renouvelle ce cycle inspiration-expiration au moins 10 fois, puis autant de fois que tu le désires.

☯☯ Exercice 4 : 16 exercices respiration consciente

Généralement nous ne sommes pas conscients de respirer. La respiration consciente est très simple à pratiquer. Elle est étroitement liée à la méditation. C'en est même un des principes de base. On peut même dire que pratiquer la respiration consciente est méditer. Alors félicitations ! Ce que tu avais toujours voulu savoir sur la méditation, sans oser le demander, ou sans oser commencer, maintenant tu le sais et tu le fais.
La respiration est synonyme de la vie et de l'existence.

Après les exercices de respiration consciente précédents. Voici maintenant seize autres exercices.

Les différentes techniques et options qui te sont offertes ont chacune leurs spécificités de points de vue sensoriel, anatomique, physiologique, psychologique et psychique. Certaines seront pour toi plus attrayantes que d'autres ; saisi alors l'opportunité de cette attirance qui favorise ton assiduité de pratique. Ais aussi la curiosité et l'engouement d'explorer les autres techniques afin de bénéficier de leurs spécificités.

1. Exercice : 4 – 4 par le nez

o Compte jusqu'à 4 à l'inspiration par le nez.

o Compte jusqu'à 4 à l'expiration par le nez.

o Continue ainsi, pendant, au moins 2 minutes.

o Après quelques jours de pratique, augmente à 6 - 6 puis à 8 - 8

2. Exercice : La respiration Nadi Shodhana

Effectue la pratique de Respiration nasale alternée en pressant ton index entre tes sourcils.

3. Exercice : 10 – 10

o Compte jusqu'à 10 à l'inspiration par le nez.

o Compte jusqu'à 10 à l'expiration par la bouche.

o Continue ainsi, pendant, au moins 2 minutes.

4. Exercice : Inspirations - expirations jointes

o Joins en continu tes inspirations et tes expirations en respirant calmement.

o Compte 1 en faisant la première expiration. Puis compte 2 en faisant la deuxième.

o Deviens de plus en plus calme en continuant ainsi de compter jusqu'à 10.

o Renouvelle le cycle (1 à 10) autant de fois que tu le désires.

5. Exercice : 4 – 4 – 4 – 4

o Inspire par le nez en comptant jusqu'à 4.

o Bloque ta respiration en comptant jusqu'à 4.

o Expire par la bouche en comptant jusqu'à 4.

o Bloque ta respiration en comptant jusqu'à 4.

o Répète 3 fois la série, et plus si tu le sens.

6. Exercice : 4 – 7 – 8

o Expire jusqu'à vider entièrement tes poumons ; et en faisant un grondement de lion avec ta gorge.

o Bouche fermée, inspire calmement par le nez, en comptant mentalement jusqu'à 4.

o Bloque ta respiration en comptant jusqu'à 7.

o Expire par le nez, entièrement, en faisant le grondement du lion et en comptant jusqu'à 8.

o Répète 3 fois la série, et plus si tu le sens.

7. Exercice : La respiration de Buddha   8 - 16 (3 fois)

o Inspire lentement avec le ventre, comptant jusqu'à 8.

o Expire lentement avec le ventre, comptant jusqu'à 16.

8. Exercice : La respiration Tao   8 - 16 (3 fois)

Le comptage est le même que dans l'exercice précèdent, mais à ici, on contracte les muscles abdominaux à l'inspiration et on relax la cage thoracique et les poumons à l'expiration.

9. Exercice : Muscles de l'anus contractés   (20 fois)

o Inspire lentement par le nez, en contractant les muscles de l'anus.

o Expire lentement par la bouche en relâchant les muscles de l'anus.

10. Exercice : Encore plus   (3 fois)

o Inspire lentement par le nez jusqu'à remplir au maximum tes poumons.

o Bloque ta respiration en comptant jusqu'à 3.

o Fait 3 courtes inspirations supplémentaires.

o Expire lentement par la bouche jusqu'à vider au maximum tes poumons.

o Bloque ta respiration en comptant jusqu'à 3.

o Fait 3 courtes expirations supplémentaires.

11. Exercice : Les organes compressés   (3 fois)

o Expire lentement par la bouche jusqu'à vider au maximum tes poumons.

o Continue d'expirer au maximum, en rapprochant en force le ventre de la colonne vertébrale et contractant les muscles de ton anus.

o Tu vas ressentir un intense désir d'inspirer. Reste un court instant à ressentir ce désir.

o En étant relaxé, fait descendre ton diaphragme et laisse tes poumons se remplir.

12. Exercice : Apnée

Inspire lentement par le nez. Bloque ta respiration pour être en apnée. Prolonge la durée des apnées, au fur et à mesure des pratiques.

13. Exercice : Travail du diaphragme

o Inspire lentement, en fermant les yeux, et en te concentrant sur la descente de ton diaphragme.

o Expire d'un coup sec, en ouvrant les yeux et en remontant ton diaphragme.

o Fait ainsi au moins 20 inspirations-expirations, et plus si tu le désire.

14. Exercice : Bougies 5 - 15

o Inspire lentement par le nez, en comptant jusqu'à 5.

o Expire par la bouche, en forme comme tu soufflerais une bougie, en comptant jusqu'à 15.

o Fait ainsi au moins 20 inspirations-expirations, et plus si tu le désire.

15. Exercice : La respiration du boxeur

o Expire lentement et profondément par la bouche jusqu'à vider entièrement tes poumons.

o Fait 4 inspirations par le nez, en rallongeant à chaque fois la longueur des inspirations.

o Block ta respiration en comptant jusqu'à 4.

o Expire de nouveau lentement et profondément par la bouche jusqu'à vider entièrement tes poumons.

o Fait ainsi au moins 20 inspirations-expirations, et plus si tu le désire.

16. Exercice : Utilisation du chapelet

Les chapelets sont utilisés dans de nombreuses traditions (par exemple : mâlâ dans l'hindouisme, le jaïnisme et le bouddhisme (pratique des mantras), tesbih dans l'islam (pratique des dhikr et aussi par exemple pour reciter les 99 noms de Allah). L'utilisation a de nombreux avantages :

- La concentration sur le touché des perles, couplée à la concentration sur la respiration, est une opportunité supplémentaire d'éviter de penser.

- On n'a pas la contrainte de compter, notre mental n'est pas occupé à compter et on évite de se perdre dans le comptage.

- Même si on est informé des avantages de pratiquer la méditation, et même si on est attiré par le désir de pratiquer, pratiquer régulièrement (au mieux quotidiennement) et faire des séances de plusieurs minutes restent souvent des difficultés à surmonter.

En utilisant un chapelet, notre objectif, de pratiquer autant de respirations (ou de mantras) que le nombre de perle du chapelet, est rendu facile à atteindre. Plus que de nous apporter de la discipline, le chapelet nous motive et nous entraine. On s'aperçoit même, à la fin d'un cycle de perles, avoir le désir de continuer avec un autre cycle.

Exemple de pratique :

La respiration consciente, en égrainant une perle à chaque inspiration-expiration, jusqu'à égrainer tout le chapelet (3x33, 99 ou 108 suivant le chapelet utilisé)

👀 Exercice 5 : Respiration étagée

Effectue cet exercice avec la profondeur de respiration qui te convient le mieux pour ressentir les meilleures sensations. Quand tu auras un bon ressenti des sensations, le but à rechercher est une respiration étagée naturelle et décontractée contenant tous les étages d'inspiration suivants :

o Commence ton inspiration dans la partie supérieure de tes poumons.

o Poursuis cette inspiration dans la partie moyenne de tes poumons.

o Poursuis toujours cette inspiration dans la partie inférieure de tes poumons.

o Poursuis ton inspiration en imaginant que tu la prolonge jusqu'à ton pubis.

o Expire de manière naturelle et sans forcer, puis enchaine l'inspiration suivante.

Une autre technique de respiration étagée se fait dans le sens inverse :

o Commence par inspirer au niveau du pubis.

o Remonte ensuite les 3 parties des poumons.

o Inspire sous les clavicules.

o Et termine par le sommet du crâne.

☯☯ Exercice 6 : Respiration stimulante

Comme son nom l'indique, la pratique de la respiration stimulante résulte en un gain de dynamisme et de vitalité.

o En gardant la bouche fermée, fais des séries d'inspirations-expirations nasales, rapides et courtes (préférablement après t'être nettoyé le nez). Fais 3 inspirations-expirations par seconde.

o Fais ces cycles rapides pendant 10 secondes (compte sur tes 10 doigts).

o Après chaque série de 10 secondes, respire calmement pendant 10 autres secondes.

o Fais 3 cycles de ces 20 secondes.

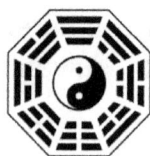

Après t'être familiarisé avec les exercices de respiration précédents, lorsque tu les referas tu pourras faire l'expérience des deux techniques suivantes :

Technique 1 : Arrière-gorge

La première option, consiste à introduire dans tes inspirations et tes expirations la sensation de l'air qui passe dans l'arrière-gorge. Afin d'augmenter cette sensation, tu peux émettre un son avec ton arrière-gorge, aussi bien à l'inspiration qu'à l'expiration.

Technique 2 : Corps tout entier

La deuxième option consiste à imaginer deux choses lors des inspirations : que les pores de toute la surface de ta peau s'ouvrent, et que chaque cellule de ton corps est oxygénée, de la tête aux pieds. Et à l'expiration, tous les pores de la surface de ta peau se referment.

Tu retrouveras cette option, pour plusieurs pratiques du manuel. C'est une option intéressante, reflétant la réalité, que la respiration oxygène toutes les cellules de ton corps. Elle permet de reconnaître la valeur de la respiration et d'optimiser son apport énergétique. Elle permet également d'uniformiser l'énergie dans tout ton corps, en rééquilibrant les zones épuisées.

002 - Guide de l'Hydratation

La grande majorité d'entre nous ne boit pas suffisamment.

Etrangement, nous avons beaucoup de difficulté à corriger ce défaut. Comme si nous voulions nous punir de quelque chose, en refusant d'être en bonne santé et un plus grand bien-être. Pourtant boire insuffisamment n'est pas une fatalité, comme par exemple avoir les yeux bleus. On peut le changer facilement et pour notre plus grand bénéfice.

Nous avons besoin de boire suffisamment pour que tous les processus vitaux de notre corps fonctionnent bien.

La quantité qu'il faut boire, par jour, varie entre 1 et 3 litres, suivant la taille, le poids, l'activité, le temps plus ou moins chaud, et l'alimentation plus ou moins riche en fruits et légumes. Par exemple, pour un sportif il est recommandé de boire un demi-litre deux heures avant l'effort, puis régulièrement au cours de l'effort. (On peut perdre 1 litre d'eau en 1 heure de sport).
En fait, on ne devrait jamais ressentir la sensation de soif, car alors elle est un signe de déshydratation. On s'efforcera donc de boire régulièrement afin de ne pas ressentir la soif.

L'observation de la couleur de ton urine t'indiquera si tu bois suffisamment. La couleur optimale est un jaune à peine perceptible. Un jaune foncé indique un manque d'hydratation et le besoin d'y remédier.

Etabli une Routine d'hydratation :

Bois un verre d'eau ou de jus de fruits ou de légumes frais régulièrement aux mêmes moments choisis, comme au lever, au coucher, en arrivant au travail, à la pause, aux moments des repas, après chaque passage aux toilettes, à la fin d'une tâche répétitive, un verre d'eau qui accompagne chacun de tes cafés de la journée, en arrivant chez toi, ou à une certaine heure.

Garde toujours de l'eau à portée de main.

Régulièrement introduire des soupes dans ton alimentation est une autre bonne contribution à ton hydratation. De plus, leur multitude favorise la variété de tes menus. Elles sont délicieuses et économiques.

En buvant plus tu vas automatiquement uriner plus. Bois et aussi urine avec plaisir, dont celui d'éliminer les déchets.

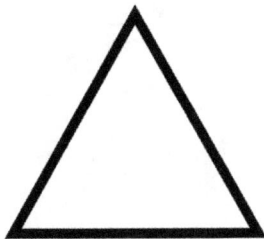

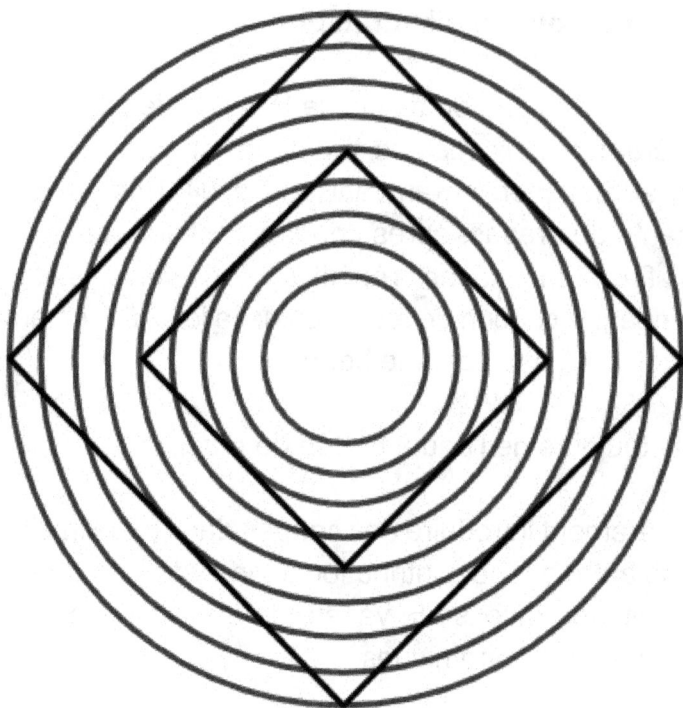

👀 Exercice 7 : Boire conscient

Nous avons tendance à boire sans être conscient de ce que nous faisons et de ce que nous buvons.

Rempli un verre d'eau et assis toi à ta table ; l'exercice consiste à être conscient de boire, remercier pour la chance de pouvoir boire, sentir le liquide qui coule dans ton corps, avoir conscience de ce que tu bois (les odeurs, les goûts, les provenances, le bien que cela te procure).

Tu peux faire cet exercice ponctuellement. Tu peux aussi choisir de l'appliquer à chaque fois que tu bois et ainsi chaque fois boire consciemment.

Tu pourras aussi pratiquer cet exercice en choisissant de visualiser ta boisson baignant et bénéficiant chaque cellule de ton corps, ta boisson qui rend ton sang plus pur et plus fluide, l'eau qui nettoie les déchets produits par le travail de tes muscles, le sang fluide qui permet à tes reins d'effectuer un meilleur travail d'élimination des toxines de ton sang, ton corps qui devient plus fort.

Buvons maintenant un grand verre

à notre bonne santé !

☯☯ Exercice 8 : La vidange intestinale

La santé intestinale définit la santé générale.

La longueur de l'intestin est de sept mètres ; et au cours des années, des déchets s'accumulent sur les parois de l'intestin, sur une couche qui peut atteindre une épaisseur d'un centimètre. On peut ainsi accumuler entre 5 et 12 kilos de déchets dans son intestin !

L'irrigation des intestins, fait partie des pratiques de santé les plus importantes, parmi les médecines douces. Pour beaucoup de naturopathes, elle constitue, avec le jeûne, une des clés d'une bonne santé physique et mentale. Ceci est facile à comprendre, quand on considère l'accumulation importante de déchets, le fait que ces déchets fermentent, putréfient, intoxiquent le sang et sont ainsi à l'origine de nombreuses maladies.

L'élimination de ces déchets va directement permettre de réduire notre poids superflu. Elle va permettre un bon fonctionnement des intestins et à de bons éléments nutritifs de passer dans le sang, au travers de la paroi intestinale. Ainsi, nous soignons et nous évitons de nombreuses maladies.

Cette irrigation des intestins peut se faire grâce à la respectable technique du lavement, qui demeure une pratique complémentaire. Mais, il est plus simple et facile, de boire, en une fois, une grande quantité d'eau le matin au réveil, avant le petit-déjeuner (de 1 à 2 litres). Il en résulte, deux minutes après avoir bu, que l'on est pressé d'aller aux toilettes afin d'éliminer, par voie rectale, cette eau accompagnée de quelques-uns des déchets.

Tu peux utiliser cette technique, par exemple le week-end, avec une fréquence d'une fois par mois (en t'assurant que les toilettes seront libres, afin de pouvoir t'y rendre après avoir bu).

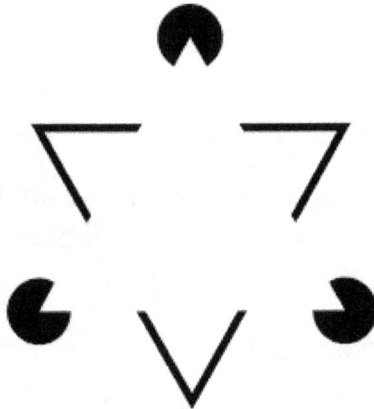

003 - Guide des Habitudes alimentaires

La qualité, la quantité et le coût de ce que l'on mange, sont des préoccupations pour chacun d'entre nous. Cependant, la grande majorité d'entre nous ne mange pas de façon optimale pour se sentir au mieux, et n'utilise pas les opportunités rentables d'une alimentation saine.

On observe que plus un pays est riche, plus le nombre de ses habitants qui sont en surpoids est élevé.
Il y a aussi des circonstances dans la vie qui sont favorables à une prise de poids, du fait de chamboulements hormonaux, ou bien du fait de tentations plus grandes de manger (comme par exemple statistiquement : l'adolescence, la grossesse pour la femme, la première année de mariage pour un homme, une situation joyeuse, une situation triste, une dépression, un deuil, la perte d'un emploie, un nouvel emploi, un déménagement, etc.).

Toujours est-il que, par définition, on se sent mieux quand on a son poids de forme que lorsque l'on est en surpoids.

Si tu es en surpoids et que quelqu'un te dit ' j'ai une méthode miracle pour te faire perdre ton surpoids rapidement ', ne le crois pas.

Perdre son surpoids est long (suivant ton surpoids, une perte de 500 grammes à 1 kilo par semaine est raisonnable).

La seule méthode qui marche est de changer tes habitudes alimentaires.

Bien qu'il reste indispensable d'être actif, le surpoids est dû à 80% à une mauvaise alimentation et à 20% à un manque d'activité.

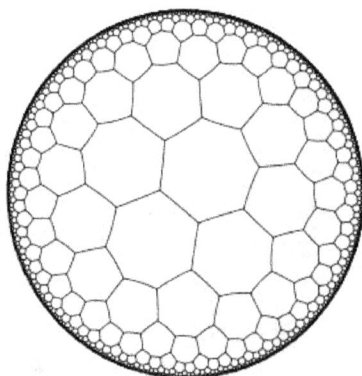

'La bonne forme physique n'est pas uniquement la clef de la santé physique, c'est aussi la base de la pensée dynamique et créative'

John F. Kennedy

Sans surpoids on bouge mieux.

On est moins fatigué.

On préserve son cœur et ses articulations.

On a moins de douleurs.

On évite les médicaments.

On fait plus de choses.

On est plus heureux !

◆

Cela dit, si en ce moment, tu es en surpoids, il est important que tu laisses passer les éventuels sentiments et émotions d'exclusion ou de tristesse. Que tu les remplaces par le bonheur de respirer, par le désir d'observer ton comportement, par l'intégration de la vérité qu'il est avantageux d'avoir meilleure condition physique, et par l'énergie en mouvement répondant à ton intention de modifier tes habitudes. En effet, l'équilibre des émotions joue une part importante dans l'obtention du poids idéal. Nous observerons aussi, plus loin dans ce manuel, les grands avantages de bonifier l'amour de soi afin de réussir dans nos entreprises. L'amour que tu ressens pour ta personne, devra, ici aussi, précéder tes actions qui te permettrons de rétablir ton poids de forme.

Il est clair que le corps est résistant, et il apparait même capable de fonctionner dans les pires conditions.

Le corps démontre aussi une formidable capacité à se régénérer et aussi à compenser.

Cependant le fonctionnement du corps, dans ces pires conditions, est incomplet, manquant les avantages de son fonctionnement optimal. Le bien-être d'une personne avec, par exemple, un foie, un intestin, un cœur ou un système nerveux qui fonctionne mal, est très différent du bien-être d'une autre personne avec ces fonctions optimales.

Ainsi la décision de changer ses habitudes alimentaires apparait évidente. Encore et toujours : il suffit de commencer, le ressenti des bénéfices arrive rapidement et il est encourageant. Une amélioration en entraine une autre dans le trio Corps-Tête-Action.

Voyons en quoi consiste de changer ses habitudes alimentaires.

Cela ne veut pas nécessairement dire devenir intégriste sur un choix de ne pas manger ou de manger telle ou telle chose. On aura avantage à respecter des satisfactions conviviales ponctuelles et gastronomiques passagères (une soirée entre amis, une opportunité d'apprécier telle ou telle gastronomie, ou une envie ponctuelle). En dehors de ces évènements exceptionnels, changer ses habitudes alimentaires veut dire faire des choix de vie, que l'on suit au quotidien, et sur le long-terme, (le court-terme engendre l'effet yo-yo = je perds du poids puis je le retrouve). On fera le choix de manger ce dont notre corps a besoin pour se sentir bien.

L'embryon se développe à partir de l'intestin primordial. Puis le long de ce tronc central se forment tous les autres organes, qui gardent des connexions nerveuses avec les intestins. De ce fait, la qualité de l'alimentation a de grandes influences, en particulier sur la pensée, l'humeur, le fonctionnement optimal du corps, le bien-être et l'action. Une bonne nutrition est fondamentale pour vivre une vie heureuse.

Par exemple, un tel jour, nous ne cessons de nous répéter « Oh comme je suis malheureux ! ». Ce n'est pas que nous avons de nouvelles excuses pour nous plaindre, mais parce que notre repas de la veille était trop riche ou trop chargé. Tu ne réalises pas que ta tristesse est liée à ton alimentation. Par contre tu réaliseras facilement qu'une meilleure alimentation te rendra plus heureux.

◆

'Que la nourriture devienne le médicament et que le traitement soit la nutrition'

Hippocrate

◆

'Les médecins du futur ne traiteront plus les patients avec des médicaments, mais ils guériront et préviendront les maladies avec des guides nutritionnels'

Thomas Edison

◆

'On trouve la proportion non seulement dans les mesures et les nombres, mais encore dans les sons, les poids, les temps, les lieux et en toute forme d'énergie'

Leornard de Vinci

Notre système digestif va de l'œsophage à l'anus. Il mesure environ neuf mètres. Il est également appelé : le système nerveux entérique. Il est également appelé le deuxième cerveau. Il contient environ 100 millions de neurones (plus que la moelle épinière). 95% de la sérotonine dans le corps se trouve dans les intestins. Le second cerveau n'est pas seulement impliqué dans le processus de digestion, il est également impliqué dans nos sentiments, nos émotions, notre humeur et notre bien-être.

Certains concepts ne peuvent pas être compris mentalement (comme le concept, développé plus loin dans ce manuel, de «l'être et de ne pas être», l'intuition, le moi intérieur ou le «ressenti»), mais ils sont ressentis au niveau de notre second cerveau, indépendamment du cerveau, sauf que ces sentiments sont à l'origine de certaines pensées dans le cerveau.

La neurogastroentérologie est un domaine florissant et nous allons apprendre des faits intéressants sur le deuxième cerveau dans les années à venir. Ces faits nous permettront de trouver des solutions à de nombreux problèmes et pathologies ; Jusqu'à présent, les applications potentielles déjà identifiées concernent des problèmes majeurs tels que: l'obésité, les troubles de l'alimentation, l'anxiété, la dépression et l'autisme.

◆

'Nos corps sont des jardins – nos déterminations en sont les jardiniers'

W. Shakespeare

👀 **Exercice 9 : Ton poids idéal théorique**

La formule de Lorentz est la plus utilisée pour calculer le poids idéal théorique.

Cette formule est différente pour les hommes et pour les femmes comme suit :

Femme = Taille (cm) - 100 - [Taille (cm) - 150] / 2,5

Homme = Taille (cm) - 100 - [Taille (cm) - 150] / 4

Exemple : pour une femme mesurant 165 cm

Le poids idéal théorique = 165 - 100 - 15/2,5 = 59 Kg

Note : Il y a deux conditions d'utilisation de cette formule :

- o Être âgé de plus de 18 ans
- o Mesurer entre 140 et 220 cm

Cette formule est utile pour te fixer un objectif de perte de poids. Cependant, il est possible que tu te sentes tout à fait dynamique et bien dans ta peau, avec un poids supérieur ou inférieur à cette référence.

👀 Exercice 10 : Ton apport calorique quotidien

Avec des variations, en fonction du sexe, de l'âge et du niveau d'activité, le besoin moyen en calories par jour est de 2200. Lorsque l'apport en calories est supérieur à la consommation de calories, l'excès est transformé en graisse.

Si tu souhaites perdre du poids, il est recommandé d'évaluer ton apport calorique quotidien, avec des données disponibles sur les emballages ou avec des données trouvées sur Internet pour les aliments non emballés ; puis, à long terme, de réduire ton apport calorique à 2000 calories par jour.

Note 1: L'exercice physique est important pour ne pas perdre du muscle en raison du déficit en calories, mais pour perdre de la graisse. Notes que pendant l'exercice physique, la consommation de calories n'est pas très élevée, mais l'exercice physique augmente la vitesse du métabolisme de ton corps plusieurs heures après l'exercice, ce qui augmente par conséquent le nombre total de calories dépensées.

Note 2: Boire une quantité d'eau suffisante contribue à la perte de poids.

Note 3: L'apport équilibré en glucides, protéines et lipides est de 421.

Si tu souhaites prendre du poids, tu devras augmenter ton apport calorique au-dessus de 2200 par jour.

👀 Exercice 11 : Mange des bananes

Une banane contient beaucoup de bonnes choses :

○ Vitamine C : (11% AQR)[10] Antifatigue, résistance aux infections, antioxydant, favorise l'absorption du fer, bon pour la peau (rôle dans la fabrication du collagène), lutte contre les allergies et le stress.

○ Vitamine B6 : (33% AQR) Bon pour le système nerveux, aide à la production de globules blancs donc favorise le système immunitaire, réduit les inflammations (en particulier articulations).

○ Potassium :   (9% AQR) Le manque de potassium est fréquent dans notre alimentation. Le potassium est essentiel à la contraction musculaire, y compris au bon fonctionnement du cœur, il est   aussi essentiel à la transmission des impulsions nerveuses, favorise le fonctionnement du rein, fait baisser la pression artérielle et protège contre la crise cardiaque.

○ Manganèse : (14% AQR) Indispensable au bon fonctionnement de l'organisme, essentiel au fonctionnement du cerveau, vital pour la croissance osseuse et pour le maintien des os, activateur d'enzymes, favorise l'activité sexuelle et la reproduction, favorise le métabolisme des graisses et des glucides, atténue le syndrome prémenstruel, aide à l'absorption des vitamines.

---

[10] AQR = Apport Quotidien Recommandé

- o Magnésium : (15% AQR) Indispensable au fonctionnement des muscles (dont le cœur), et du système nerveux. Agit en prévention du diabète, de l'athérosclérose et de l'hypertension.

- o Cuivre : (10% AQR) Indispensable au fonctionnement de l'organisme. Lutte contre le vieillissement, favorise l'absorption du fer, favorise la croissance et la pousse des cheveux, réduit les symptômes de l'arthrite.

- o Calcium : (1% AQR) Les carences en calcium sont de nos jours en augmentation. Il est indispensable à la vie. Il permet d'avoir de bon os et de bonnes dents. Il agit dans la prévention du cancer du côlon et des cailloux dans les reins et lutte contre l'obésité.

- o Tryptophane : qui se transforme ne sérotonine : le neurotransmetteur qui nous donne la joie de vivre et nous aide à éviter la dépression.

- o Pectine : aide à la digestion.

- o Fibres : (23% AQR) aide à la digestion.

De plus, la banane, riche en potassium, stimule le travail intellectuel (il est par exemple bon d'en manger une avant de passer un examen ou avant tout autres performances). La banane aussi favorise la mémoire, soulage l'anémie, protège contre la crampe musculaire, est antiacide, et elle soulage les ulcères d'estomac.

La banane est très facile à transporter, et très facile à manger. Tu peux très bien, parfois, et même souvent, remplacer un repas, en ne mangeant que des bananes.

Une banane contient environ 150 calories, très peu de protéines et pratiquement pas de graisse. Elle est cependant très nutritive et calme très bien la faim. Ainsi manger des bananes est un très bon choix pour une bonne nutrition et aussi pour permettre de perdre du surpoids.

La banane est aussi un des aliments les moins chers (même bio et en commerce équitable). Alors, en mangeant des bananes, tu dépenses aussi moins d'argent pour te nourrir. (Manger des carottes crues apporte aussi beaucoup d'avantages, par leur contenu, leur prix et le fait que naturellement leur mastication est longue. Et elles sont si craquantes !)

La banane est un aliment formidable !

Pour ma part je mange deux bananes, à chacun des trois repas de la journée. Et j'en suis très content.

Je suis aussi très content du menu de mon petit déjeuner. Et je le partage avec toi si tu veux essayer :

Menu de petit déjeuner :

- *Boisson froide :*

  -Jus d'1 citron

  - 1/4 cuil. à café poudre de curcuma

  - 1 cuillerée à café de miel

- *2 Bananes*
- *Boisson chaude (sans sucre)*

◉◉ Exercice 12 : Arrêter le néfaste et l'inutile

La nourriture industrielle est riche en sucres, huiles, sels, colorants, conservateurs et autres produits chimiques. Il est souhaitable de l'éviter.

Les sodas, en particulier, n'ont aucune valeur nutritive. Ils offrent uniquement des inconvénients : Une bouteille de soda (33cl) contient l'équivalent de 10 cuillerées à café de sucre. Ce qui correspond à 160 calories (inutiles). Très logiquement les sodas sont très mauvais pour contrôler son poids et lutter contre son surpoids. Ils contribuent à l'augmentation des cas de diabète, que l'on peut de nos jours observer. Ils augmentent les risques de maladies du cœur. Attaquent les dents. Favorisent l'ostéoporose. Sont mauvais pour le foie. Augmentent les risques de cailloux des reins. Contiennent de la caféine, qui favorise la déshydratation et l'insomnie.

Cet exercice, te concerne uniquement si tu bois des sodas.

Alors tu peux prendre, maintenant, la décision d'arrêter.

Suivant tes habitudes passées, il se peut que, dans les jours qui suivent, tu ressentes une forte envie de boire un soda ; tu peux, alors, te laisser aller à satisfaire cette envie ; l'important est ta décision pour le restant de ta vie ; petit à petit ce genre de fortes envies deviendra plus rare ; puis cette envie sera totalement éliminée.

Si tu es un parent de jeune enfant, la première chose à faire est de ne jamais donner un soda à ton enfant, puis fermement ne jamais avoir de soda à la maison. Au cas où, ton enfant a déjà gouté à l'excitation explosive de la caféine et de la dose massive de sucre, tu peux, maintenant, fermement arrêter d'acheter des sodas, lui expliquer les raisons de ta décision et l'accompagner dans son sevrage.

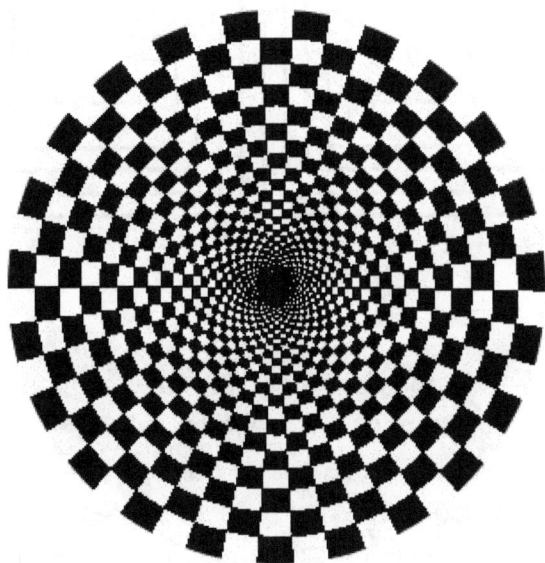

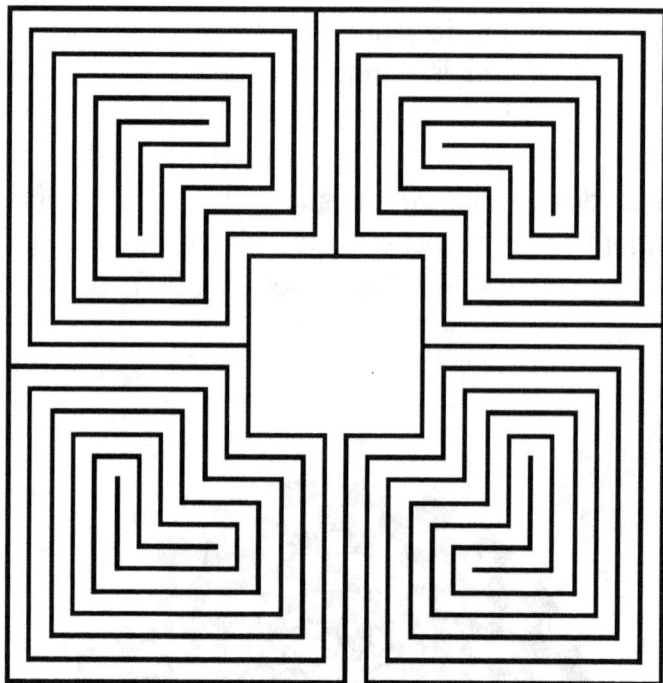

'Bien que des circonstances extérieures m'aient empêché d'observer strictement un régime végétarien, j'adhère depuis longtemps à cette cause par principe. Outre le fait que je suis d'accord avec les buts du végétarisme pour des raisons esthétiques et morales, j'estime que le mode de vie végétarien, par son effet purement physique sur le tempérament humain, aurait une influence des plus bénéfiques pour le sort de l'humanité'

Albert Einstein

☺☺ Exercice 13 : A chaque repas

On connaît maintenant l'importance de manger plusieurs fruits et légumes par jour.

Il est recommandé d'en manger cinq différents par repas.

Cela peut te sembler beaucoup, ça ne l'est pas. Il suffit de commencer. Je m'amuse parfois à compter leur nombre dans mon repas, et l'autre jour, le total était 14 ! (en comptant différentes noix).

Cependant, les repas ne contenant pas ou peu de fruits et légumes ne sont pas dramatiques, quand ils restent rares, et que l'on respect le désir de changer ses habitudes alimentaires sur le long terme.

Nous aimons le changement et la diversité. Il est ainsi normal et souhaitable que nos menus changent. Nous pouvons pour ce faire, suivre les saisons de production des fruits et légumes, en profiter abondement, éventuellement rechercher des variantes en cuisinant des salades et d'autres plats composés.

Faire que ces repas deviennent la nouvelle norme, individuelle, familiale et même convivial. Que le bonheur de se sentir bien, s'associe aux joies culinaires. Que les expériences alimentaires deviennent des thèmes de fêtes entre amis.

☻☻ Exercice 14 : Risques de carence

Il y a beaucoup d'idées reçues sur des carences qu'une alimentation privilégiant les fruits et les légumes pourrait engendrer. C'est le cas pour le **calcium**. Et bien cela est faux ! On trouve suffisamment de calcium dans les fruits et légumes pour satisfaire nos besoins (il y a même du calcium dans l'eau que l'on boit). D'ailleurs le bénéfice en calcium des produits laitiers est aussi un mensonge car ce calcium n'est pas bien assimilé par l'organisme et engendre même des carences en calcium.

On entend aussi parler d'une éventuelle carence en **protéine** qu'une nutrition végétarienne pourrait engendrer. Déjà, ce ne sont pas des protéines dont nous avons besoin, mais des acides aminés (les protéines que nous mangeons doivent être détruites par notre système digestif pour en retirer les acides aminés). Et les fruits et légumes (surtout les légumes verts) sont riches en acides aminés, plus simples, et plus faciles à assimiler.

Considère deux véritables risques de carence :

La vitamine B12 :

Nous avons besoin de la vitamine B12 pour vivre. Nos besoins augmentent avec l'âge [0.4 microgrammes par jour (0.4 mcg/j) chez le nourrisson jusqu'à 3 mcg/j chez l'adulte]. Quelle que soit notre alimentation on observe souvent des carences.

La carence en vitamine B12 engendre un risque d'anémie sur le long terme. Le problème est moins important pour les mangeurs de produits d'origine animale (principalement les crustacés et les abats). On trouve aussi de la vitamine B12 dans le fromage et dans les œufs (environ 1.8 mcg/100 gr pour les deux) (le poids moyen d'un œuf est de 53 gr, donc la consommation de deux œufs satisfait le besoin en vitamine B12 de l'adulte – de même que la consommation d'environ 150 gr de fromage). Par contre, pour les personnes faisant le choix de ne manger aucun aliment d'origine animale il n'y a pas d'autre alternative que de prendre des suppléments alimentaires de vitamine B12 (les données qui montrent un apport en vitamines dans certains végétaux, comme la Spiruline, semblent ne pas être fiables pour l'instant. La Spiruline restant un aliment de choix).

Le bon cholestérol (HDL) :

Des carences en HDL sont fréquemment observées (principalement chez les fumeurs, les personnes inactives et les personnes en surpoids). Elles engendrent des risques cardiaques.

On trouve HDL dans les poissons (plus dans les poissons gras) ainsi que dans les produits suivants : noix, huile d'olive, avocat, cacao, oignon, haricots et lentilles, choux, etc.

☻☻ Exercice 15 : Manger autrement

Utilise ta liberté de manger autre chose, de manger moins, ou de faire des expériences alimentaires, en voici deux exemples :

Faire l'expérience de manger cru :

Les crudivores sont de plus en plus nombreux, de même que les végétariens, végétaliens, et les adeptes des jus de fruits et légumes. Manger cru a du sens, car lorsque l'on cuit les aliments 80% des vitamines, minéraux, acides aminés et autres composants sont détruits.

On attribue beaucoup de propriétés aux régimes végétaliens crudivores (' alimentation vivante '), comme l'élimination des déchets accumulés dans l'organisme, la prévention et la guérison de maladies comme les maladies cardiovasculaires, les cancers, le diabète, les troubles digestifs, l'arthrite, etc. Cette alimentation a l'avantage d'être riche en antioxydant. Cette alimentation est aussi très efficace pour perdre le surpoids et pour maintenir son poids de forme.

Manger cru, végétarien ou autres, sont, avec l'exploration des goûts subtiles, des expériences gastronomiques.

Afin d'offrir de la diversité, de l'intensité des goûts et pour satisfaire le plaisir de cuisiner, les assaisonnements offrent de nombreuses possibilités. De plus les innombrables épices, herbes, plantes (en particulier l'ail), et huiles ont d'autres puissantes vertus à notre disposition.

Commence par graduellement ajouter des aliments crus à ton alimentation, plus de salades, plus de fruits et plus de légumes. Par curiosité, tu peux, pendant un ou plusieurs jours manger exclusivement cru, y compris supprimer le pain. Et attentivement observer ces jours, le ressenti de tes sensations. Te sens-tu plus dynamique, moins fatigué, plus léger, moins déprimé ?

Et suivant ces ressentis, continuer l'exploration et apporter les modifications à ton alimentation qui te semblent préférables.

Manger moins de viande :

Il y a ici, au moins, une considération de gestion de nos ressources planétaires. En effet, on observe que plus la population d'un pays devient riche, plus les consommations de viande, de laitages et de poissons sont élevées. On observe ainsi, une consommation grandissante chez les Chinois, les Indiens (pourtant réputés végétariens) et dans tous les nombreux autres pays qui se développent rapidement. Les plus grands consommateurs de viande sont les habitants des Etats-Unis d'Amérique. Notre planète est déjà dévastée par l'élevage intensif, elle n'a pas la capacité de supporter une augmentation de la consommation en viande des autres pays à la hauteur de celle des Etats-Unis. Il est donc de ce point de vue (aussi) vital de faire le choix de limiter notre consommation de viande (en privilégiant la consommation d'une viande de qualité), ou de tout simplement la supprimer. Comme tu commences à faire des expériences alimentaires, fait celle de réduire ta consommation de viande, puis celle de la supprimer pendant une durée ; et de nouveau soit attentif à l'observation, ces jours, du ressenti de tes sensations.

☻☻ Exercice 16 : Le jeûne est un trésor.

Il est probable que tu n'as jamais gouté aux richesses du jeune, et que, l'affirmation ' le jeûne est un trésor ' puisse te paraitre surréaliste.

Si tel est ton cas, je t'encourage à mettre ton habit d'explorateur pour partir à la chasse au trésor. Tu découvriras de nouveaux plaisirs, de nouvelles clartés d'idées, une agréable sensation de légèreté, une augmentation de ton optimisme et de ta vitalité, la disparition des problèmes de santé courants et même la solution aux grandes maladies du siècle[11]. C'est bien une exploration dont il s'agit. Ce peut être une exploration de ta répulsion à l'idée de jeûner, une exploration d'une impulsion instinctive du désir de jeûner, une exploration d'un désir naissant de jeûner, ou bien l'exploration d'un profond désir de jeûner. Viendront ensuite les explorations des sensations de faim et de bien-être.

Si tu explores ta répulsion, tu observeras tes habitudes culturelles et comportementales. Tu observeras aussi ta curiosité et ta relation avec le changement. Puis tu observeras la lueur du désir de jeûner, et tu cultiveras ton intention de poursuivre ce désir.

---

[11] Obésité, hypertension, athérosclérose / les pathologies circulatoires et cardiaques, diabète et cancer. Le jeûne a de grandes vertus préventives. Les vertus curatives doivent être explorées avec parcimonie lorsque le corps est affaibli par la maladie. Mais, si tu suis, en ce moment, un traitement médical, il ne faut pas l'interrompre.

La faim se fait bien sûr ressentir, quand on jeûne. C'est une sensation riche à explorer. Cette sensation est passagère, et cette impermanence est en soi un bon sujet d'observation, mais au cas où elle soit difficile à supporter il est possible de boire un verre d'eau chaude, mélangé avec une cuillerée de miel.

Notons que les douleurs de ventre quand on jeûne sont par erreur identifiées à une sensation de faim. En réalité, ces douleurs sont un bon signe qui correspond à la purge du système digestif. Elles passent.

Après que ton intention est établie, plusieurs formes de jeûne sont à ta disposition, chacune d'elles s'accompagnera d'une bonne hydratation (2 litres/j), sauf la pratique du jeûne sec :

Le jeûne sec :

Lorsqu'on commence à faire l'expérience de la pratique du jeûne, il est plus facile de conserver l'hydratation. Après un peu de pratiques tu pourras faire l'expérience du jeûne sec.

Le jeûne sec est aussi pratiqué depuis des millénaires. Ses adeptes lui attribuent des bénéfices beaucoup plus importants par rapport au jeûne avec hydrations (préservation des sels minéraux, détoxification du corps, régénération cellulaire, élimination des graisses, élimination des déchets, réduction des inflammations, réduction du cholestérol, régulation du taux de sucre dans le sang, ralentissement du vieillissement, prévention de l'ostéoporose et multiples autres bénéfices du jeûne).

L'impulsion instinctive de jeuner :

En temps normal, ou bien suite à des excès alimentaires, il nous arrive régulièrement de ressentir instinctivement le désir de jeûner. Alors, plutôt que d'oublier cette impulsion instinctive, il est bénéfique de s'habituer à l'écouter et à la suivre.

Un parent, responsable pour ses enfants, peut invalider les désirs nutritionnels instinctifs de ses enfants, dont celui de ne pas manger. Les impulsions instinctives sont puissantes chez les enfants, il faut les respecter. Il faut noter que le jeûne stimule la sécrétion de l'hormone de croissance. Ainsi la pratique du jeûne est parfaitement adaptée aux enfants, recommandée aux sportifs, et recommandée aux adultes pour lutter contre le vieillissement.

Nous aurons, dans ce manuel, d'autres opportunités de cultiver notre relation avec les impulsions instinctives liées à l'alimentation. Note que, si tu sens une impulsion instinctive de manger léger, tu auras également avantage à la suivre, en explorant les sensations, y compris la sensation de faim qui s'installe et qui disparaît.

Le jeûne de 24H :

Le jeûne de 24H peut être ponctuel. Il peut aussi se pratiquer avec une intermittence d'un jour par semaine.

Il n'est pas nécessaire de choisir une journée de repos pour pratiquer le jeûne. Car au contraire, au cours d'une journée durant laquelle on est très actif, l'occupation de notre esprit facilite le détournement de l'obsession de la sensation de faim.

<u>Le jeûne intermittent</u> :

Cette forme de jeûne est facile. Elle est beaucoup pratiquée. Elle peut constituer ton initiation au jeûne. Elle peut aussi devenir un mode de vie.

Le principe est d'établir une période de jeûne dans la journée. Cette période peut être de 16 heures (par exemple ne pas manger de 21:00 heure à 13:00 le lendemain). Ce peuvent être, ponctuellement, des périodes plus longues, de 17 à 20 heures.

Une pratique, simple, facile et efficace, est de prendre ton petit-déjeuner plus tard (ce qui a l'avantage de donner plus de temps à ton corps de se réveiller), et son diner plus tôt (ce qui permet de mieux dormir, et ce qui influence aussi ton humeur le jour suivant où tu te sentiras plus léger, plus dynamique et moins maussade).

<u>Le jeûne de 72H</u> :

Alors que les pratiques de jeûne décrites au-dessus contribuent de manière significative à la détoxification de notre corps, c'est seulement après un jeûne de 72H que notre corps est bien détoxifié.

<u>Le jeûne de longue durée</u> :

On attribue de grands bénéfices à la pratique du jeûne pendant une période de trois semaines. Je n'ai jamais fait cette expérience (qui nécessite une programmation), aussi je ne vais pas en parler.

☸☸ Exercice 17 : Se libérer de la cantine

Beaucoup d'entre nous, doivent pour des raisons professionnelles, prendre leurs repas à la cantine ou au restaurant. Et ces repas sont généralement trop riches en sucres, en sel et en huiles raffinées. Pour ces repas, au milieu de ta journée professionnelle, comme pour l'ensemble de ton alimentation, il te sera utile de faire une réflexion sur tes habitudes. Il te sera aussi utile, de faire des expériences alimentaires. Et en faisant ces expériences, tu évalueras le type de nutrition qui te convient le mieux. En particulier, tu évalueras les aliments qui rendent plus dynamique, ceux qui te donnent un meilleur confort digestif et ceux qui au contraire t'affaiblissent et influencent négativement ton état d'esprit.

Ces expériences te seront particulièrement utiles si tu as des idées préconçues, du genre 'Il m'est nécessaire de manger de la viande pour avoir suffisamment d'énergie', ou 'nécessaire de manger de grandes quantités'.

Pour ma part, j'ai réalisé qu'une alimentation simple me convenait mieux. Je me suis aussi rendu compte, que lorsqu'il m'arrivait de faire un repas plus copieux, au cours d'un évènement, au demeurant agréable, en plus de l'inconfort, les jours qui suivaient, l'addiction à l'excès gastronomique se répétait, lui aussi. A choisir, je préfère, jouir du bien-être procuré par une nutrition simple, et jouir exceptionnellement de la profusion de sensations gastronomiques.

En faisant le choix, de parfois remplacer ces repas cantine par un panier repas, tu amélioreras ta santé, tu verras ton surpoids diminuer rapidement, et tu feras des économies.

Exemple de panier repas :

Boules brownie + 1 pomme + 1 orange + 1 banane

Recette Boules Brownie (Prêt en 3 mn, pas de cuisson)

Ingrédients :

1 ½ verre de noix décortiquées

1 cuillérée à café d'extrait de vanille

¼ de verre de cacao en poudre

10 dates décortiquées

Préparation :

Passe les noix au mixer. Puis ajoute les autres ingrédients et continue de mixer jusqu'à obtenir une pâte. Fait des boules avec la pâte.

☯☯ Exercice 18 : L'alimentation intuitive

La pratique de l'alimentation intuitive, consiste à développer notre capacité de perception des informations que nous donne notre corps, sur l'alimentation qui lui convient pour son meilleur fonctionnement. Ainsi nous allons développer, explorer et gérer notre perception des sensations de faim, de satiété, d'attirance pour un aliment particulier, de goûts et de plaisir de manger. Si tu n'as jamais fait l'expérience prolongée de la faim, ou bien si tu as oublié la sensation de faim, alors tu peux explorer les sensations profondes qu'elle procure.

La sensation de satiété est, quant à elle, pleine de finesse. Elle est aussi bonne à explorer et elle permet de pouvoir arrêter de manger au bon moment, et de ne pas ajouter au plaisir de manger l'inconfort d'avoir trop mangé.

Dans la pratique de l'alimentation intuitive on utilise plus ses cinq sens : les aliments sont observés et touchés (parfois contemplés, s'il s'agit par exemple de fruits et de légumes), on prend le temps de sentir les parfums de notre nourriture, on prolonge nos voyages dans les gouts, et on écoute les craquements quand on mange.
On cultive aussi le plaisir de manger.

Une technique consiste à te poser la question, avant un repas, ou faisant tes courses : Qu'est ce qui me ferai plaisir de manger dans ce qui est disponible ? Puis, librement, avec plaisir et légèreté, et sans tergiverser, suivre la première idée qui te vient à l'esprit.

Note, que si tu inclus, en faisant tes courses, l'observation du rayon fruits et légumes, il y a de grandes chances que tu sois attiré par les uns et par les autres.

Si, à l'occasion (par exemple : une invitation à diner), tu te retrouves en situation de manger un aliment qui est en dehors de tes habitudes alimentaires ne le considère pas comme mauvais (aucun ne l'est), mais au contraire fait une exploration de son goût.

Prend conscience de l'origine de ton désir de manger. Et si ce n'est pas la faim, mais un refuge émotionnel, cherche une autre méthode de gestion de tes émotions.

Et enfin, si tu as des enfants, tu pourras les accompagner dans leur apprentissage des goûts et des intuitions alimentaires. En leur laissant responsabilité et liberté.

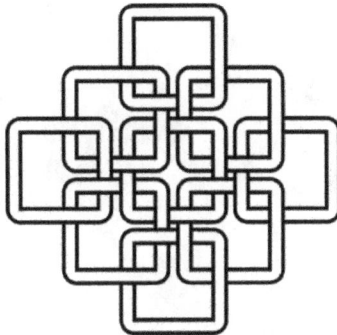

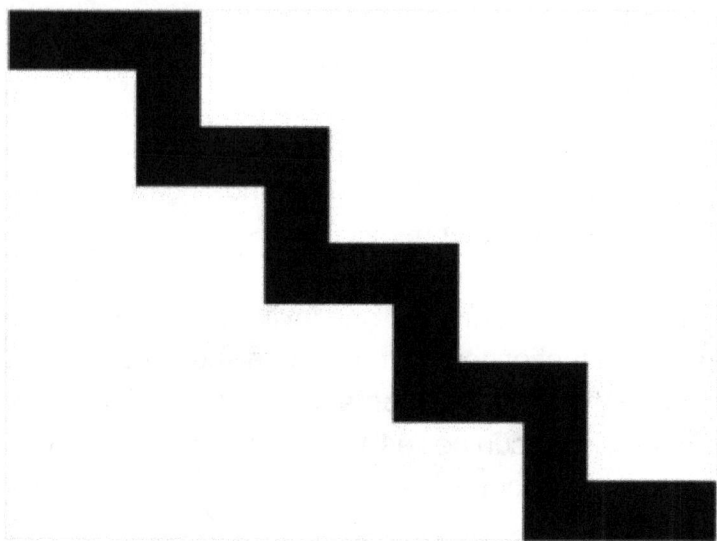

Entre parenthèse, tu t'apercevras qu'à plusieurs endroits dans ce manuel, tu es invité à partager les exercices, tes sensations et tes compréhensions avec tes enfants. Tu peux effectuer ce partage avec générosité, car les enfants seront heureux de bénéficier de tes découvertes positives, cela nourrira leur curiosité et leur soif d'apprendre, et cela bonifiera la qualité de vos relations ainsi que la qualité de ton éducation.

Gardes bien en mémoire l'importance de cette participation des enfants dans la construction du monde meilleur.

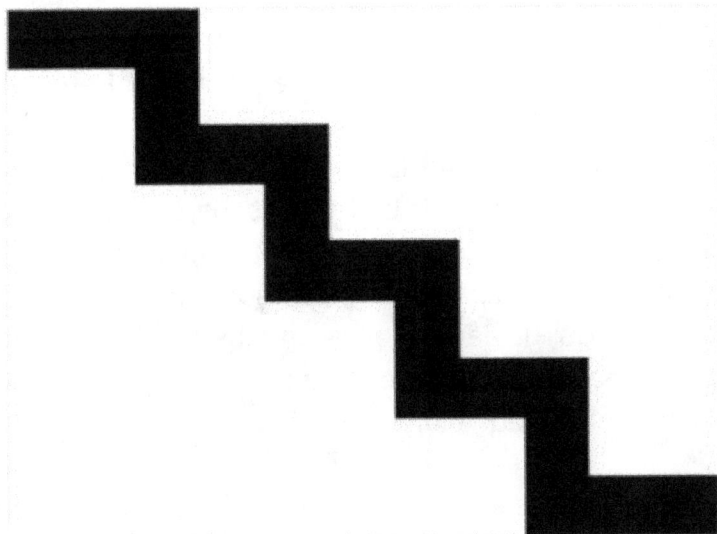

004 - Guide du sommeil

Dormir suffisamment permet d'avoir une meilleure santé mentale, une meilleure santé physique, une meilleure qualité de vie, et de réduire de nombreux risques (maladies, accidents, échecs).

De nombreuses études montrent une relation entre le manque de sommeil et des maladies comme la dépression, l'obésité, le diabète et les maladies cardiaques.

Voici quelques avantages de dormir suffisamment :

o Chez le bébé, l'enfant et l'adolescent de longues durées de sommeil sont importantes. La production d'hormone est favorisée par le sommeil. Pendant la croissance le corps est soumis à de multiples transformations, dont le bon déroulement est favorisé par un bon sommeil. Les jeunes personnes, doivent aussi ingurgiter, traiter, filtrer et mémoriser un grand nombre d'informations, un bon sommeil optimise tout cela, ce qui devient de plus en plus important de nos jours, avec notre adaptation à l'augmentation exponentielle du volume d'information.

o On est plus calme, moins irritable. Et on peut avoir de meilleures relations avec les autres.

o Le sommeil facilite le contrôle du poids et la perte du surpoids (le manque de sommeil ralentit le métabolisme, donc diminue la consommation de graisses. Sachant que les sucres de l'alimentation se transforment en graisses lors du processus de digestion pour être libérées suivant les besoins).

o Le sommeil favorise le bon fonctionnement du système immunitaire donc réduit le risque de maladie.

o Un sommeil suffisant et régulier réduit le risque d'avoir un cancer du sein, du colon, ou autres (étude réalisée auprès de travailleurs de nuit, pour lesquels s'ajoute aussi le dérèglement de l'horloge biologique).

o Un sommeil suffisant favorise une bonne sexualité.

o Le manque de sommeil augmente le risque d'accident (de transport, domestique, ou autre).

o Le manque de sommeil augmente le risque de se tromper, de prendre des mauvaises décisions et d'échouer.

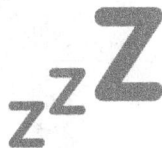

$z^{z^{z^Z}}$

Le besoin de sommeil varie suivant l'âge :

Age	Heures/jour
Nouveau-né (0-3 mois)	16-18
Bébé (4-11 mois)	12-15
Jeune enfant (3-5 ans)	11-12
Enfant (6-13 ans)	10-12
Adolescent (14-18 ans)	09-10
Adulte (18-110 ans)	07-08

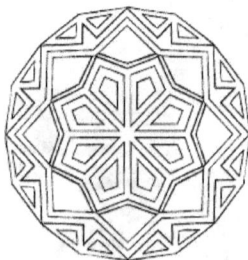

Qu'elle est la meilleure position pour dormir ?

La meilleure position est sur le côté, et plus souvent sur le côté droit (sauf chez la femme enceinte sur le côté gauche), avec un oreiller dont la taille permet l'alignement de la colonne vertébrale.

Dormir sur ventre est une très mauvaise position. Car on a alors une pression importante sur le cou en torsion, ce qui engendre des douleurs chroniques. Si tu as l'habitude de dormir sur le ventre, tu peux, et tu dois, la changer. La position sur le dos est acceptable, sans oreiller ou avec un petit oreiller pour éviter la torsion du cou (elle favorise cependant le ronflement et l'apnée du sommeil).

Il est probable que, comme beaucoup, tu souffres des très désagréables troubles du sommeil (nécessité de te coucher tard, réveil au milieu de la nuit et insomnie), fait alors des expériences pour trouver comment améliorer la situation, comme te mettre au lit plus tôt et en profiter pour lire et faire des exercices (les heures de sommeil avant minuit sont plus réparatrices que celles après minuit).

Voici trois techniques qui t'aideront à mieux dormir :

☺☺ Exercice 19 : Les moments étiquetés

Donne des étiquettes aux moments de ta vie, en leur donnant l'exclusivité :

o Au moment d'aller de coucher, tu commences ta mise en condition, pour aboutir à une bonne nuit de sommeil, en vivant en pleine conscience tes tâche routinières (toilette, préparation des vêtements du lendemain, boire un verre d'eau, etc.) et en te réjouissant d'être en train de te diriger vers les prochaines étapes.

o Avant de te coucher, est le moment où tu vas te délecter d'un programme routinier, qui inclus des exercices, dont la revue des bonnes choses de la journée, et ton programme du lendemain.

o Le moment de te coucher, est un moment, où tu te prépares pour un bon repos. Ce n'est pas un moment pour penser à quoi que ce soit. Pendant quelques minutes, respire calmement. Baigne-toi, dans ce calme et dans cette douceur, et dans la confiance que tu vas passer une bonne nuit de sommeil.

Tu te réjouis, et tu es en sécurité, en pensant, qu'au réveil, tu vas recommencer à penser, et tu vas vivre ces 30 secondes de conditionnement, pour passer une bonne journée. Ce sera demain, un autre jour, et ce n'est pas maintenant.

o Savoure ce moment exclusif, réservé à dormir.

👀 Exercice 20 : Balaye tes pensées

(Tu vas, prochainement dans ce livre, travailler la gestion de ta pensée. Tu peux choisir de revenir à cet exercice, seulement après avoir effectué ce travail.)

La pratique de cet exercice est exotique, plaisante et efficace.

Sélectionne sur internet (par exemple sur U-Tube), une bande audio du bruit des vagues. Ou bien sûr, saisi l'opportunité d'écouter le bruit de vrais vagues quand tu as la chance d'être sur une plage.

Imagine, à chaque inspiration, que les vagues traversent ton corps. Et, à chaque expiration, que tes soucis de la journée et tes autres préoccupations, partent avec les vagues. Fais cela jusqu'à ce que toutes tes préoccupations soient parties.

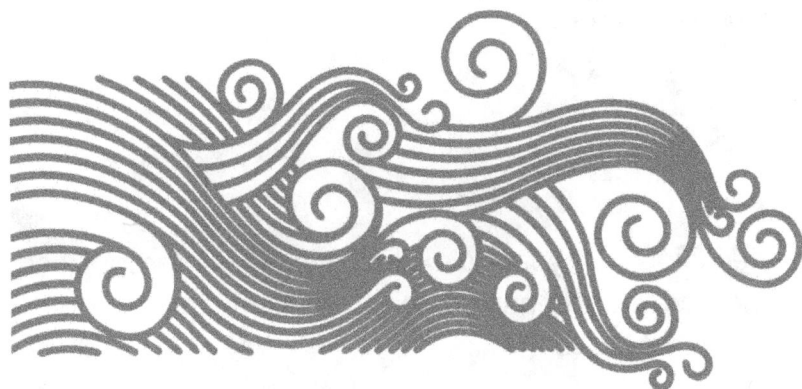

👀 Exercice 21 : L'hyper relaxation

Se relaxer fait partie des choses les plus importantes pour avoir une bonne vie, pour être plus performant, pour avoir une meilleure intuition, pour avoir de meilleures relations et pour être heureux ☺. Pour cultiver ton désir d'être plus heureux, il est obligatoire d'apprendre et de pratiquer la technique de l'hyper-relaxation. La relaxation développe nos points forts et estompe nos points faibles. Etre détendu facilite la réussite de nos actions. La relaxation est fondamentale pour le développement personnel, car c'est au moment où nous sommes détendus, que nous pouvons percevoir de nombreuses sensations qui nous échapperaient autrement.

Certains diront *'Je suis plus performant en temps de crise et lorsque je suis tendu'*. C'est aussi vrai, cependant la tension doit être alors, celle qui nous permet de coordonner nos multiples actions. Elle ne doit pas être la tension qui obscurcit notre mentale et nous fait faire des erreurs. Pour chacun d'entre nous, il est avantageux de pratiquer de l'hyper relaxation.

◆

La technique d'hyper relaxation décrite ci-dessous, est utile de pratiquer régulièrement (par exemple le soir dans ton lit, avant de dormir) :

o En position allongée sur dos.

Commencer par une mise en tension de ton corps va te permettre une meilleure relaxation : en retenant ta respiration, contracte, le plus longtemps possible le maximum de muscles de ton corps (y compris par exemple, fortement fermer les yeux, serrer les dents, serrer les poings, relever les pieds, …).

Fait une longue et profonde inspiration.
A la fin de cette inspiration, bloque ta respiration en comptant jusqu'à 3, puis expire en te relaxant. Répète trois fois (inspiration + blocage de la respiration + expiration), en inspirant de plus en plus profondément, en prolongeant la durée des expirations et en en te relaxant encore plus à chaque expiration.

o Porte maintenant ton attention sur le bout des doigts de ton pied droit. Et relaxe chacun de tes orteils. Remonte le long de ton pied en t'assurant que chaque partie devient très décontractée. Passe ensuite au talon, au tendon d'Achille, à la cheville.

o Remonte lentement le long de la jambe en insistant sur la relaxation de points que tu sens tendus ou douloureux, afin de les soulager. La jambe est une zone qui peut être particulièrement tendue, surtout après une marche ou la pratique d'un sport, prends le temps de bien décontracter cette zone à la mesure des tensions.

Au cours de la suite de l'exercice, au moment où tu ressens un point tendu ou douloureux, porte ton attention dessus, pour faire passer la tension ou la douleur. Si tu ressens ces points dans une zone que tu as déjà travaillé en relaxation, alors prend le temps de revenir sur ces points.

o Remonte ensuite jusqu'à ton genou droit. Fais bien le tour de la rotule. Décontracte bien les tendons tout autour du genou.

o Remonte ensuite à ta cuisse, devant et derrière. Les muscles de la cuisse sont les plus gros muscles du corps, ils sont fréquemment tendus.

   Passe suffisamment de temps pour faire passer les tensions et les douleurs.

o Porte maintenant ton attention sur le bout des doigts de ton pied gauche. Et fais la même chose jusqu'en haut de ta cuisse gauche.

o Relaxe maintenant tes hanches et tes parties génitales.

o Porte ton attention sur le bas de ton dos. C'est une zone qui peut être particulièrement tendue et douloureuse. Insiste, en pointant avec précision et en profondeur les points tendus ou douloureux.

o Remonte lentement le long de ta colonne vertébrale, en portant toute ton attention alternativement sur les muscles à droite et à gauche de ta colonne.

o Passe maintenant à ta main droite. Et comme tu as fait pour ton membre inférieur décontracte bien chaque partie : doigts, paume, poignet, avant-bras, coude, biceps, triceps, épaule, et trapèze.

o Fais la même chose tout le long de ton bras gauche jusqu'au trapèze.

o Porte maintenant ton attention sur ton anatomie interne, en commençant par le bas du ventre, décontracte ton anus puis remonte lentement, intestins, reins, foie, estomac, diaphragme, poumons et cœur.

o Passe maintenant à la relaxation de ton cou. Passes-y le temps nécessaire. Si tu ressens le besoin de bouger légèrement la tête fais-le, tu obtiendras une meilleure relaxation.

o Remonte maintenant le long de ton visage, menton, mâchoires, dents, langue, joues, oreilles, yeux (devant et le derrière), front, cuir chevelu et cheveux.

À tout moment, au cours de la pratique de cette technique, si tu ressens une tension, en un point de ton corps, reviens sur ce point pour le relaxer.

Voilà, tu es maintenant hyper-relax et tu vas passer une bonne nuit.

Après t'être habitué à la pratique de cet exercice, tu apprécieras de pouvoir la faire, partout et à tout moment de la journée. Soit lentement et profondément si tu en as le temps, soit rapidement (même quelques secondes), quand tu es par exemple dans le bus ou au bureau. Cependant tu ne pourras peut-être pas discrètement (s'il y a des gens autour) effectuer la tension de tout ton corps qui est au début de la pratique ; ce n'est pas grave.

De plus, maintenant que tu connais la technique de concentration sur un point tendu ou douloureux, tu peux aussi utiliser cette technique de relaxation au moment où tu sens une tension ponctuelle, par exemple, ces tensions fréquentes dans la région du cou.

Après quelques temps de pratique, tu seras surpris de t'apercevoir, que tu es en train d'effectuer, par automatisme, une relaxation pour te sentir mieux, ou des mouvements de tête afin de faire passer une tension au niveau du cou, ou encore un changement de posture pour faire passer une tension dans une autre partie du corps.

Lors de la pratique d'exercices de méditation, la technique d'hyper-relaxation fait partie du rituel de mise en condition (avec le positionnement du corps et la respiration étagée).

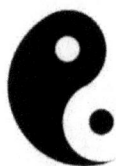

Devient conscient de tes tensions :

Les tensions peuvent être d'origine musculaire, après une activité physique. Ou bien quand on est resté trop longtemps dans la même position (comme par exemple les tensions dans le cou après avoir travaillé longuement debout, ou assis devant l'écran de son ordinateur), ou bien encore après avoir fait un faux-mouvement. Ou bien les tensions peuvent être dues au stress. Ou bien l'addition de plusieurs de ces causes.

Souvent nous ne réalisons pas que nous sommes stressés ou tendus, mais nous ressentons un malaise.
En développant, tout d'abord, une meilleure conscience de la tension, puis, un meilleur, et plus précis, ressenti de la tension en un point du corps, il devient plus facile de de le résorber, et, en même temps, de résorber le stress et le malaise qui accompagnent cette tension.

Les tensions, les douleurs et les gènes physiques créent des pensées négatives. Comme, les pensées négatives créent des tensions, des douleurs et des gènes physiques. La relaxation, et la suppression des pensées négatives (que nous pratiquerons, plus tard dans le manuel), permettent, à la fois le confort physique et mental.

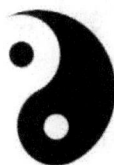

☻☻ **Exercice 22 : Rajeunir le visage**

Cette technique est basée sur l'acupression de la médecine chinoise traditionnelle, et en particulier sur les nombreux points d'acupuncture situés sur le visage.

L'exercice est rapide à effectuer (environ 2 minutes). Il peut s'effectuer régulièrement, et même 2 fois par jour. Il est efficace, pour relaxer les muscles du visage tendus par le stress, pour rajeunir le visage, pour retarder l'apparition des rides sur le visage, et pour atteindre un état immédiat de bien-être et de relaxation général.

L'exercice peut se pratiquer aussi bien en position debout qu'en position assise.

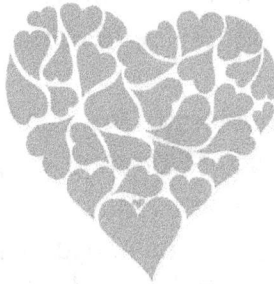

o Avec l'index (de la main droite pour les droitiers, ou de la main gauche pour les gauchers) effectue des pressions et des mouvements circulaires, dans un sens puis dans l'autre, entre les deux sourcils. Continue ainsi, en déplaçant l'index sur différents points de cette zone, y compris à la racine du nez.

o Avec les trois doigts des deux mains, index, majeur et annulaire, effectue des pressions et des mouvements circulaires, dans un sens puis dans l'autre, sur les sourcils, en déplaçant les doigts sur différents points de ces zones.

Avec ces mêmes doigts, continue ainsi sur le front, en explorant généreusement ces zones.

Continue ainsi sur les tempes, aussi en explorant généreusement ces zones.

Même chose sous les yeux, sur les joues, sur les mâchoires, dans le cou, sous les oreilles et sur les oreilles.

o Avec les paumes et les 5 doigts des deux mains, placés bien à plat sur le visage, monte puis descendre en appuyant.

En montant, tire la peau du visage vers le haut. Et en descendant tire la peau vers le bas. Aux passages, appuyer sur les yeux avec les index et les majeurs.

En montant, fait une seule longue inspiration. Assure-toi que l'inspiration est le moteur du mouvement. De même expire en descendant.

Recommence monter et descendre, 3 fois.

005 - Guide pour une meilleure vision du monde

Ce que nous regardons et ce que nous voyons, définit le monde dans lequel nous vivons. Nous pouvons faire des choix de qualité et de quantité de ce que nous regardons, qui influencent positivement notre définition du monde et notre bonheur. Nous pouvons ainsi choisir de regarder des objets, esthétiques, positifs et favorables à notre bien-être. Et de ne pas regarder les objets défavorables, tout en restant conscients de leur nature et de leur existence. Alors, plutôt que de subir la vision des scènes défavorables, capables d'entretenir nos peurs, nos sentiments de persécution ou nos obsessions, nous devenons maitres de notre regard.

Il y a aussi des techniques, que nous allons étudier maintenant, qui élargissent notre champ de vision, et qui résultent en des changements importants de nos vies.

Nous allons ainsi, faire les choix, de voir une plus grande quantité de choses, et de voir de meilleurs choses.

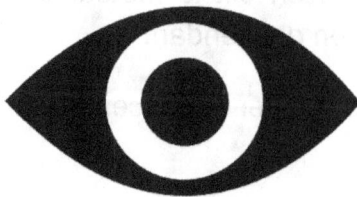

Les trois exercices suivants, décrivent des techniques très faciles et très simples, qui changent de façon spectaculaire notre conscience du monde dans lequel nous vivons, et notre conscience de la position de notre corps dans l'espace :

Les deux premières techniques (Exercices 22 et 23 : Elargis ta vision) développent les muscles des yeux. Elles élargissent notre champ visuel dans toutes les directions, et nous permet ainsi de voir des choses que nous ne voyons pas auparavant. Notre monde devient plus grand et plus beau ; ces commentaires ne sont pas exagérés, tu seras surpris des résultats que la pratique de ces exercices t'apportera. Ces exercices sont très simples et très rapides, tu bénéficieras de les pratiquer régulièrement. Note que l'ampleur de mobilité du cou que tu vas gagner avec la troisième technique, (Exercice 24 : le cou mobile), s'additionne au gain d'ampleur de ta vision pour te donner cette vision plus spectaculaire.

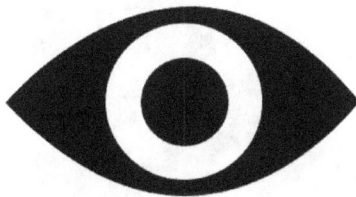

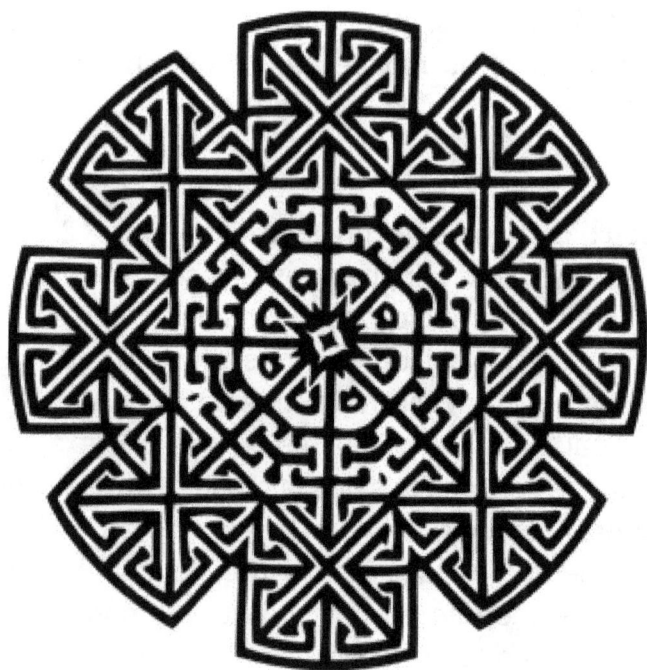

👀 Exercice 23 : Elargis ta vision 1

Tout au long de l'exercice, tu garderas la tête immobile et le regard fixe. Place toi en position debout.

o Allonge tes bras, tendus devant toi, les mains jointes en position de salut ou de prière.

o Ecarte tes bras, en les gardant tendus, et sans bouger ni la tête ni les yeux, maintien la vision de tes mains le plus longtemps possible, jusqu'à ce que tes mains sortent de ton champ de vision (une fois tes bras arrivés à la perpendiculaire de ton regards).

Répète 5 fois. Au début, tu auras tendance à bouger le regard ou la tête, corrige, jusqu'à effectuer la technique correctement.

o Place maintenant, de nouveau tes bras tendus devant toi, tes mains encore jointes, mais cette fois tourne tes mains d'un quart de tour pour les placer à plat.

Ecarte tes mains, en levant un bras et en descendant l'autre, et maintien de nouveau la vision de tes mains le plus longtemps possible, et jusqu'à ce qu'elles sortent de ton champ de vision. Répète 5 fois.

◉◉ Exercice 24 : Elargis ta vision 2

Tout au long de l'exercice, tu garderas la tête immobile, et tu travailleras le mouvement des yeux.

Dans chaque direction, tu rechercheras l'ampleur maximale de ton regard en gardant les yeux ouverts.

Lors des premières pratiques de cet exercice, les rotations (directions 9 et 10) seront irrégulières. Après quelques pratiques, tu parviendras à faire tourner tes yeux sans à-coup, plus rapidement et en dessinant des cercles amples et réguliers.

Répète l'ensemble des mouvements 5 fois.

En plus d'un élargissement de ton champ de vision, ton regard devient plus rapide, plus vif et plus précis. Tu verras plus de choses que tu n'en voyais avant. Tu seras plus efficace. Ta capacité d'anticipation sera augmentée, et avec elle la rapidité de tes réactions est elle aussi augmentée.

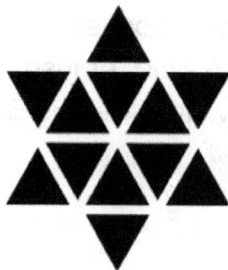

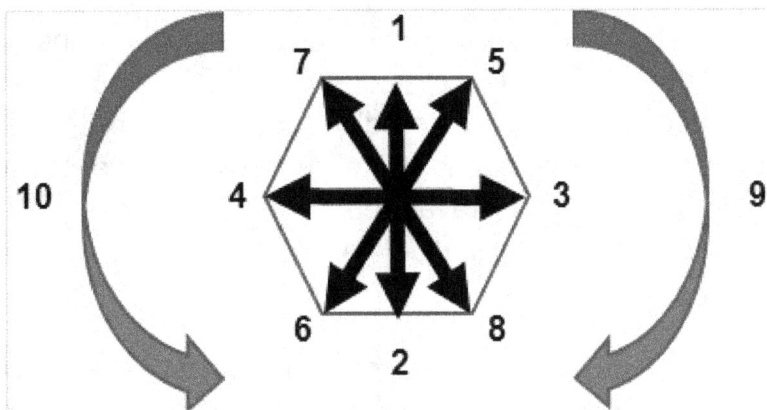

- o Démarre l'exercice en regardant droit devant toi.
- o Regarde en haut   (direction 1).
- o Regarde en bas   (direction 2).
- o Regarde à droite   (direction 3).
- o Regarde à gauche   (direction 4).
- o Regarde en diagonal   (direction 5).
- o Regarde en diagonal   (direction 6).
- o Regarde en diagonal   (direction 7).
- o Regarde en diagonal   (direction 8).
- o Fait tourner tes yeux dans le sens des aiguilles d'une montre.   (direction 9).
- o Puis dans le sens inverse   (direction 10).

☻☻ Exercice 25 : Le cou souple

Le cou, est une zone sensible, qui est très souvent le lieu de douleurs gênantes et même handicapantes, dans de nombreuses circonstances (coup de froid, à la suite d'un faux mouvement, à la suite d'une mauvaise position au cours du sommeil, à la suite de positions de travail prolongées comme le travail debout ou le travail assis avec le regard fixé sur l'écran d'ordinateur, et à la suite de longs voyages en voiture).

L'exercice du cou mobile contribue, comme l'exercice précèdent, en augmentant l'amplitude du mouvement du cou, à une différente et plus ample vision du monde, une plus grande vivacité et une meilleure réactivité. L'exercice du cou mobile, augmente aussi, très utilement, la souplesse et la puissance des muscles qui soutiennent la tête et le cou, et la souplesse des articulations des vertèbres cervicales. Ce qui va permettre d'éviter les douleurs énumérées ci-dessus.

Tu feras les premières fois cet exercice, en allant doucement, sans forcer sur les amplitudes, et en ressentant tes muscles du cou et vertèbres cervicales. Petit à petit, ton cou deviendra plus mobile, et tu pourras aller plus vite (sans aller trop vite), et avec de plus grandes ampleurs. Il te sera très bénéfique de prendre l'habitude de pratiquer cet exercice régulièrement.

Technique du cou mobile pas à pas :

o Démarre l'exercice en regardant droit devant toi.

o Bascule ton cou en arrière, en regardant en haut.

o Bascule ton cou en avant, en regardant en bas.

o Tourne ta tête à droite, en regardant à droite.

o Tourne ta tête à gauche, en regardant à gauche.

o Bascule ta tête latéralement droite.

o Bascule ta tête latéralement gauche.

o Ton menton passe de la clavicule gauche à la clavicule droite.

o Puis, de la clavicule droite à gauche.

o Forme un cercle ample avec ta tête dans le sens des aiguilles d'une montre. Puis dans le sens inverse.

o Répète l'ensemble des mouvements 5 fois.

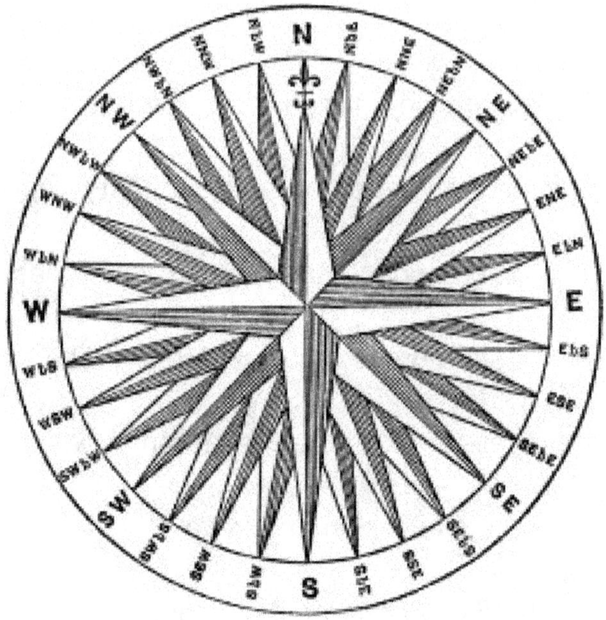
N
NNE
NE
ENE
E
SE
S
SSW
SW
WSW
W
WNW
NW
NNW

Les yeux précèdent le mouvement :

Pratique l'exercice du cou souple, en continuant de te concentrer sur tes muscles et sur tes vertèbres, et rajoute, maintenant, la concentration sur ton regard qui précède le mouvement.

o Pour t'habituer, commence par lever les yeux au ciel, avant de basculer ton cou en arrière.

o De cette position, commence par diriger ton regard vers le bas, avant de basculer ta tête en bas.

o Fait, plusieurs fois, ces mouvements de haut en bas.

o Toujours pour t'habituer, regarder à droite avant de tourner la tête à droite. De cette position, à droite, regarde à gauche, avant de tourner ta tête, jusqu'à complètement à gauche. Fait, plusieurs fois ces mouvements droite-gauche.

o Pareillement, entraine-toi à faire plusieurs fois les paires de mouvements latéraux, de clavicule à clavicule, et de cercles entiers.

o Maintenant que tu es habitué à ces coordinations des mouvements et du regard, enchaine tous les mouvements de la technique du cou souple.

La respiration conduit le mouvement :

Pratique l'exercice du cou mobile, en continuant de te concentrer sur tes muscles, sur tes vertèbres et sur ton regard, et rajoute, maintenant, la concentration sur ta respiration qui conduit le mouvement.

o Pour t'habituer, commence par démarrer ton inspiration, lève les yeux au ciel, et bascule ton cou en arrière. (Ici, et pour tout l'exercice, adapte la vitesse des mouvements de tête, afin que tes inspirations et tes expirations soient complètes, du début à la fin du mouvement.)

De cette position, commence par démarrer ton expiration, dirige ton regard et bascule ta tête en bas.

Fait, plusieurs fois, ces mouvements de haut en bas.

o Toujours pour t'habituer, démarre ton inspiration, regarde à droite, et tourne la tête à droite.

De cette position, à droite, démarre ton expiration, regarde à gauche, avant de tourner ta tête, jusqu'à complètement à gauche.

Fait, plusieurs fois ces mouvements droite-gauche.

o Pour le mouvement de bascule de ta tête sur ton épaule droite : commence par l'inspiration, continue avec le regard, puis bascule ta tête à droite. L'inspiration se termine quand ta tête est complétement basculée à droite.

Ressens ton expiration qui entraine ton retour de cette position à la position tête droite, et qui se termine en cette position.

Pareillement, effectue les inspirations et les expirations qui conduisent les mouvements de bascule de ta tête à gauche et de retour.

Fait plusieurs fois ces mouvements de bascule à droite et à gauche.

o Pour le mouvement de rotation de ta tête, dans le sens des aiguilles d'une montre, place ta tête en position basculée sur l'avant. Démarre ton inspiration, puis la rotation de ta tête en direction de la gauche. Continue ton inspiration jusqu'à arriver en position tête droite. Dans cette position, démarre ton expiration, puis la rotation de ta tête sur la droite. Continue ton expiration jusqu'à arriver en position de départ. Puis enchaine, pareillement, les tours suivants, en enchainant la rotation sans interruption.

o Fait, selon les mêmes paramètres les rotations de ta tête dans le sens inverse des aiguilles, puis enchaine tous les mouvements quand tu es à l'aise.

Ressent et élimine

Maintenant que tu es habitué à la pratique de la technique du cou souple, tu vas pouvoir acquérir la maitrise de la technique de détection et d'élimination des tensions naissantes, au niveau du cou, avant qu'elles ne se transforment en douleurs.

- Avant de pratiquer la technique proprement dite, commence par, très calmement, faire toutes les étapes, de la technique du cou mobile, décrites précédemment.

- Maintenant, ferme les yeux, arrête de te concentrer sur ta respiration, et en effectuant le mouvement circulaire ample de ta tête, dans le sens des aiguilles d'une montre, et/ou dans le sens inverse, concentre-toi exclusivement sur le ressenti de l'enveloppe musculaire de ton cou. Tu vas alors, apprendre à ressentir les points douloureux et les tensions.

- Quand tu ressens un de ces points douloureux ou une de ces tensions, arrête la rotation de ta tête sur ce point, et effectue un étirement du muscle douloureux en forçant sur l'amplitude maximale de ta tête, et en expirant tout du long de l'étirement. Apprend à ressentir, ce type d'étirement et les éliminations de douleurs et de tensions qui s'en suivent.

Après quelque temps de pratique de cette technique, tu arriveras, de plus en plus souvent, et de plus en plus facilement, à ressentir une tension naissante dans ton cou, et automatiquement, sans même avoir à y penser, tu feras le mouvement du cou approprié à l'étirement du muscle et au soulagement de la douleur et de la tension.

Note que tu peux sentir, vis-à-vis des autres, au début, un peu d'embarras lors de la réalisation de ces étirements automatique. Surmonte cet embarras, car il est évident que tu es en train de pratiquer des étirements, qui te procurent du bien-être.

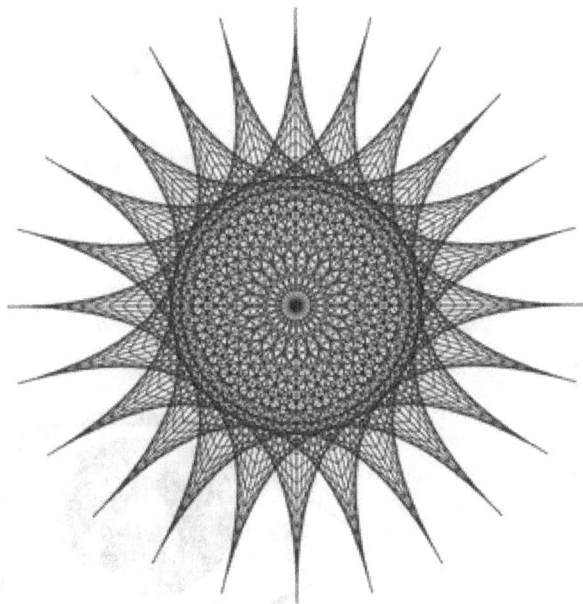

☯☯ Exercice 26 : La marche aveugle

Les avantages de cet exercice :

- Augmenter la notion de ton corps dans l'espace
- Améliorer ton équilibre.
- Avoir une sensation des secondes qui passent.
- Gagner confiance en toi, et t'amuser en jouant.

L'exercice consiste à marcher en ayant les yeux fermés. Lors des premières pratiques, tu seras un peu perdu, tu perdras l'équilibre, tu auras un peu peur, et peu de secondes te paraitrons très longues. Mais rapidement, après deux ou trois pratiques tu commenceras déjà à améliorer tout cela.

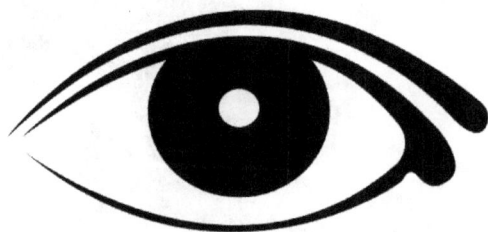

Tu feras cet exercice au cours d'une promenade sur un chemin peu fréquenté. Choisi un chemin plat, sans accident et délimité de chaque côté, par une bordure (comme des herbes hautes pour te permettre de les sentir avec tes pieds, une barrière ou un mur).

o Commence par ne fermer tes yeux que pendant un temps court (deux secondes). Poursuit cette préparation jusqu'à ce que tu sois à l'aise. Allonge ensuite le temps, petit à petit.

o Avant de fermer les yeux, observe le décor, et positionne dans ton esprit les repères existants (un arbre ou un lampadaire à côté duquel tu vas passer). Choisis aussi un de ses repères en tant que ligne d'arrivée. Tu trouveras très intéressant de te retrouver plus près ou plus loin que tu avais estimé être arrivé.

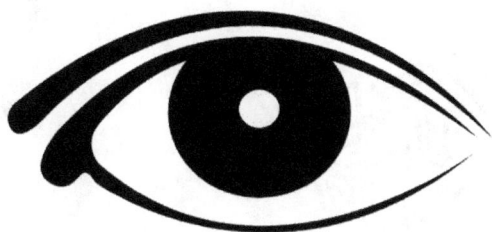

Parler des changements spectaculaires de notre conscience du monde et de la conscience de la position de notre corps dans l'espace que nous procurent les trois exercices précédents m'a fait penser à une anecdote :

Comme j'ai beaucoup voyagé, et même vécu dans 13 pays éloignés pendant 22 ans, j'ai été ému en regardant les différents ciels dans ces différentes parties du monde. Selon l'endroit où l'on est, les ciels, de jour comme de nuit, sont en effet très différents.

De jour, les différentes tailles et les différents bleus donnent des sentiments différents d'être sur terre.

La nuit, une luminosité différente et différentes étoiles d'un ciel plus grand donnent un sentiment différent d'être dans l'univers.

Ces différents sentiments contribuent, conjointement avec les interactions avec les gens, à changer le regard sur les personnes vivant sous des ciels différents. Cela aide à comprendre que les différences entre nous sont folkloriques, historiques et sensorielles, et que ces différences sont mineures en comparaison des similitudes des êtres humains, avec des préoccupations et des aptitudes essentiellement identiques et avec un avenir commun.

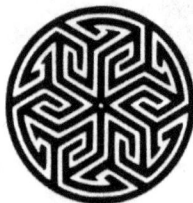

👀 Exercice 27 : La contemplation

Le plus merveilleux se trouvera dans la nature.

Un reportage montrait l'activité d'une association caritative auprès des adolescents des populations défavorisées de Harlem à Manhattan. L'Association apportait une vache que les enfants voyaient pour la première fois. Jusque-là ils pensaient que le lait qu'ils buvaient était un produit manufacturé.

Ecrasés par les pressions du quotidien, et parfois enfermés dans une réalité urbaine, nous arrivons à oublier de voir la beauté et nous perdons le sens de la réalité. Il est très bénéfique de prendre le temps de contempler la beauté de la nature.

Ainsi d'observer les contours d'une fleur, les veines d'une feuille, les méandres d'une coquille de noix, les lamelles d'un champignons, la majesté des arbres immobiles ou dansant avec le vent, une feuille de choux, les piquants d'un cactus et parfois sa merveilleuse fleur d'une journée, la respiration d'une grenouille, les mouvements de tête d'un lézard, le vol d'un papillon de fleur en fleur, le cheminement d'un insecte, le duvet de la chenille qui ondule, une mouche qui fait sa toilette, la dentelle des ailes d'une libellule, une fourmi qui transporte une miette de pain, le mouvement des vagues, le vol des oiseaux, la lune, le lever et le coucher du soleil, les nuages, une cascade, un caillou, les étoiles, une goutte d'eau, un flocon de neige, le brouillard qui se lève au petit matin, la peau pointillée d'une fraise, le cœur étoilé d'un kiwi, les ailes multicolores de la coccinelle, ...

☻☻ Exercice 28 : Donne une valeur à ton regard

Voici es étapes à suivre pour améliorer les valeurs de tes regards :

o Pendant une semaine, à partir de maintenant, tu vas être attentif aux valeurs de tes regards. Quels pensées, sentiments et émotions génèrent les choses que tu regardes. Cela peut être dans ton logement, dans la rue, sur ton lieu de travail, en te promenant dans la nature et dans tout autre lieu que tu traverses.

Tu réaliseras alors que tes regards génèrent de multiples pensées, sentiments et émotions. Ceux-ci peuvent être, par exemple : la tristesse, les regrets, la haine, la jalousie, l'envie, la cupidité, le désespoir, le découragement, les peurs ou la joie, l'amour, l'admiration, la satisfaction, l'encouragement.

Cette semaine sera une initiation à cette attention portée aux valeurs de tes regards. Après cette semaine, il te sera plus facile de continuer à porter cette attention. Et, tu pouras continuer à le faire pour le reste de ta vie, cela te servira et donnera plus et de meilleures valeurs à ta vie.

o Après cette première semaine, tu vas réfléchir à la manière de corriger tes regards ou les conséquences de tes regards pour mieux te servir.
Peux-tu supprimer telle ou telle chose de ton environnement et de ton champ de vision ?

Peux-tu arrêter d'inclure le regard sur cette chose de ton expérience ?

Ou, au contraire, peux-tu inclure dans ton environnement et dans ton champ de vision certains objets te servant (par exemple, la géométrie sacrée, comme nous le verrons plus loin dans le manuel)?

Maintenant que tu t'es rendu compte que voir cette image ou que cette chose t'apporte des pensées, des sentiments ou des émotions non souhaités, peux-tu modifier votre réaction? Par exemple, la tristesse ou le regret remplacés par l'amour.

Ce processus peut être rapide pour certaines choses et nécessitera plus d'attention et d'efforts pour d'autres choses.
Peut-être voudras-tu maintenir certains regards, même s'ils génèrent des sentiments mixtes ; dans ce cas, tu peux prendre le temps nécessaire pour continuer à mesurer ces sentiments.

o En faisant cet exercice de valorisation de tes regards, tu seras également attentif à réaliser que, de manière répétée, par lacune d'attention, tu as manqué de voir certaines choses dans ton champ de vision. En conséquence, tu as perdu du temps ou manqué des occasions. Dans ces cas, prends la résolution de devenir plus attentifs, plus conscients et plus vivants, dans ces moments particuliers.

Ces invisibilités de choses ou de personnes dans nos champs de vision nous arrivent à tous.
Par exemple, cela arrive aux personnes hyperactives. Ces personnes, qui ont parfois beaucoup à faire ou qui assument beaucoup de responsabilités, se concentrent souvent sur la prochaine tâche à accomplir. S'ils

souhaitent être plus efficaces, ces invisibilités affectent par conséquent leur efficacité.

Ceci est particulièrement difficile pour ces personnes de se corriger car elles n'ont pas le sentiment de manquer de présence, de conscience, de vivacité ou de considération pour leur environnement.

Mais ces personnes seraient beaucoup plus efficaces et plus heureuses si elles pouvaient associer leurs anticipations aux événements avec davantage de présence, rendant ainsi visibles les invisibilités.

Elles bénéficieraient également plus facilement de la dimension, de la plénitude et du relâchement de l'être dans le moment présent. Et, dans les moments où ils sont supposés se détendre, elles auraient plus de chances d'explorer davantage ces qualités du moment présent au lieu de s'interroger continuellement sur l'avenir.

Ces personnes gagneront beaucoup à canaliser une partie de leur grande énergie, tout d'abord pour constater que les invisibilités se produisent souvent, ensuite pour corriger cette lacune ; sinon, ils pourraient passer leur vie à anticiper l'avenir et ne pas passer du temps au présent.

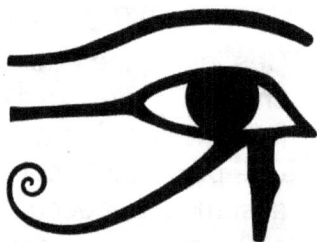

👁️👁️ Exercice 29 : Mouvements oculaires bilatéraux

En plus d'être un exercice qui améliore la mobilité et la rapidité des yeux, et qui élargie le champ visuel, c'est l'un des exercices les plus faciles et les plus rapides pour améliorer la cohérence entre les cerveaux gauche et droit. Ce qui est notamment utile pour soulager les émotions fortes et négatives.

Cette technique (aussi connue sous le nom de : Eye Movement Desensitization and Reprocessing – EMDR) a prouvé son efficacité pour débloquer et évacuer, les traumatismes, peurs ou émotions négatives cristallisés dans le cerveau (comme par exemple : Etat de stress post-traumatique (ESPT), et les troubles liés aux violences, agressions et autres incidents de la vie).

Cette technique est aussi utilisée pour améliorer la confiance en soi et les performances.

o Pendant 1 minute maximum, déplaces rapidement tes yeux en aller-retour de gauche à droite, sans forcer

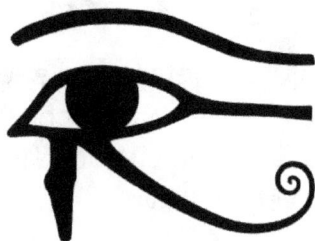

006 - Guide pour Apprivoiser la télévision

Probablement tu entends de plus en plus parler de gens qui réduisent leur temps passé à regarder la télévision, ou arrêtent complètement de la regarder. Pour en arriver là, cela ne se fait généralement pas en un jour. C'est un processus.

Ayant vécu, durant 22 ans, pendant des périodes allant de un an à plusieurs années, dans 13 pays différents. Je revenais régulièrement en France (environ tous les ans), soit entre deux postes, soit pour des vacances. A ces moments, je revoyais mes amis avec plaisir. Et je pouvais voir les changements qui étaient intervenus. J'ai été frappé par deux choses :

- D'une année sur l'autre l'ambiance générale changeait de manière très significative. Une année, mes amis étaient moroses et me disaient que l'on était au bord de la guerre civile. L'année suivante, il n'était plus question de tout cela, et tout allait bien.

- Lors de chaque retour, je pouvais entendre à la télévision exactement les mêmes discours, les mêmes problèmes. Comme si, non pas une année mais une journée s'était écoulé depuis la dernière fois que je l'avais regardé.

Avec le temps, j'ai aussi compris qu'il était inutile et néfaste, de regarder ces mauvaises nouvelles rabâchées avec insistance. Je me suis aussi aperçu que les informations et les standards qui étaient livrés étaient souvent faux.

La télévision et les autres médias, ont plus d'audiences, quand ils donnent des informations négatives. Ces médias sont avant tout des commerçants, intéressés par le profit issu de la vente de leur produit, et dont le succès est mesuré à la quantité de l'audience et aux profits publicitaires qu'elle engendre. Ainsi il est tout à fait normal que les médias préfèrent publier des mauvaises nouvelles, et peu de bonnes nouvelles, qui pourtant sont nombreuses. Alors, si l'on suit avec assiduité les médias on est submergé de rumeurs rabâchées au sujet de guerres, de terrorisme, de catastrophes, de banditisme ou de criminalité.

On a tout intérêt à limiter notre contact avec de telles mauvaises nouvelles. D'une part cela est déprimant et on est endoctrinés, et d'autre part, on rate l'opportunité d'être informés, au sujet des nombreux progrès positifs, dans les mêmes, ou dans d'autres domaines, par l'intermédiaire d'autres sources d'information.

Dans trop de foyer, le suivi du journal télévise est un rituel journalier pour toute la famille (même pour les enfants ! qui sont malheureusement ainsi exposés à une violence extrême et au pessimisme). Ceci est très certainement une grande source de stress et va à l'encontre de développements positifs et du bonheur.

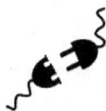

👁👁 Exercice 30 : Regarder les actualités

Choisir notre exposition optimale à la qualité et à la quantité d'information est une considération personnelle et au cas par cas.

Mesure ton ressenti par rapport à ta propre expérience, puis expérimente les changements et le bien-être qui te conviennent.

Il est possible que tu sois intéressé par tel ou tel évènement 'brulant', peut-être tu ressens, pour l'une obligation de participer aux interactions sociales et aux lamentations au sujet de la nouvelle médiatique du moment.

Cependant, mis à part si une catastrophe est proche de chez toi et t'oblige à te tenir informé afin de prendre une décision urgente, il te sera intéressant de faire l'expérience de l'espacement de ton exposition aux nouvelles médiatiques.

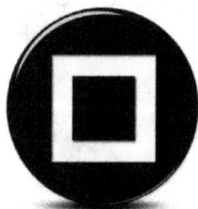

☻☻ Exercice 31 : Une semaine sans TV

o Choisis une semaine, pendant laquelle tu ne regarderas pas la télévision.

o Et utilise ce temps sauvé, pour faire d'autres choses plus nourrissantes pour ton bien-être : comme te promener dans la nature, commencer une chose que tu as toujours voulu faire, faire des choses différentes, faire des activités physiques, lire, joindre une association, prendre des cours, passer du temps avec ta famille et avec tes amis, etc.

o A la fin de cette semaine, au moment où tu regardes de nouveau la télévision, juge alors dans quelle mesure les informations sont différentes de celle de la semaine dernière, et quelles sont pour toi les conséquences d'avoir suspendu pendant une semaine ton rôle de spectateur ?

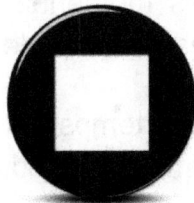

Arrêter pas à pas :

Arrêter de regarder la télévision peut se faire, instantanément ou progressivement, et de manière temporaire ou permanente.

Chaque amélioration de l'utilisation de ton temps est un bénéfice. Voici des étapes successives et progressives :

o Dans un premier temps, plutôt que d'être passif par rapport au choix de ce que tu regardes, tu feras une bonne sélection de programmes. Cette sélection doit te permettre de limiter et d'espacer ton temps devant l'écran, et de le consacrer uniquement à des programmes intéressants.

- Endosse ton costume d'explorateur, fouille, et donne suite aux impulsions d'intérêts.

o Dans un second temps, tu commenceras à opérer des périodes d'absence de télévision.

- Inclus ce second temps, dans les périodes creuses du premier temps. Ainsi, que pour faire une pause à la suite de périodes chargées.

- Comme tu prends l'habitude, dans ce manuel, de vivre pleinement chaque instant, tu vivras pleinement les moments, encore inhabituels, qui remplacent les périodes de télévision.

o Dans un troisième temps, tu ressentiras l'envie de totalement supprimer ton écoute TV.

L'idée de supprimer la télévision peut te paraitre triste et réductrice. Tu peux satisfaire ton gout pour l'art et pour le spectacle, grâce au cinéma, sans devenir dépendant aux stéréotypes commerciaux. Et satisfaire ton désir d'être informé, au travers d'autres médias.

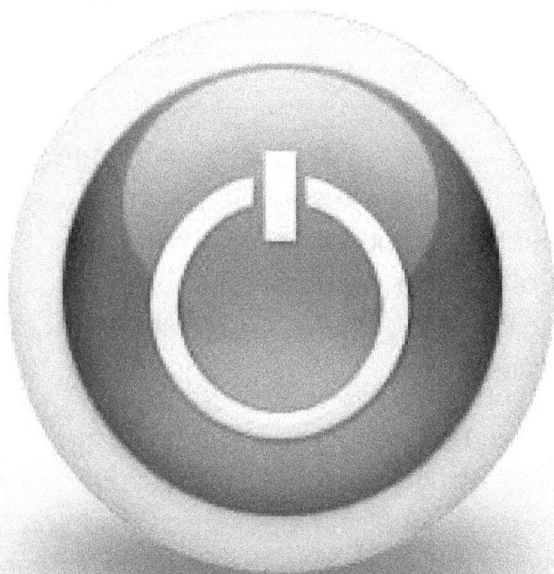

007 - Guide de l'écoute

Comme nous avons reconnu l'importance du choix de ce que l'on regarde, le choix de ce que l'on écoute influence aussi notre niveau de bonheur et la définition du monde dans lequel nous vivons.

Il y a de nombreuses choses auxquelles il te sera utile d'être plus attentif, en voici trois : l'écoute des autres, de la nature et des synchronicités.

○ L'écoute des autres

Il y a une expression régionale très amusante pour définir certains d'entre nous : ' Celui-là, tu lui dis bonjour, il dit le reste '.

En effet, certains d'entre nous, animés par un grand besoin de validation, occupent l'espace entier d'une conversation. Ils s'octroient le monopole de la parole. Ils ne laissent pas parler les autres, ne supportent pas un interlude de trois secondes de silence, et quand les autres arrivent à parler ils ne les écoutent pas.

Pourtant lorsqu'on écoute les autres on peut mieux les comprendre, et aussi on arrive à mieux se comprendre soi-même. On peut bénéficier des apports ou contradictions pour améliorer ou pour corriger nos points de vue. On a la possibilité de poser des questions. L'écoute et l'utilisation d'interludes de silence permettent l'exploration en profondeur des idées.

Les échanges d'idées permettent les synergies.

L'écoute des autres, est un respect à leur égard, qui nous est aussi renvoyé en retour.

Quand on écoute les autres, on les encourage et on les motive, plutôt que de les frustrer en les enfermant dans une impossibilité de s'exprimer. On pense qu'en gardant le monopole de la conversation on obtient une validation dont on a besoin, alors que c'est exactement le contraire qui se produit, on perd le respect et la sympathie de l'autre, on rate la chance d'enrichir notre réflexion, d'éventuellement recevoir des conseils, de trouver des solutions à d'éventuels problèmes, et de voir les opportunités. Quand on augmente notre capacité d'écoute des autres, on gagne en popularité et on augmente le volume de nos interactions.

En écoutant plus les autres, on est plus heureux.

o **L'écoute de la nature**

La première chose à faire est bien sûr de rechercher le contact avec la nature, en particulier quand nos contacts sont inexistants ou espacés. Puis d'écouter les nombreux sons disponibles. Il se peut aussi que l'on ait déjà la chance d'être souvent en contact avec la nature, mais que ne l'entende pas, alors il est souhaitable de prendre maintenant le temps d'écouter.

Quand on écoute plus la nature, on est plus heureux.

○ L'écoute des synchronicités

Les synchronicités sont les perles de la vie.

Dans la psychologie analytique développée par Carl Gustav Jung, la synchronicité est définie comme l'occurrence simultanée, d'aux moins deux événements, qui ne présentent pas de lien de causalité, mais dont l'association prend un sens pour la personne qui les perçoit. La synchronicité est un sujet très riche, dont on retrouve des ramifications, dans des domaines aussi variés que la Physique, la Métaphysique, les relations amoureuses, le Rock n'roll[12], etc. En d'autres mots, ce sont ces coïncidences troublantes, qui défient notre compréhension de la logique habituelle, de l'espace et du temps.

Même si tu as un esprit très cartésien, tu as certainement déjà vécu de tels évènements (sans peut-être le réaliser). Ce peut être simplement un moment où tu penses à quelqu'un que tu n'as pas vu depuis longtemps, et au même moment ce quelqu'un t'appelle sur ton téléphone. Ou ce peut être un moment plus troublant, où tu te poses une question, et tu entends, sans équivoque, la réponse à ta question dans une conversation à la radio ou dans une conversation entre inconnus à la table voisine, ou encore tu la vois placardée sur un mur, dans une campagne publicitaire.

---

[12] En 1983, le groupe de rock The Police a sorti un album intitulé ' Synchronicity '

J'ai eu au cours de ma vie des expériences intenses, multiples et variées de synchronicité. Tout d'abord, lorsque j'étais enfant, et alors ne connaissant rien du phénomène de synchronicité j'étais inquiet et choqué. Ces inquiétudes et ces chocs se sont ensuite répétés, jusqu'au moment où j'ai appris que la synchronicité était un évènement normal. Maintenant, je suis très heureux à chaque fois que j'en perçois une. Car cela me fait d'autant plus trouver la vie belle.

Les synchronicités, peuvent aussi nous donner un aperçu du concept du Tout étant une synchronicité.

Les synchronicités ne peuvent pas être comprises d'un point de vue matérialiste, même d'un point de vue quantique. Les synchronicités peuvent nous donner accès à la plus précieuse des connaissances : savoir que nous ne savons pas.

La meilleure façon de réagir face à une synchronicité peut être comparée à admirer la beauté d'une fleur. Lorsque nous admirons cette beauté, nous n'avons pas peur, nous n'essayons pas d'expliquer ou d'interpréter comment une fleur peut être si belle, nous profitons simplement de cette beauté et de son rappel de la beauté de la vie.

Les synchronicités visuelles, auditives ou circonstancielles sont toujours présentes mais on les remarque rarement. Emportés naturellement par nos désirs, nos ambitions ou nos engagements, nous les voyons sans les voir, nous les entendons sans les considérer. Peut-être, pour beaucoup d'entre nous, est-ce la peur de l'inconnu qui nous rend aveugle et sourd. Ainsi certains d'entre nous disent ne jamais avoir perçu de synchronicité. Et d'autres en perçoivent beaucoup.

Il est possible, que tu sois comme moi je l'ai été enfant, effrayé par de tels évènements qui te sont inconnus. Il est aussi possible que tu sois, tout simplement étonné. Il est aussi possible que tu n'aies jamais perçu de synchronicité. En tous les cas, tu trouveras intéressant de commencer à être plus attentif aux synchronicités.

◆

'Ecouter les autres, c'est encore ma meilleure façon d'entendre ce qu'ils disent'

Pierre Dac

◆

'Quand nous cessons d'écouter nous cessons d'aimer'

Michel Bouthot

◆

'Toutes les inventions des hommes ne sont que des imitations assez grossières de ce que la nature exécute avec la dernière perfection'

Buffon

◆

'Je suis ouvert à la direction de la synchronicité et ne laisse pas les attentes entraver mon chemin'

Dalai Lama

👀 Exercice 32 : Exercices d'écoute

o **Ecoute les autres**

Dans un premier temps mesure combien tu écoutes les autres, en quantité et en qualité.

Et aussi mesure ton habitude d'interrompre les autres, ou même si tu as tendance à les couper pour, toi-même, finir leurs phrases.

Ensuite prends la résolution d'améliorer ton écoute lors de tes prochaines conversations.

o Au début des conversations, relaxe-toi avec trois profondes inspirations et prépare-toi à écouter.

o Etablis un contact visuel serein et détendu avec ton interlocuteur.

o Laisse ton interlocuteur exprimer entièrement son idée, en refreinant ton désir de l'interrompre pour réagir. Essaye au contraire de comprendre les idées et les opinions (en particulier les opinions contradictoires) exprimées, et prends le temps de peaufiner tes interventions.

o Prends aussi le temps, d'observer et de comprendre le langage du corps de ton interlocuteur.

o **Ecoute la nature**

Au moment où tu es en contact avec la nature, de multiples sons se produisent. Ce sera un chant d'oiseau sur lequel tu pourras t'attarder. Le souffle du vent que tu pourras savourer. Ou le bruit du vent dans les arbres, un morceau de bois qui craque sous tes pieds, l'aboiement d'un chien au loin, un animal qui se déplace ou s'exprime, le vol d'un insecte, l'eau de la rivière qui coule.
Pendant quelque temps, concentre ton attention sur ce son spécifique. Ecoute ses variations, et ces mélodies. Et laisse ses vibrations passer au travers de ton corps.

o **Ecoute les synchronicités**

Sois ouvert et attentif au son, aux paroles entendues à la radio, à la télévision, ou dans une conversation voisine.

Juge si ce que tu entends est synchronique avec une préoccupation que tu es train d'avoir, et réfléchis (pas beaucoup) au sens éventuel de cette information.

Et, juste savoure le merveilleux.

♦

'Dans tout chaos, il y a un cosmos, dans tous les désordres, un ordre secret'
'La synchronicité est une réalité toujours présente pour ceux qui ont les yeux à voir'
'Les synchronicités révèlent les liens significatifs entre le monde subjectif et le monde objectif'

Carl Jung

◉◉ Exercice 33 : Technique du Brainstorming

Après avoir découvert avec plaisir cette technique, je l'ai beaucoup utilisée dans mon travail, car elle a de nombreux mérites, comme d'utiliser les capacités de chaque membre de l'équipe, développer un projet, trouver des solutions à des problèmes, découvrir des problématiques ignorées, et grandement favoriser l'esprit d'équipe et les relations entre collègues.

Utiliser cette technique professionnellement, permet aussi par extension, et par habitude du processus, et des principes de la technique, de bénéficier d'une amélioration très nette de nos relations familiales, amoureuses, amicales, professionnelles et sociales. Notre vie est plus riche. Nous trouvons, plus facilement, des réponses aux questions qui nous intéressent.

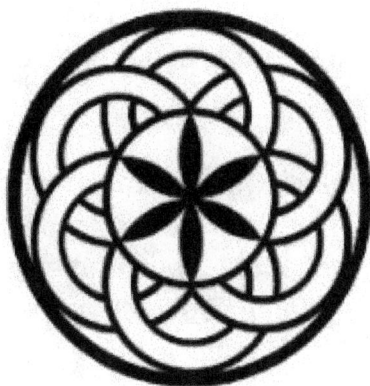

Voici la description pas à pas de la technique du brainstorming :

o Le facilitateur commence par expliquer à l'audience les principes de la technique :

   ▪ L'expression d'idée est libre et encouragée.

   ▪ Aucune idée n'est jugée inintéressante, car elle a une raison d'exister. Elle permet de voir des angles qui ne sont pas vus pareillement par tous, et qui permettent de trouver de meilleures solutions au problème concerné.

o Le sujet ou la question qui va être débattue est clairement exprimé, si possible noté au mur.

o Le facilitateur note toutes les idées exprimées. Il encourage chacun à s'exprimer, en étant particulièrement attentif, d'inviter à s'exprimer les personnes qui sont timides, ou qui manquent de confiance en elles, mais qui certainement ont des idées sur le sujet (il s'avèrera même que ces idées puissent être parmi les meilleurs).

o En fin de la séance, le facilitateur regroupe les idées similaires, élimine les idées répétitives, fait une synthèse ordonnée, et, exprime une conclusion sur les solutions du problème et sur les actions envisagées. Quand la synthèse a été exprimée par le facilitateur, l'équipe est invitée à la corriger ou à l'approuver.

008 - Guide de la musique

Que l'on soit plus heureux, plus détendu et plus efficace en écoutant de la musique, est une évidence. Ceci est confirmée par de nombreuses études (augmentation de la sécrétion de la dopamine le neurotransmetteur du bonheur, diminution de la sécrétion de la cortisol l'hormone du stress, amélioration des performances sportives, amélioration de la mémoire, diminution des états dépressifs, amélioration de la concentration, meilleures performances à l'école pour les enfants qui pratiquent un instrument de musique). Ces bénéfices sont certainement dus à la structure mathématique des notes de musique et des compositions musicales. On a ainsi documenté les relations des notes et des compositions musicales avec le nombre Pi, la suite de Fibonacci, et les mathématiques.

Il te sera bénéfique d'écouter plus souvent de la musique, que ce soit lors de moments de détente, ou bien en étudiant, en travaillant ou en pratiquant une activité. Il te sera aussi bénéfique d'explorer des domaines musicaux qui ne te sont pas familiers. Et les genres musicaux sont nombreux, par exemples : musique classique, rock, jazz, musique ethnique, musique relaxante, disco, new-wave, techno, acide, punk, blues, country, dance, métal, folk, rap, soul ...

♫

'La musique est, plus que toutes sagesses et philosophies, la plus grande révélation'   Beethoven

009 - Guide de la chanson

Chanter a de multiples avantages, cela nous fait bien respirer, nous relaxe, nous donne des émotions.

Et, comme, de nombreuses pratiques dans ce manuel, chanter génère plusieurs processus chimiques dans notre corps (augmentation de la sécrétion par notre cerveau des six super-neurotransmetteurs qui nous apportent le bonheur, la relaxation, l'activation de la mémoire et de la libido, une meilleure gestion de nos émotions, l'augmentation de notre créativité et de notre amour-propre, le renforcement du système immunitaire, et la vivacité).

Chanter, rire, sauter, nager, danser, sont des moments dont il faut profiter pleinement, en cultivant la liberté, l'insouciance, et la légèreté. Ils satisfont notre innocence naturelle, dans laquelle il est bon de s'immerger.

En fait, il te sera bénéfique de saisir toutes les opportunités possibles pour chanter. Ce peut être dans ta voiture, dans ton bureau, dans la nature ou dans une chorale.

Une bonne opportunité pour chanter, est au moment de prendre ta douche. Tu peux combiner l'écoute de la musique et le chant. Il y a certainement actuellement ou dans ton passé des chansons que tu aimes ou que tu as aimé. Et probablement tu connais ces chansons par-cœur. Alors écoutes ces chansons et chantes à cœur-joie. Ce faisant, tu pourras combiner une troisième pratique (qui sera développée plus loin), celle de l'apprentissage d'une autre langue que ta langue maternelle, alors prends les paroles de tes chansons favorites et chantes dans cette autre langue.

010 - Guide des parfums

L'odorat est le sens, parmi nos cinq sens, que nous utilisons le moins. C'est pourquoi les parfums nous procurent de puissants effets. C'est aussi pourquoi l'encens est le bienvenu lors de nos séances de méditation, afin de nous procurer un niveau de conscience inhabituel.

Les bons parfums procurent des plaisirs intenses, et de nombreux autres avantages décrits dans l'aromathérapie (ex. : soigner une toux, maux de tête, sinusite, asthme, problèmes digestifs, insomnie, fatigue, anxiété. Ou encore des vertus antiseptiques contre les bactéries, les virus, les champignons et les parasites). Bien sûr, au contraire, une mauvaise odeur produit une sensation désagréable. Et il est souhaitable de l'éviter et de l'éliminer.

Par exemple, les utilisations des huiles essentielles sont multiples, variées et très positive, c'est un secteur qui peut être enrichissant d'étudier. Huiles essentielles de menthe, d'eucalyptus, de pin, de pamplemousse, de lavande, de citronnelle, de thym ou d'autres.

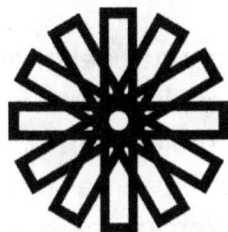

☯☯ **Exercice 34 : Six Astuces**

L'air de ton logement :

Ouvre les fenêtres de ton logement, 30 minutes par jour (même en hiver, en fermant le chauffage pendant l'aération, et inversement en fermant les éventuels conditionneurs d'air par temps chaud). Alors, l'air est purifié des allergènes, de l'humidité, des poussières, des gaz toxiques et polluants. Aussi grâce à la ventilation le taux d'oxygène est augmenté. La meilleure pratique est de créer un courant d'air en ouvrant plusieurs fenêtres.

Respire une orange :

Pendant que tu travailles, que tu lis ou autre, respire profondément et régulièrement le parfum d'une orange. Et inclus parfois dans cet exercice, en même temps que la respiration profonde du parfum, le ressenti du toucher de ta main sur la peau d'orange.

Sans mauvaises odeurs :

Voici un truc simple, pour te débarrasser d'une mauvaise odeur dans les toilettes, la voiture, ou tout autre endroit : en faisant attention, brûle deux ou trois allumettes. Le soufre de l'allumette absorbe rapidement les odeurs désagréables. Cet exercice n'est pas pour les jeunes enfants, du fait du risque d'incendie.

Simple, décoratif et parfumé :

Voici un désodorisant simple et décoratif : prend un agrume (orange, pamplemousse, citron, clémentine ou kumquat) et des clous de girofle. Plante les clous de girofle dans l'agrume en les espaçant de 0.5cm (l'agrume rétréci en séchant). Enroule une ficelle ou un ruban autour, comme pour fermer un colis. Puis accroche la ficelle sur une étagère. Il va se dégager un parfum agréable. Ce parfum est aussi antimite.

Pot-pourri :

Tu peux aussi récupérer et mélanger les pelures d'agrume(s). Fais sécher les pelures en les espaçant, pour obtenir des écorces. Place ensuite les écorces dans une soucoupe. Puis place cette soucoupe où tu veux (sur une étagère, dans un placard, …).

Trois gouttes d'huile essentielles :

De menthe, d'eucalyptus, de pin, de pamplemousse, de lavande, de citronnelle, de thym ou d'autres, en simplement plaçant trois gouttes dans une soucoupe. Utiliser de l'encens est aussi très intéressant.

011 - Guide du Toucher

Le toucher, est le seul des cinq sens qui est nécessaire à notre survie, et à notre développement dans notre environnement.

Notre peau est riche en récepteurs liés à nos émotions. Ainsi il est souhaitable d'utiliser largement le toucher dans nos relations familiales (Par exemple, un bébé qui n'est pas touché par ses parents, ne se développe pas normalement. Tandis que les massages, lui sont très bénéfiques), nos relations amoureuses, amicales et aussi dans nos relations professionnelles, avec par exemple une tape (très) occasionnelle sur l'épaule (des études statistiques montrent de meilleurs performances grâce à ce type d'utilisation du toucher). Ces contacts apportent du bien-être, réduisent le stress, et régulent nos émotions. Des études montrent aussi une amélioration de notre système immunitaire grâce au toucher. Le toucher nous révèle à notre humanité, à la réalité de notre conscient physique.

Nous bénéficions par exemple de manipuler une balle, un caillou, des boules chinoises (la méditation, où l'attention est centrée sur la rotation des boules chinoises, utilise le toucher), ou de manipuler un autre objet pour réduire notre stress, d'utiliser les massages et de pratiquer les accolades et les câlins. Nous verrons aussi, dans l'exercice de la Marche multipoints, les bénéfices que l'on obtient, à chacun de nos pas, en pratiquant le toucher des points d'appuis du pied.

012 - Guide de la douche froide

J'ai reçu cet enseignement de la douche froide, alors qu'habitant au Bangladesh j'étais allé faire une retraite d'une semaine dans un ashram à Bangalore en Inde. Là, le charmant Guru (Sri Sri Ravi Shankar) qui dirigeait cet Ashram, avait un jour donné une unique recommandation, à la grande assemblée : prendre des douches froides. J'ai compris alors, que cet enseignement devait être important et je me suis mis à prendre des douches froides. Et j'en ai, effectivement, trouvé beaucoup de plaisir et d'avantages. Plus tard, j'ai retrouvé cet enseignement de la douche froide, confirmé par plusieurs autres sources.

Bien sûr cette technique n'est pas vraiment facile. Elle est plus facile par temps chaud, où alors elle a aussi l'avantage (parfois même la nécessité) d'abaisser la température du corps. Il faut commencer par les pieds, puis remonter lentement le long du corps.

Les douches froides offrent beaucoup d'avantages :

o   Augmentation de la vitalité, et du bien-être,

o   Amélioration de la circulation sanguine,

o   Soulagement des états dépressifs,

o   Amélioration de la santé de la peau et des cheveux.

o   En activant le sens du toucher, elles nous confortent notre ancrage dans la réalité.

013 - Guide de l'exercice physique

L'exercice physique est important pour la santé physique, mentale et émotionnelle. Une bonne santé favorise le bonheur, (bien que l'on puisse être heureux tout en étant malade).

L'exercice physique régulier permet le bon fonctionnement de l'organisme, et entre autres, l'entretien du cœur, des poumons, des muscles, des tendons, du système nerveux, des articulations et des os. Il contribue ainsi à éviter des douleurs et des maladies, et les peines qui les accompagnent.

L'exercice physique déclenche la sécrétion de l'endorphine, l'hormone euphorisante du bonheur, comme le font le sourire, le rire et l'orgasme. Cela apporte un bien-être que l'on a envie de renouveler en faisant plus d'exercice physique.

Quand on fait un exercice physique, on porte son attention sur la gestion, la coordination et la précision des mouvements, et on stoppe, pendant ce temps, les pensées convulsives et obsédantes que l'on peut avoir face à des responsabilités ou durant des états dépressifs. Et, au contraire, nous avons accès à de nouvelles idées et à de nouvelles compréhensions.

Il ne faut absolument pas exclure les exercices physiques, même dans une gestion du temps serrée (ex. l'échéance d'un examen pour un étudiant, des responsabilités domestiques ou professionnelles). Le bilan sera positif, car l'exercice physique nous apportera de plus grandes capacités de concentration, de mémorisation et d'analyse. Des études montrent que les lycéens et les étudiants qui pratiquent une activité physique réussissent mieux dans leurs études. En parlant de gestion du temps, il faut aussi éviter l'inverse, où le temps passé à exercer une activité physique est trop important et au détriment d'autre chose (études, vie familiale et professionnelle, ou autres responsabilités).

L'exercice physique permet d'avoir plus les pieds sur terre. Il permet aussi de mieux connaître la position de son corps dans l'espace, ce qui permet d'avoir des gestes plus précis, d'éviter des accidents et d'être mieux dans sa peau. D'un point de vue social, l'exercice physique, collectif ou individuel, permet d'établir des relations et de combattre l'isolement. Il développe aussi l'esprit d'équipe et le leadership. La réalisation d'une performance (ex. une distance parcourue, un point gagné ou une partie amusante) augmente la confiance en soi et la joie de vivre. L'activité physique, en augmentant notre équilibre mental et notre désir de nous sentir mieux, permet aussi de mieux gérer et d'éviter d'éventuels excès (nourriture, cigarette, alcool, drogues).

L'important est d'être constant et d'éviter l'inactivité.

☯☯ Exercice 35 : 30 minutes d'exercice / jour

Prendre la résolution d'effectuer un strict minimum de 30 minutes d'exercice chaque jour, te sera particulièrement bénéfique si tu n'as pas beaucoup d'occasions de bouger dans ta vie, ou si tu te trouves actuellement dans une période difficile de ta vie.

Respecte ce minimum, particulièrement les jours où tu n'as vraiment pas envie de bouger, et même s'il pleut, prend toi par la main et va faire un tour ; tu en seras finalement très heureux ; et cette routine deviendra facile et plaisante.
Lorsque tu ressens cette sensation désagréable qui accompagne ce manque d'envie de bouger, réagi, avec la réalisation, somme toute évidente, qu'il est bien plus heureux de t'activer et d'aérer ta tête et ton corps. Prend l'habitude de t'observer, et à ces moments où tu comprends être en train de ressentir d'exister par l'intermédiaire de la mélancolie, de la peine ou d'autres divertissements, modifie ton emploi du temps. Et remplace ces moments par de l'exercice physique. Lorsque tu t'engages dans cette nouvelle occupation, fais alors attention de ne pas ressentir de contrainte, mais de la liberté et du plaisir. Remplace ainsi la mélancolie ou le dégoût, par les ressentis heureux de de ton corps, devenu agréablement soutenu par tes muscles et plus solide. Et aussi, par le plaisir et l'avantage de pouvoir maintenir une posture plus droite pour meilleur alignement du corps (prévention du mal de dos et meilleure circulation de l'énergie).

Joui du ressenti de tes poumons qui se gonflent et du contact de tes pieds avec le sol. Trouve contentement dans ce que tu vois et dans ce que tu sens. Trouve le bonheur d'exister dans la vie et dans l'énergie qui circule dans ton corps.

Un temps de 30 minutes quotidien, est suffisant, mais court. Un temps plus long est meilleur. Tu pourras aussi utiliser la technique d'ajouter chaque jour une minute de plus, et ainsi l'action dont tu souffrais qu'elle paraisse insurmontable te procure rapidement de la joie.

Etabli une routine dans ton emploi du temps, consacrée à l'heureuse activation de ton corps. Défend fermement et avec une heureuse conviction la continuité de cette routine. Reprends-la rapidement quand elle est interrompue. Et considère ces moments comme étant privilégiés, comme un cadeau que tu te fais.

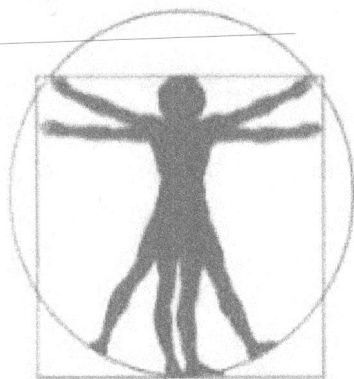

014 - Guide de l'étirement sans apnée

L'apnée correspond au moment où l'on stoppe notre respiration.

Les personnes qui pratiquent des activités physiques, pratiquent souvent des exercices d'étirements musculaires et tendineux. Pourtant, la plupart ne connaissent pas l'importance de la respiration, lors des étirements, et ses effets, contraires aux attentes, quand elle n'est pas bien utilisée. En effet, pour que les étirements soient efficaces ils doivent être coordonnés avec la respiration. Lorsque les étirements sont pratiqués en apnée, comme ils le sont souvent, ils génèrent au contraire des tensions et des raideurs.

Voici la coordination souhaitable avec la respiration :

o Avant l'étirement prend une profonde inspiration.

o Puis expire lentement et régulièrement du début à la fin de l'étirement. Travaille la sensation que c'est ton expiration qui conduit ton mouvement.

o Quand ton expiration arrive à sa fin, expire une dernière fois en vidant tes poumons, et au même moment insiste sur ton étirement. Puis relâche ton étirement tout en prenant la profonde inspiration suivante, et enchaine ainsi de suite. De même que l'expiration a conduit le mouvement, ton inspiration doit le conduire lors de la phase de relâchement. Ainsi, à aucun moment ta respiration ne doit être bloquée.

Il faut noter ici, que les inspirations et expirations conduisant les mouvements de ton corps, sont souhaitables d'être pratiquées et adoptées dans tout tes gestes. Tes gestes seront alors plus précis et plus puissants. Tu seras plus résistant à l'effort. Ton corps sera mieux oxygéné. Et ton temps de récupération après l'effort sera plus court et moins douloureux.

Ceci dit, les avantages de pratiquer des étirements musculaires et tendineux sont nombreux :

o Avant l'exercice physique les muscles et tendons rendus plus flexibles sont plus performants et on diminue les risques de blessure.

o Ils permettent de corriger une mauvaise posture et les tensions musculaire qu'elle a engendrées.

o Ils permettent une meilleure circulation sanguine donc une meilleure alimentation des muscles, des tendons, des cartilages et des organes.

o Après l'effort, l'étirement permet de réduire les risques de douleurs musculaires, et est très utile pour maintenir la flexibilité des muscles.

o Les étirements sont utiles au quotidien, même sans pratique d'autres exercices physiques (par exemple au coucher, dans le lit, où un simple étirement du corps permet un meilleur sommeil).

o Ils contribuent à la réduction du stress.

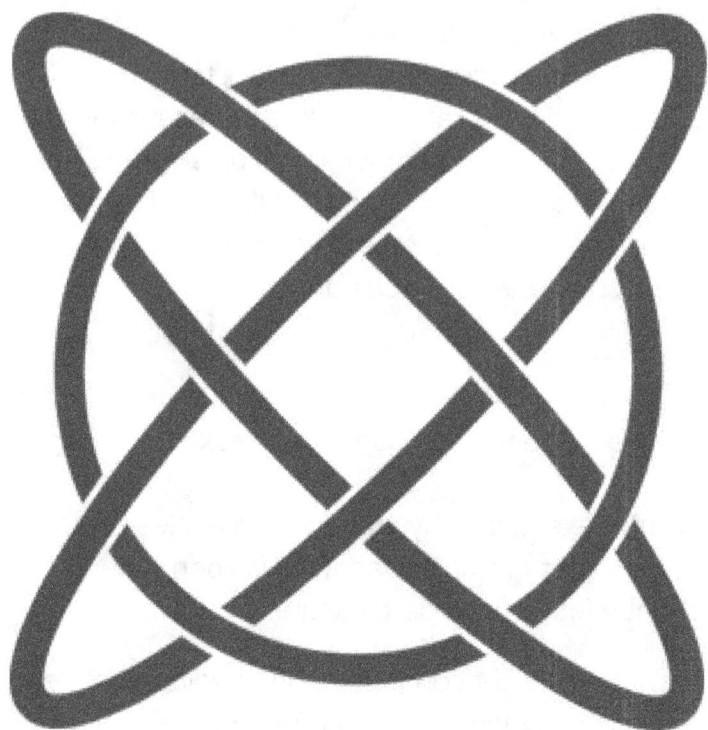

Anecdote : un Maitre d'art martial m'a dit un jour, qu'il prenait ses repas sur une table basse, assis par terre, comme cela se pratique en Asie, afin d'entretenir la flexibilité de son corps. La recherche de longévité, en bonne santé, étant un but du Taoïsme.

☆

'Garder le corps en bonne santé est un devoir, sinon nous ne pouvons pas garder notre esprit fort et clair'

Buddha

☆

'Prenez soin de votre corps. C'est le seul endroit où vous devez vivre'

Jim Rohn

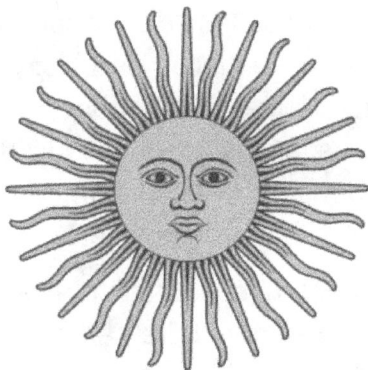

015 - Guide de la fusion avec la nature

Avec l'évolution de nos sociétés, plus d'urbanisation, de bruit, de technologies, d'informations, de vitesse, d'activités et de plus grands horizons, les contacts et la symbiose avec la nature sont de plus en plus utiles. Ils sont bons pour notre maintien dans la réalité de la vie, notre relaxation, notre santé physique et mentale, notre capacité de concentration, notre efficacité, notre mémoire, nos besoins émotionnels, psychologiques et spirituels, la qualité de nos relations, notre vitalité, notre joie de vivre, et la réduction de nos fatigues.

On connaît encore peu de choses sur le monde végétal, animal ou minéral, leurs propriétés médicinales, les interactions entre eux et avec l'homme. On connaît déjà des choses fascinantes comme le fait que tous les arbres d'une forêt, et logiquement tous les arbres d'un continent, sont reliés les uns aux autres par un réseau énorme de racines et de radicelles qui s'enchevêtrent (cette réalité est par ailleurs un bon sujet de méditation en forêt). Et on attribue aussi, de nombreuses propriétés, aux cristaux (points culminants de la branche évolutive des minéraux) et aux huiles essentielles de végétaux (comme par exemple les huiles essentielles de bois, phytoncides, que tu respires lors d'une promenade en forêt). Nous apprenons et nous allons, sans aucun doute, découvrir prochainement, dans notre révolution de la connaissance, des choses fascinantes sur ces sujets.

Quel que soit ta vie, ton métier, ta situation familiale, visiter la nature doit régulièrement faire partie de ta vie.

Cela peut éventuellement te demander un effort pour te déplacer afin de visiter la nature, pour inclure ces visites dans ton emploi du temps chargé, ou pour aller à l'encontre de ta préférence de vie urbaine. Tu seras cependant toujours très satisfait des résultats.

En aucun cas, les contacts avec la nature ne peuvent être exclus de ton emploi du temps.

Saisis toute opportunité et aussi sois entreprenant pour passer plus de temps avec la nature et de préférence quotidiennement. La nature en dehors des villes, ou dans les parcs urbains, les jardins, les terrasses, etc. sont des endroits très vivants, et il y en a certainement un à ta portée.

Plutôt que te donner des excuses pour éviter d'aller te promener (comme par exemple il pleut ou il neige), construit une conviction forte de ton envie et de ton plaisir de visiter la nature régulièrement, basée sur le souvenir du bien-être que chaque visite te procure.
Aussi les sensations (odeurs, bruits, couleurs) sont particulières et intenses dans cet exemple de journée pluvieuse ou neigeuse.

Quand tu es dans la nature, fusionne avec elle, soit complètement présent, libre et heureux. Ne gâche pas cet instant en ruminant tes pensées, avec le souffle court. Respire et soit en vie.

☻☻ Exercice 36 : Enlace un arbre

Cette pratique est malheureusement ridiculisée.
Même si cet exercice te semble bizarre ou si un apriori te
met mal à l'aise, fais-le, puis vois ce que tu ressens.

○ Choisis un gros arbre, il a des interactions (chimiques
  pour ce que l'on en connait) plus nombreuses avec sa
  communauté), enlace-le amoureusement, pose ta joue
  contre son écorce et demeure ainsi au moins une
  minute.

○ Le vécu de ta relation, comme toute expérience
  spirituelle, sera unique et intimement personnel ; il fera
  partie de ta vie privée.

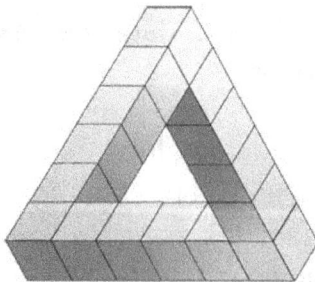

Les plantes d'intérieur

Cultiver des plantes d'intérieur, offre plusieurs bénéfices, dont : la purification de l'air de nombreux gaz polluants toxiques émis par l'ameublement et la décoration, l'absorption de dioxyde de carbone et la production d'oxygène (inverse de l'homme), et l'augmentation du taux d'humidité de l'air qui est bénéfique pour la santé (l'atmosphère des maisons est souvent trop sec).

De plus en plus de gens cultivent même des potagers d'intérieur, qui, en plus des joies du jardinage, leur permettent de récolter des légumes. Les cultures d'intérieur sont aussi amusantes et éducatives pour les enfants (tu peux par exemple les aider à faire pousser une graine ou un noyau d'avocat, des pepins d'orange ou à faire des boutures). La culture des cactus est aussi très plaisante, il y a de nombreuses variétés, ils sont très esthétiques, il se multiplient facilement et rapidement, et ils font de très belles fleurs (d'un jour). La culture de l'herbe de blé, offre des possibilités quotidiennes de récoltes pour faire des jus ou des salades.

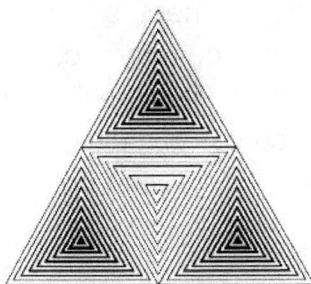

016 - Guide du Bain de soleil

L'exposition à la lumière du soleil, génère une augmentation de la sécrétion de l'hormone sérotonine par le cerveau. La sérotonine nous rend plus calme, plus heureux, et augmente notre capacité de concentration. Une insuffisante exposition au soleil, contribue au contraire, aux états dépressifs (nous avons tendance à avoir une humeur triste en hiver). La lumière du soleil en contact avec la peau génère aussi la création de vitamine D qui fortifie notre ossature. Tandis qu'une insuffisante exposition induit une carence en vitamine D, les désagréments et douleurs de manque de matière osseuse connue sous le nom d'ostéoporose (densité insuffisante et altération de la microarchitecture des os). Aussi lorsque notre densité osseuse est insuffisante notre risque de fracture est élevé. La vitamine D rend aussi notre système immunitaire plus fort et réduit ainsi nos risques de maladies.

Nous pouvons être rassurés par rapport à notre besoin en vitamine D, car de courtes et régulières expositions au soleil sont suffisantes. D'autre part les interprétations d'analyses de sang donnent souvent une carence en vitamine D, mais le taux de référence utilisé est trop élevé. Alors qu'une carence en vitamine D reste possible, notons que les meilleures sources alimentaires de vitamine D sont les laitages, les œufs, les poissons gras et les champignons.

Cependant, nous devons rester prudent et suivre les prescriptions médicales de suppléments en vitamine D (c'est un supplément très peu cher et facile à prendre), car les avis divergent au sujet de la vitamine D ; certains disent que c'est une substance miracle, assimilée à une hormone qui permet d'éviter un grand nombre de symptômes et de pathologies (dont le cancer, le diabète de type 1 et de type 2, les caries dentaires, la fatigue, la faiblesse musculaire, les crampes, parfois la peau sèche, certaines autres maladies auto-immunes (sclérose en plaques, maladies inflammatoires de l'intestin, etc.) et les troubles cardiovasculaires avec leurs nombreuses conséquences)). Certains médecins recommandent même pour tous des prises régulières de suppléments en vitamine D. La liste des symptômes qui affectent notre bien-être, et la liste des pathologies que l'on peut éviter, sont tellement longues que cette recommandation apparait être une bonne idée.

Toujours est il que nous bénéficions grandement de nous baigner régulièrement dans la lumière du soleil (en évitant toutefois les heures de la mi-journée et en nous protégeant lors d'expositions prolongées).

Pendant que tu t'habitues à faire de l'exercice physique quotidien en plein air, prends quelques minutes pour te concentrer sur les bienfaits de l'énergie face au soleil (les yeux fermés).

017 - Guide du Respect de la vie

Bien que des progrès aient été faits, nous continuons, souvent, au nom du profit à court terme (retour sur investissement) même s'il condamne le long terme, par habitude ou par ignorance, à ne pas inclure dans nos activités de nombreux paramètres humains (en particulier notre santé physique ou mentale) et environnementaux (impact sur l'environnement). Le faire a été une erreur. Continuer à le faire en est une autre. Se trouver des excuses pour justifier son erreur en est une troisième.

Le nouveau monde sera un monde de coopération, de satisfaction et de respect pour la nature et pour tous. Car, l'homme ne peut vivre sans respecter la logique d'un impact environnemental positif. Lorsque cette évidence sera notre nouvelle normalité, nos supers calculateurs électroniques auront trouvé les solutions avec les nouveaux paramètres de l'équation. Préférer vivre devrait être facile. Et aussi moins risqué que de spéculer ou de se s'égarer en se méprenant sur ses intérêts.

Les plus grandes causes de dégradations environnementales sont industrielles, pour ma part je ne peux pas faire grand-chose. Mais je peux en faire de petites. Et les petits ruisseaux font les grandes rivières. Et toi, si tu peux en faire de grandes, vas-y ! Les petits gestes, les moyens, les grands, les individuels et les collectifs, Allons-y !

*'Le succès est un enseignant lamentable. Il séduit les gens
intelligents à penser qu'ils ne peuvent pas perdre'*

Bill Gates

◆

*'Qu'ont-ils fait à la terre ?
Qu'ont-ils fait à notre loyale sœur ?
Ils l'ont ravagé, braconné, pillé, molesté. Ils l'ont
poignardé au petit matin. Ils l'ont enroulé dans des fils
barbelés puis l'ont trainé'*

Jim Morrison

◆

*'C'est de nouveau le printemps.
La terre est comme un enfant qui connaît des poèmes
par-cœur'*

R.M. Rilke

◆

*'Notre environnement et notre attitude sont le résultat de
nos choix'*

Daniel Desbiens

👁👁 Exercice 37 : Ramasse par terre

Au moment où l'on voit un détritus jeté par terre, dans une forêt ou dans une rue, l'exercice consiste à ramasser ce détritus, et à l'apporter dans une poubelle.

C'est un exercice dont l'énoncé est très simple, et dont les perspectives sont très riches et puissantes.

Initialement, notre frustration de voir ce détritus par terre est forte. Nous devenons Juges et Jurés des négligences des coupables de ces actes. Peut-être même, nous avons un désir de châtier ces coupables.

Avant la connaissance de la pratique de cet exercice, la circonstance du détritus trouvé par terre, n'engendrait que frustration, dégouts et rancœurs. Cependant, la plupart du temps, nous ne réagissions face à la réalité de cette pollution, en faisant le geste, malgré tout très simple, de porter ce détritus dans une poubelle.

Il est très fréquent de voir un détritus par terre. Individuellement, nous n'allons pas les ramasser tous, car ils sont trop nombreux. Mais leur fréquence va, souvent, nous permettre, de pratiquer l'exercice, et de mesurer l'évolution de nos sentiments. Aussi, en étant plus nombreux à pratiquer cet exercice, nous arriverons, aussi, à changer de manière très perceptible la propreté de la nature et aussi notre qualité de vie.

Avec la connaissance de cet exercice, à chaque fois que l'on voit un détritus par terre, que nous le ramassions ou non, nous allons, mesurer l'évolution de notre frustration et de nos rancœurs face à la réalité.

Le plus puissant bénéfice de cet exercice, est qu'il nous permet de cultiver notre humilité, à chaque fois que nous ramassons un détritus par terre.

Nous allons ainsi, travailler notre position équilibrée, entre, d'une part, les énergies négatives des négligences, dégouts, frustrations et rancœurs, et d'autre part, les énergies positives du respect et de l'amour, de la nature et de l'environnement, ainsi que les énergies positives de notre bonheur d'avoir effectué ce bon geste de ramasser le détritus.

En mesurant et en pratiquant régulièrement ces nombreuses variations, nous arrivons à ressentir ces joies pures, dénuées de ces énergies négatives, et nous en bénéficions des dynamiques de ces développements.

♦

Un autre exercice comportemental similaire intéressant (et plus simple car sans dégout, mais le seul bonheur du geste bien fait), est de prendre l'habitude de retirer d'une route ou d'un chemin une pierre qui risque de causer un accident.

☯☯ Exercice 38 : Les petits ruisseaux

Regarde la liste de petits ruisseaux qui suit. Et lorsque tu en vois un qui te correspond, prend la résolution de t'en occuper :

o Je laisse l'eau du robinet couler continuellement, quand je lave mes dents, vaisselle ou voiture.
o Cela fait longtemps que j'ai un robinet qui fuit.
o Il m'arrive de produire des déchets plastiques que je pourrais éviter.
o Il y a d'autres déchets que je pourrais éviter.
o J'utilise couverts et gobelets en plastique.
o Je crois que la date de péremption concerne la sécurité plutôt qu'une convention de qualité[13].
o Si je sors d'une pièce pendant plus de 20 secondes, je laisse la lumière allumée.
o Je laisse ma télévision ou ma radio allumée, quand je ne la regarde ni l'écoute.
o Je fais chauffer plus d'eau, que ce que j'utilise pour mon café ou mon thé.
o Je laisse allumés mon ordinateur et mon imprimante, sans les utiliser.
o Je laisse branché mon chargeur.
o Je pourrais ne pas utiliser le sèche-linge.

---

[13] La date de péremption concerne la qualité. Les produits peuvent être consommés plus longtemps

- o Ma machine à laver tourne à moitié-pleine.
- o J'utilise encore les vieilles ampoules électriques.
- o Je ne vérifie jamais la pression de mes pneus[14].
- o Le moteur de ma voiture tourne, lors d'arrêts de plus de 20 secondes.
- o Je conduis ma voiture en utilisant beaucoup l'accélérateur et le frein, plutôt qu'anticiper mes décélérations.
- o J'achète ce produit, alors que je connais les effets désastreux de sa production.
- o Je préfère prendre l'avion que le train. Je n'utilise pas les transports en commun. Je pourrais faire le trajet en vélo, à pied, ou en co-voiturage.
- o L'air froid, ou chaud, passe sous la porte alors que je pourrais facilement le stopper.
- o Je connais les bilans carbone et eau de mon activité[15]. Ou je ne sais même pas ce que c'est. Ou je sais ce que c'est et je m'en fous.
- o Je n'utilise pas de papier recyclé.
- o Je pourrais éviter d'imprimer ce document.
- o Je laisse mon réfrigérateur en marche, lorsque je pars en vacances.

---

[14] Un sous-gonflage engendre une consommation supérieure de carburant
[15] Poids carbone = outil de calcul de la quantité, direct et indirect, d'émission de gaz carbonique à effet de serre. Idem pour l'eau (ex. 17 litres d'eau sont utilisés pour produire une feuille de papier A4, moins pour le recyclé) Production et transport

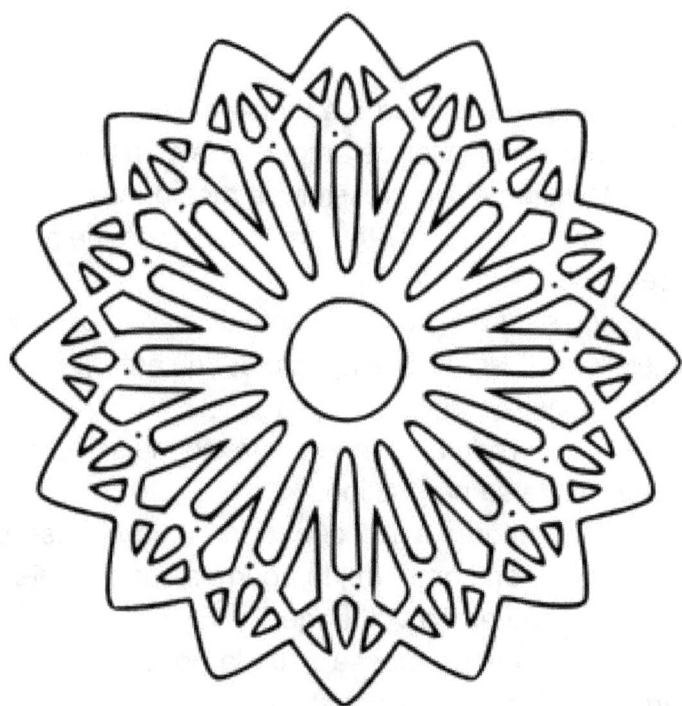

o Je connais l'impact environnemental[16] engendré par mon activité.

o Je n'ai jamais nettoyé les grilles à l'arrière de mon frigo[17].

o Je jette les restes de mon repas plutôt que d'en faire avec un nouveau bon petit plat.

o Je pourrais plutôt acheter des produits en commerce de proximité.

o J'utilise des produits toxiques pour nettoyer.

o Je jette mes piles électriques usagées plutôt que de les placer dans un récupérateur.[18]

o Je fais mes courses sans m'en tenir à une liste.

o Je ne mange pas uniquement les fruits et légumes de la saison.

o Je n'emporte pas mon sac en allant faire mes courses, et suis obligé de prendre de nouveaux sacs à chaque fois.

o J'utilise abondement l'eau du robinet. Et je ne me sens pas du tout concerné. Alors que je contribue ainsi à la pollution (eau traitée chimiquement et énergie dépensée pour le faire), à la raréfaction de l'eau et au gaspillage de mon argent.

o Je pense à un autre petit ruisseau qui n'est pas dans cette liste.

---

[16] Ensemble des modifications qualitatives et quantitatives de l'environnement

[17] Devrait être fait une fois par an. Il permet d'économiser 30% de l'énergie consommée pour le fonctionnement

[18] Une pile électrique jetée dans la nature, pollue, avec des matières très toxiques, 1 mètre cube de terre pour de nombreuses années, ainsi que la nappe phréatique.

018 - Guide du Corps émotionnel équilibré

Nos émotions jouent un rôle important dans le cheminement de notre vie. Durant notre enfance et notre adolescence, nous découvrons ces émotions inconnues, leurs opposés et leurs interactions, qui sont alors, parfois dévastatrices. Ensuite nos émotions continuent à influencer grandement nos vies.

Parlons de nos émotions comme constituant notre corps émotionnel. Naturellement nous désirons avoir un corps émotionnel équilibré. Nous désirons nous sentir bien dans notre corps émotionnel, et qu'il nous soit utile, plutôt que nos émotions nous nuisent.
L'utilisation du système émotionnel afin de nous aider dans nos décisions, est subtil et nécessite de l'attention et de la pratique. Un fonctionnement de base du système émotionnel est qu'une pensée défavorable à notre évolution, génère une émotion négative. Alors, qu'une pensée favorable à notre évolution, génère une émotion positive. Ce système émotionnel est en relation avec notre intuition subconsciente. Il est ainsi, bien plus fiable que notre système de pensée consciente, car plus riche d'enseignement passé et avec une vision plus large.

Cependant nos désirs et notre imagination faussent notre jugement. Etant convaincus que telle idée ou tel désir est favorable à notre évolution, ou bien qu'elle engendre un résultat agréable, nous ignorons le ressenti de notre système émotionnel qui nous met en garde du contraire.

Nous risquons alors, d'être emportés par nos désirs, notre joie et notre enthousiasme et de ne pas tenir compte de cette émotion inconfortable sous-jacente, pour plus tard nous rendre compte que cette pensée, et le choix qui a suivi, n'étaient pas bénéfique pour nous et nous avaient conduit à une situation très désagréable ou même périlleuse.

Par conséquent, nous allons être attentifs à nos émotions. Nous nous demanderons si cette pensée éveille une pure émotion de joie et d'enthousiasme. Ou si nous avons eu une émotion subtile et inconfortable sous-jacente à cette pensée ? Nous resterons prudents dans notre analyse, car l'inconfort peut également faire partie de l'interrogation normale de l'esprit qui évalue les risques de notre choix.

Naturellement nous avons un nombre très important de pensées et d'émotions. Afin de pouvoir faire les meilleurs choix dans cette complexité et dans cette subtilité, Il est souhaitable et bénéfique d'augmenter notre capacité de contrôler les flots de pensée et d'émotion, de pouvoir à volonté fermer et ouvrir le robinet. Afin d'augmenter notre capacité nous disposons de diverses pratiques, dont la méditation. Notre conscience acquiert de la force puisée dans notre capacité à faire le vide, dans le silence et dans l'instant présent. Nos pensées et nos émotions deviennent plus sereines et plus justes. Les causes sous-jacentes, fausses ou véritables et subtiles émergent. Nous apprenons à utiliser notre corps émotionnel.

Les applications de la technique de compréhension de nos émotions se trouvent dans la vie courante aux moments où nous avons à prendre une décision (exemples : choix d'une relation amoureuse ou professionnelle, choix professionnel, choix de sujet d'étude, de déménagement, d'achat, de vente, de mode de vie, etc.).

Nous verrons, plus tard dans ce manuel, d'autres avantages de la méditation, dans le Guide de la méditation. Certainement, la possibilité de faire de meilleurs choix dans notre vie, en étant plus confortables et plus stable dans notre corps émotionnel, est un résultat déterminant pour nous convaincre de pratiquer la méditation.

☻☻ Exercice 39 : Mets des mots sur tes émotions

Observe tes émotions et décrit les par un mot, par exemple : Je suis furieux. Je suis triste. Je suis désespéré. J'ai peur. Je suis déçu.

Continue ensuite ton exercice mental, en continuant par : Je suis … parce que. Et détails les raisons de ton émotion.

Ton émotion passe alors de ton corps émotionnel à ton corps mental, elle devient ainsi moins intense et plus facile à gérer.

019 - Guide de la Fusion avec l'animal

Les personnes qui vivent avec un animal de compagnie, connaissent quelques aspects de la nature singulière des animaux et de nos relations avec eux, en particulier leurs constants et généreux élans amoureux lorsqu'ils nous font la fête ou qu'ils réclament des caresses.

Les initiatives d'interactions bénéfiques avec les animaux se multiplient, comme par exemple dans les hôpitaux, les prisons ou encore avec les autistes. De nombreuses études scientifiques mesurent les variations positives des sécrétions d'hormones et de neurotransmetteurs, la pression sanguine, le système immunitaire, la diminution des risques d'allergies, de nombreuses thérapies, de la diminution du stress et de sensation de solitude, et aussi d'une plus grande capacité d'apprendre pour les enfants.

On parle d'un pouvoir guérisseur particulier des chats qui seraient encore plus proches de leurs maîtres pour les soigner quand ceux-ci sont malades. On reconnaît maintenant moralement, et même légalement, la souffrance et le droit à l'existence des animaux.

Adopter un animal développe le sens des responsabilités pour s'en occuper et pour le soigner pendant une période qui peut aller jusqu'à une quinzaine d'années.

Nous savourons encore plus avec un animal de compagnie le plaisir de se promener dans la nature et d'être actif. Goûter la compagnie d'un animal, même un poisson rouge dans un aquarium permet de réduire notre niveau de stress. On trouve aussi de grands avantages à observer les animaux sauvages, de contempler leur beauté, leurs couleurs, leurs formes ou leurs agilités, que ce soient les oiseaux, les insectes ou tout autre animal que l'on peut avoir la chance de rencontrer.

◆

'Certains marchent sous la pluie, d'autres sont juste mouillés'

Roger Miller

◆

'Les orages et la nuit me font peur, mais ils m'encouragent à connaitre la nature et à réaliser que rien n'est obscure, que la nuit est belle aussi'
Bai Ling

◆

'La nature ne fait rien en vain'

Aristote

◆

'Tout, dans la nature qui nous environne nous parle de renaissance.'

Gilbert Sinoué

◆

'Va prendre tes leçons dans la nature.' Léonard de Vinci

☻☻ Exercice 40 : Animal guérisseur

Cet exercice est uniquement pour les personnes qui vivent avec un chat ou un chien. Il consiste à observer quand l'animal est particulièrement câlin, et alors de te laisser complètement aller, sans même imaginer quoi que ce soit d'autre que la valeur du partage, du contact (massage effectué par le chat), du son (ronronnement) et ce don d'amour de l'animal qui pourrait bien avoir pour but le soin d'un trouble physique ou psychique, dont la guérison sera facilitée par ta participation et ta confiance dans le processus.

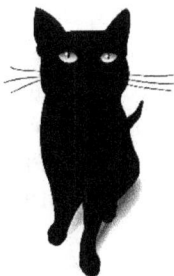

'On n'a pas deux cœurs, l'un pour l'homme, l'autre pour l'animal… On a du cœur ou on n'en a pas'

Lamartine

♦

'Le meilleur remède pour ceux qui ont peur, se sentent seuls ou malheureux, est d'aller dans un endroit calme, seuls dans les paradis, la nature et Dieu. C'est dans ces moments que l'on perçoit que tout est comme il doit être'

Anne Frank

Sauvage avec les yeux

En dehors des programmes de protection animale menés par des connaisseurs, il est nécessaire de s'abstenir d'avoir des interactions avec les animaux sauvages, autres que les observer. La peau, le pelage, le plumage ou la carapace des animaux contiennent des huiles et des bactéries qui protègent l'animal. En touchant l'animal on risque d'endommager cette protection et rendre l'animal vulnérable aux maladies. Ces huiles et bactéries peuvent aussi être des causes de maladies pour l'homme. De même que les huiles et bactéries sur notre peau peuvent causer des maladies à l'animal. Un animal sauvage, aussi beau puisse-t-il être, et aussi doux puisse-t-il paraitre, peut facilement avoir des réactions agressives soudaines, comme expression de son instinct de survie. Nourrir un animal sauvage peut aussi s'avérer désastreux pour sa santé. Et enfin toute interaction engendre une modification du comportement animal qui peut lui être fatale.

Corrige une éventuelle tendance à interférer avec le monde animal. Si tu es un parent, enseigne ce comportement à ton enfant.

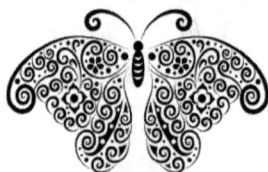

'Il y a toujours des fleurs pour ceux qui veulent les voir'

H. Matisse

◆

'Les fleurs sont les rires de la terre'.   Emerson

◆

'La nature fait les choses sans se presser, et pourtant tout est accompli'

Lao Tseu

◆

'Je n'ai aucune certitude, mais la contemplation des étoiles me fait rêver'

V. Van Gogh

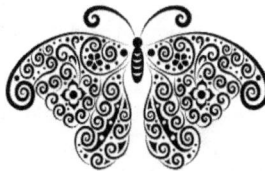

☯☯ Exercice 41 : Les oiseaux et les insectes

Certains d'entre nous, sont des passionnés par l'observation des oiseaux. Par contre, cette activité semble trop passive, sans intérêt et demandant trop de patience, pour de nombreux autres d'entre nous. J'étais de ceux-là et je n'imaginais pas qu'un jour je puisse être intéressé. Pourtant je me suis trouvé, vivant, pendant une année, dans une oasis d'un désert iranien, où il n'y avait aucune opportunité de loisir pendant les temps libres. J'avais alors un collègue et ami qui était un passionné de l'observation des oiseaux. Ainsi je l'ai accompagné. Et nous avions la chance de pouvoir observer de nombreux oiseaux, de gros, de petits, de couleurs flamboyantes ou multicolores. Alors j'ai commencé à apprécier cette activité. Je saisis depuis, avec beaucoup de plaisir, chaque opportunité d'observer les oiseaux. Et c'est une activité que je recommande, au moins lors de promenades.

Fait cette expérience.

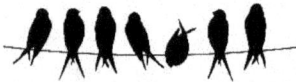

Il est aussi bénéfique de saisir chaque opportunité d'observer, même longuement, la vie des insectes, en exerçant parallèlement ta patience. Ce peut être une mouche, un scarabée, une fourmi, une araignée, un papillon, ou tout autre. Si tu es l'un de ceux qui éprouve une répulsion pour les insectes, ce sera d'autant plus bénéfique, et te permettra de dépasser ta phobie.

Lors de ta prochaine visite dans la nature, porte ton attention sur la découverte des insectes, tu auras certainement une l'agréable surprise de pouvoir en observer un très beau.

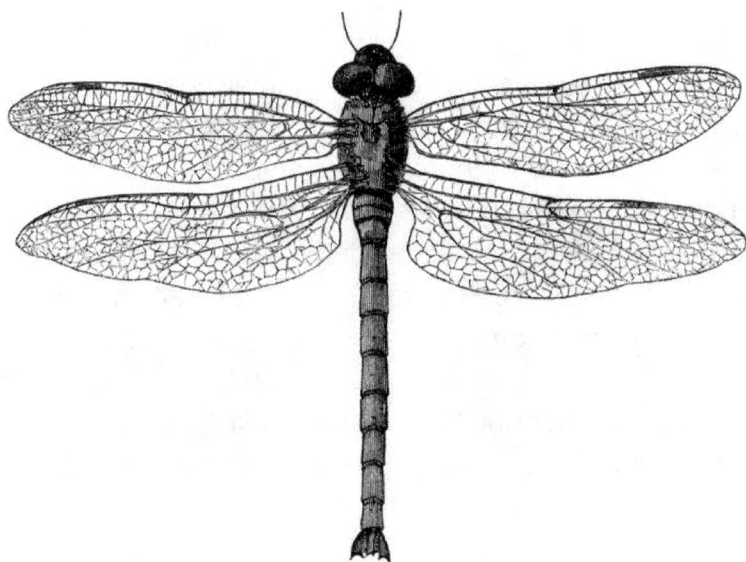

020 - Guide des Chakras

La connaissance, la pratique et les écrits à propos des chakras, des circuits et des courants d'énergie, est riche et ancienne. Cette richesse inclus de simples et tangibles bénéfices de perception du corps dans l'espace, des meilleures circulations d'énergie dans le corps, jusqu'à des concepts cosmologiques.

L'initiation à la connaissance et à la pratique des chakras te permettra de te sentir mieux dans ton corps et d'améliorer ta confiance en toi. Si tu es imperméable à des considérations qui ne sont pas terre à terre, tu pourras t'arrêter après le premier exercice, de perception corporelle, dont la pratique te sera bénéfique. Peut-être à un autre moment de ta vie auras-tu plus envi de te pencher sur la question.

Si ta curiosité te permet d'observer les pratiques de milliards d'êtres humains depuis des millénaires avec des répertoires de points et de circuits très sophistiqués d'énergies du corps humain, la médecine ayurvédique, chinoise, hindoue ou inca, ou encore les applications de la connaissance des chakras dans les arts martiaux, la sophrologie, l'ostéothérapie, la médecine et la kinésithérapie énergétiques, le qi gong, le yoga, la spiritualité, l'ésotérisme et la méditation, tu auras de nombreuses opportunités d'approfondir ta connaissance. Et les exercices qui suivent te procureront beaucoup de sensations.

On retrouve aussi les chakras dans la géométrie sacrée, dans de nombreux symboles (exemple : le caducée d'Hermès) et sur de nombreux vestiges archéologiques retrouvés sur tous les continents.

Les textes de médecine ayurvédique décrivent des dizaines de milliers de chakras repartis dans le corps humain. Plus simplement, tout le monde s'accorde à la description de 7 principaux chakras auxquels sont associés des couleurs, des organes et des fonctions du corps humain, des qualités et des émotions.

La connaissance sur les chakras décrit un fonctionnement optimal du corps et du psychisme lorsque l'énergie circule librement. Et décrit des maladies physiques et des troubles psychiques lorsque l'énergie circule avec difficulté dans l'un ou l'autre des centres énergétiques. Ainsi, quand on désire travailler sur un organe, une fonction, une qualité ou une émotion on travaillera en insistant sur un chakra spécifique.

Le plus important dans ce chapitre est, comme toujours dans ce manuel, la pratique des exercices, qui engendre des perceptions. Mais avant cela, voici quelques informations à propos des chakras. La connaissance des emplacements, des couleurs et des spécificités des chakras sera utilisée et rappelée dans les exercices qui suivent.

Les réseaux de circulations énergétique du corps sont constitués de nombreuses ramifications répertoriées. Il y a deux sens de circulation de l'énergie, l'un de bas en haut pour lequel on visualise une colonne d'énergie qui part du centre de la terre, qui entre dans le corps principalement par le chakra racine qui est situé le plus bas dans le corps, qui remonte ensuite en passant de chakra en chakra, circulant par les méridiens et principalement par le méridien situé dans la colonne vertébrale, et qui ressort par le chakra de la couronne situé au sommet du crâne pour aller joindre le cosmos. Le deuxième sens de circulation de l'énergie est de haut en bas, pour lequel on visualise une colonne d'énergie, entrant par le chakra couronne, circulant en suivant ce réseau arborescent sophistiqué de canaux d'énergie, de méridiens et de chakras répartis dans tout le corps, pour ressortir par le chakra racine et rejoindre le centre de la terre. Il sera intéressant de visualiser simultanément ces deux sens de circulation de l'énergie (bas en haut et haut en bas), cependant cette visualisation double est, d'après mon expérience, un peu délicate, car nous ne sommes pas habitués à la nature de ces énergies insoumises aux directions. Afin de la rendre plus facile, nous pouvons commencer par visualiser individuellement un sens de circulation puis l'autre. Et dans un second temps, nous considèrerons notre corps comme étant une antenne traversée par une colonne d'énergie, avec la confiance que cette énergie circule naturellement de bas en haut et de haut en bas.

Il existe de très nombreuses applications qui utilisent les caractéristiques des chakras. Nous ferons à la fin de ce chapitre, seulement quelques-uns des exercices possibles. Il est à noter dans le cas des chakras que, comme toujours dans ce manuel, on va rechercher en priorité (avant tout autre considération), la stabilité, l'équilibre, l'efficacité, l'acceptation confortable de nos conditions humaines spécifiques et circonstancielles.

Le système énergétique des chakras, doit se concevoir dans son ensemble, avec des liens et des interactions entre les chakras. On commencera par les chakras inférieurs (les trois premiers en commençant par le bas), en remontant par le chakra central du cœur et en finissant par les trois chakras supérieurs. Même dans le cas où l'on désire travailler un chakra spécifique (par exemple un chakra supérieur) il est recommandé de travailler d'abord la circulation d'énergie (même rapide) au travers des 7 chakras. Il ne faut pas te faire de souci, car seulement avec un peu d'habitude, tu peux effectuer un travail sur les 7 chakras en quelques secondes.

Voyons, en pages suivantes, les noms, les emplacements, les correspondances anatomiques, physiologiques, pathologiques et psychiques, et les couleurs associées des 7 chakras, en allant de bas en haut du corps, sur un axe central :

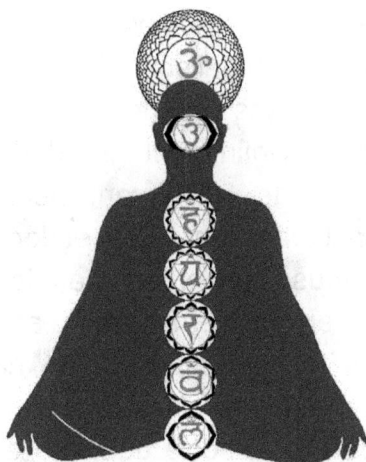

☯ Le chakra racine :

- Emplacement : entre anus et parties génitales.
- Couleur associée : le rouge
- Anatomie : glandes surrénales.
- Physiologie : stimule l'ensemble du corps et agit sur la circulation sanguine.
- Pathologie : sciatique, anémie et problèmes circulatoires.
- Psychique : l'équilibre, le fondamental ancrage terrestre, la stabilité, la confiance en soi et le courage.
- Le chakra racine est celui qui capte le mieux l'énergie de la terre.

A l'époque à laquelle nous vivons ; où, nous avons accès à de nombreuses informations ; où, des trésors spirituels, comme des écrits de Rumi, sont récemment devenus très présents dans les médias sociaux ; où, les questionnements existentialistes sont devenus populaires et brinqueballent les egos ; où, nos horizons se sont élargis aux dimensions de l'infiniment grand du cosmos, ainsi qu'aux dimensions de l'infiniment petit des particules élémentaires constituant la matière, et donc nos corps ; où, nous sommes tous concernés par les changements économiques et environnementaux ; et où, nous nous engageons dans la construction d'un nouveau monde, notre ancrage terrestre est très important. Il constitut la fondation de notre être, notre équilibre et notre stabilité. Ceci ne peut etre négligé.

Aussi, le travail de ce premier chakra est de la plus haute importance. (Note que si tu n'es pas actuellement intéressé par l'exploration des chakras, il reste très important que tu entretiennes ton ancrage terrestre, et tu peux alors le faire avec des visites régulières dans la nature. Car, notre relation avec la terre est notre seule vraie vérité.)

Les vérités de notre foi, de nos convictions et de nos idées, sont bonnes, et c'est un bonheur de les explorer. Mais, il est notre devoir de toujours les questionner. D'admettre que nous puissions nous tromper, et de réaliser qu'il nous arrive souvent de nous tromper. Ces vérités sont respectables. Elles sont nécessaires à notre vie, car sans elles nous mourions, de n'avoir aucune raison d'exister. Ces vérités, quelles qu'elles soient, sont aussi respectables, car nous les respectons, avec beaucoup d'enthousiasmes, d'efforts et de dévotions. Ces vérités contiennent aussi toujours leurs contre-vérités. Somme toute, ces vérités sont très compliquées, cela fait partie de leurs séductions. A ces complexités de tant de vérités, s'ajoute celle de l'inconnu (avec laquelle nous pouvons cependant être confortable, en admettant notre ignorance).

Afin de jouir au mieux de ces complexités, il est nécessaire que nous cultivions une grande stabilité. Et cette stabilité n'est possible, que si nous entretenons une relation très étroite avec notre seule vraie vérité, la terre. Celle, qui est simple, qui n'est pas possible de questionner et qui n'a pas de contre-vérité. Celle que l'on peut toucher. Celle pour qui nous ne pouvons manquer de respect, avec enthousiasmes, efforts et dévotions, car sans elle nous n'existerions pas et nous mourrions.

☻ **Le chakra sacré :**

- Emplacement : point situé trois doigts (index, majeur et annulaire) en dessous du nombril.
- Couleur associée : l'orange
- Anatomie : avec glandes sexuelles
- Physiologie : sexualité, reproduction.
- Pathologie : les affections génitales, rénales et urinaires.
- Psychique : sexualité, émotions, joie, vitalité, créativité, enthousiasme et compassion.
- Point le plus important pour la force physique, sur lequel il est bon de porter son attention lors d'un travail précis ou difficile (comme porter quelque chose de lourd), ainsi qu'au cours d'une action physique simple, comme la marche. Il correspond au centre de gravité du corps. On le travaillera pour améliorer la qualité de sa sexualité (une plus grande communion avec le partenaire) et pour une meilleure gestion de nos émotions et de nos peurs.
  Ce chakra porte le nom de sacré, car c'est en ce point que l'on localise l'âme, quand on y croit.

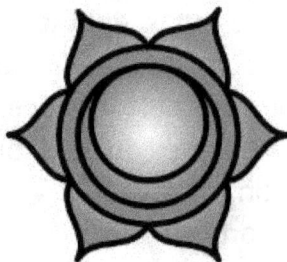

☯ **Le chakra du plexus solaire :**

- Emplacement : à la base du sternum.
- Couleur associée : le jaune
- Anatomie : avec le pancréas.
- Physiologie : digestion.
- Pathologie : troubles de la digestion, diabète, obésité (en relation avec satiété).
- Psychique : volonté, pouvoir, équilibre, spontanéité, confiance en soi (on ressent ce point chakra lorsqu'après un moment de stupéfaction, on semble avoir le cœur serré).
- Comme tous les chakras, le plexus solaire est un point dit 'vital', important dans nos vies, et sur lequel un choc violent entraine la mort.

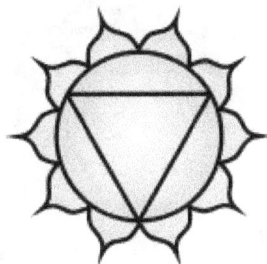

❧ **Le chakra du cœur** :

- Emplacement : point situé trois doigts (index, majeur et annulaire) en dessus du plexus solaire.
- Couleur associée : le Vert
- Anatomie : cœur et thymus
- Physiologie : fonctions cardiaques et système immunitaire.
- Pathologie : les troubles cardiaques, les tensions et douleurs dorsales, les infections.
- Psychique : amour, amitié, sociabilité ou au contraire froideur, difficultés à établir des contacts professionnels, amicaux ou amoureux.
- On peut ressentir fortement ce chakra dans les moments où l'on se sent léger et transporté par une sensation de joie ou d'amour.
- Il y a de nombreuses pratiques, de respiration, de méditation, énergétiques et psychiques (pensée, émotions, conscience, …) et qui se concentrent exclusivement sur ce chakra.

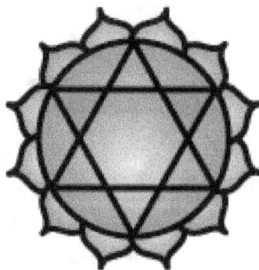

❧ Le chakra de la gorge :

- Emplacement : point situé dans le creux de la gorge.
- Couleur associée : le bleu-ciel
- Anatomie : la bouche, la langue, les dents, les cordes vocales, les bronches, les poumons, le système lymphatique et la thyroïde.
- Physiologie : la parole ainsi que les fonctions associées aux correspondances anatomiques.
- Pathologie : les maux de gorge et de dents ainsi que les problèmes d'audition.
- Psychique : la communication (même écrite) et l'expression, et la confiance en soi.
- Il est bon de travailler ce chakra avant de faire un discours, une déclaration ou avant de chanter, ou encore quand on désire corriger un trouble de la parole ou sa timidité. Et aussi avant d'effectuer un travail d'expression écrite.

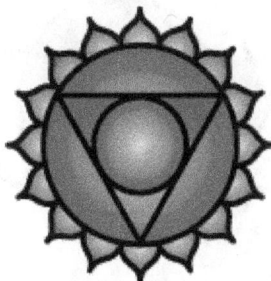

☙ Le chakra du troisième œil :

- Emplacement : au sommet du nez.
- Couleur associée : le bleu-Violet.
- Anatomie : glande pinéale.
- Physiologie : la vision et le système nerveux.
- Pathologie : les maux de tête, les affections oculaires et les maladies nerveuses.
- Psychique : clarté des idées, sagesse, intuition, imagination, créativité, connaissance de soi et prémonition.
- On retrouve le troisième œil et sa relation avec la glande pinéale sur tous les continents et dès l'époque de l'Egypte ancienne. On retrouve cette relation au cours des siècles et dans de multiples pratiques dont les arts martiaux, la méditation et le yoga.

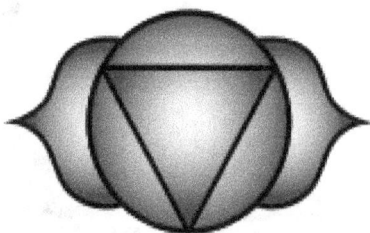

☯ Le chakra de la couronne :

- Emplacement : au sommet du crâne.
- Couleurs associées : le violet et aussi le blanc
- Anatomie : avec l'hypophyse
- Physiologie : système immunitaire et croissance.
- Pathologie : les maux de tête et les déficiences immunitaires.
- Psychique : prise de décision, équilibre psychique, acceptation de la réalité, siège des valeurs et des croyances.
- C'est le point principal d'entrée de la colonne d'énergie allant de haut en bas.

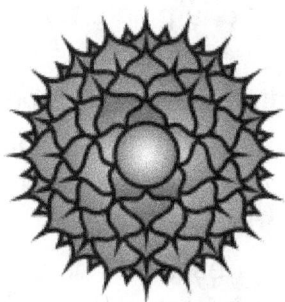

👁👁 Exercice 42 : Initiation (1ère partie)

Ce premier exercice, pourra donc être fait même par les plus sceptiques et les plus terre à terre d'entre nous, avec l'avantage d'une amélioration du ressenti du corps qui est toujours bénéfique pour améliorer la connaissance de la localisation du corps dans l'espace (Permet de se mouvoir avec une plus grande confiance, une plus grande précision et un meilleur équilibre. Ces améliorations physiques ayant leurs équivalences psychiques. Le tout équivalent à une augmentation de la sensation de bien-être et de joie de vivre).

Pour les moins sceptiques et les plus curieux d'entre nous, cet exercice sera un premier contact avec les chakras, qui sera utile pour tous les autres exercices sur les chakras (qui sont très nombreux et dont seulement quelques exemples sont cités ici).

Les positions des chakras sont rappelées ci-dessous afin de faciliter la pratique de l'exercice :

- Racine : entre l'anus et les parties génitales pour la partie dermique et à la pointe du sacrum pour le point interne précis.
- Sacré : trois doigts au-dessous du nombril
- Plexus solaire : à la base du sternum
- Cœur : trois doigts au-dessus du sternum
- Gorge : dans le creux de la gorge
- Troisième œil : au-dessus du nez
- Couronne : au sommet du crâne

L'exercice consiste à ressentir et à visualiser les sept chakras. Il se fait en 2 étapes :

o Lors d'une première étape, tu vas toucher, avec ton index, la zone où se trouve chaque chakra. Fait alors voyager ton index dans cette zone, en t'assurant de localiser précisément la ligne médiane de ton corps, sur laquelle se trouve le point chakra. Fait ensuite, toujours avec ton index, un massage de ce point. Ce massage va te permettre un meilleur ressenti et une mémorisation de chaque point chakra qui t'aidera, par la suite à les visualiser.

o Une deuxième étape, consiste à visualiser les 7 points chakra, successivement, en t'attardant au moins 30 secondes sur chaque chakra

Si, au cours de la deuxième étape de visualisation, tu ressens le désir de toucher, de nouveau, l'un ou l'autre des chakras fait le sans hésitation.

Maintenant que tu es initié à la localisation des chakras, il t'arrivera parfois de ressentir le désir de toucher et de masser l'un ou l'autre des chakras, laisse-toi alors aller, à effectuer un cours massage (2 à 3 secondes).

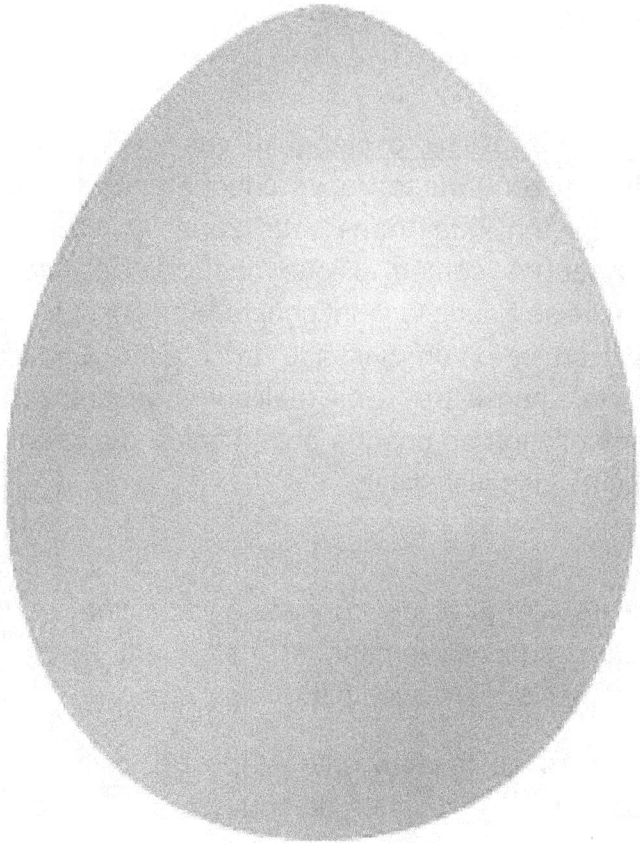

☯☯ Exercice 43 : Initiation (2ᵉᵐᵉ partie)

Cet exercice consiste à rajouter à l'exercice précédent la visualisation des couleurs associées à chaque chakra (rappelées ici afin de faciliter la pratique de l'exercice). En passant d'un point au suivant, imagine la couleur du point se mélangeant à la suivante.

- Chakra racine : le rouge
- Chakra sacré : l'orange
- Chakra du plexus solaire : le jaune
- Chakra du cœur : le vert
- Chakra de la gorge : le bleu-ciel
- Chakra du 3ᵉᵐᵉ œil : le bleu-violet
- Chakra couronne : le violet ou le blanc

Après t'être habitué à cette visualisation localisée des sept couleurs, tu peux rajouter, avant de passer d'une couleur à la suivante, une visualisation de chacune des couleurs remplissant en entier ton halo énergétique (de forme ovoïde autour de ton corps), ainsi que la totalité de ton corps jusqu'au cœur de chaque cellule. Et tu peux alors, rester quelque temps, dans le confort de cet œuf coloré. Et pour finir, tu peux demeurer plus longuement, baigné dans le halo blanc d'énergie qui constitue ton enveloppe énergétique.

☯☯ Exercice 44 : Nettoyage (1ᵉʳᵉ partie)

Les différents évènements difficiles, les accidents et les agressions de la vie, laissent des traces aux niveau des chakras, qui perturbent la circulation optimale d'énergie dans notre corps. Traces qu'il est bon d'éliminer, en pratiquant le nettoyage des chakras.

L'énergie ambiante, entre dans chaque chakra, en un point très précis situé au sommet d'un cône d'énergie. Autour de ce point précis, l'énergie au niveau des chakras, tournoie dans le sens des aiguilles d'une montre (imagine une horloge posée sur ton corps).

Dans cette première partie de l'exercice de nettoyage des chakras, ainsi que dans la deuxième partie, qui suit, trois étapes sont décrites (soit un total de six étapes).

Il se peut que ces étapes te paraissent compliquées. Ne t'en fais pas, prends le temps nécessaire, pour être à l'aise avec chaque étape avant de passer à la suivante. Tu as tout ton temps, ne sois pas pressé, prends plaisir avec chaque étape. Chaque étape apportant ses propres bénéfices et satisfactions. Rapidement tu trouveras très simple de pratiquer ces techniques.

Au cours des trois étapes, tu vas visualiser chaque chakra pendant au moins 30 secondes. Ce temps minimum de 30 secondes, est nécessaire pour ta première pratique du nettoyage des chakras, car tes chakras ont maintenant besoin d'un bon nettoyage. Plus tard, tu pourras raccourcir, si tu le désire, ce temps à 10 secondes.

La première étape

Elle consiste à visualiser, successivement pour chaque chakra, ce sens de rotation (sens des aiguilles d'une montre posée sur le point chakra).

La deuxième étape,

Est l'étape de nettoyage, proprement dite. Elle consiste, à de nouveau visualiser chaque chakra, mais cette fois ci en visualisant, un mouvement de rotation dans le sens inverse des aiguilles d'une montre.

La troisième étape

Elle consiste à visualiser pour chaque chakra la rotation rétablie dans le sens naturel des aiguilles d'une montre et une vitesse de rotation de plus en plus rapide, pour même devenir très rapide.

Une fois que les trois étapes de cet exercice sont terminées les sept chakras sont nettoyés. Avec un peu d'habitude, tu peux même profiter d'un court moment libre au cours de la journée pour faire rapidement (en deux minutes) ces trois étapes. Et tu peux faire cet exercice autant de fois que tu le désires. C'est très agréable et très bénéfique.

●● Exercice 45 : Nettoyage (2ème partie)

Mise à part les chakras racine et couronne (qui ont des circulations d'énergie dans la direction verticale), les cinq autres chakras possèdent leurs équivalences symétriques, à l'arrière du corps.

Les points symétriques, ont eux aussi un mouvement de rotation dans le sens des aiguilles d'une montre (tu peux visualiser une pendule posée sur la face postérieure de ton corps).

Les cônes d'énergies antérieurs et postérieurs tournent donc en sens inverse.

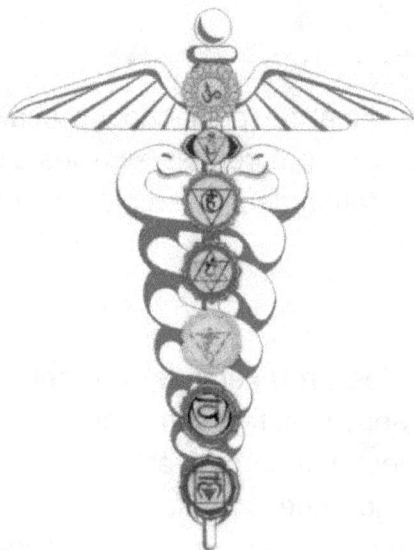

Première étape :

- Visualise le cône d'énergie au sommet d'une colonne qui pénètre ton chakra racine, et qui tourne dans le sens des aiguilles d'une montre.

- Visualise un cône d'énergie pénétrant ton chakra sacré, sur la face antérieure de ton corps, tournant dans le sens des aiguilles d'une montre.

- Visualise un cône d'énergie pénétrant ton chakra sacré, sur la face postérieure de ton corps, tournant dans le sens des aiguilles d'une montre. Les sommets de deux cônes se rejoignent au centre de ton corps.

- Passe maintenant au plexus solaire, et effectue pareillement, une visualisation des deux cônes d'énergie qui tournoient sur la face antérieure de ton corps, puis sur la face postérieure.

- Fait de même pour le chakra du cœur.

- Fait de même pour le chakra de la gorge.

- Fait de même pour le troisième œil.

- Termine cette première étape, en visualisant un cône d'énergie à la base d'une colonne d'énergie descendante qui pénètre au niveau de ton chakra couronne, avec un sens de rotation des aiguilles d'une montre.

Deuxième étape (nettoyage proprement dit) :

Reproduit la première étape, avec un sens de rotation inverse de celui des aiguilles d'une montre.

Troisième étape :

Reproduit la première étape en visualisant la rotation dans le sens des aiguilles d'une montre allant de plus en plus rapidement, jusqu'à aller très rapidement, car les chakras sont maintenant bien nettoyés et fonctionnent de manière optimale.

Une fois que tu es à l'aise avec cette pratique, tu peux rajouter une quatrième étape :

Elle consiste à visualiser ton corps dans son entier, avec les flux d'énergie qui pénètrent dans les sept chakras ; le flux vertical ascendante qui pénètre par le premier chakra (racine), nourrie d'énergie les sept chakras et ressort par le chakra couronne ; les deux flux (antérieur et postérieur) horizontaux des cinq chakras suivants ; et le flux vertical descendant, qui pénètre par le chakra couronne, nourrie d'énergie les sept chakras et ressort par le chakra racine.

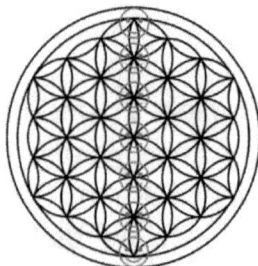

Il est bien de commencer chaque session de travail sur les chakras, en faisant un nettoyage des sept chakras.

Ensuite, il existe de nombreuses techniques qui consistent, suivant l'effet recherché, à se concentrer particulièrement sur l'un ou l'autre des chakras.

Il existe aussi de nombreuses techniques, avec des objectifs spécifiques, pendant lesquelles on travaille les chakras, par différentes paires ou par différents groupes.

Ces techniques peuvent optionnellement inclure les visualisations des rotations, des couleurs et des deux en même temps. Et comme les rotations deviennent de plus en plus rapides, les couleurs deviennent de plus en plus vives.

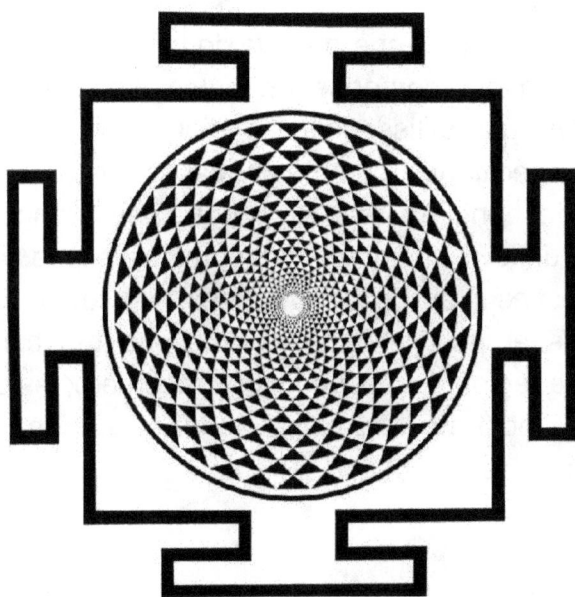

☯☯ Exercice 46 : Tourner autour du corps

Maintenant que tu as pratiqué, les emplacements des sept chakras principaux, et les symétries postérieures de cinq d'entre eux, voici un exercice, que personnellement j'aime pratiquer plusieurs fois par jour (l'exercice est rapide et il peut se pratiquer, discrètement, partout).

Il s'agit simplement, de visionner et de te concentrer sur ces 12 points (sans couleurs, ni rotations), l'un après l'autre.

Tu peux commencer par le chakra couronne, poursuivre par le chakra du troisième œil sur la face antérieure de ton visage et continuer ainsi de suite. Tu peux ensuite enchainer plusieurs cycles de ces 12 points.

Cette harmonisation énergétique de ton corps, te sera très bénéfique, à tout moment et en toutes circonstances.
Tu pourras aussi utiliser cette technique, pour soulager des douleurs spécifiques, comme un mal de tête, une sinusite, un mal de dent, un mal de gorge, une bronchite, une digestion difficile, une douleur abdominale située au niveau des intestins (en particulier les douleurs d'origine nerveuses et psychologiques, qui sont très communes dans cette région qui est beaucoup innervée), les douleurs pré- et post-menstruations chez la femme, les hémorroïdes, etc.

Pour ces douleurs, effectue tout d'abord plusieurs rotations autour de ton corps, suit ton instinct de t'attarder plus longuement sur l'un ou l'autre des points chakra, tout en maintenant la rotation autour de ton corps qui te fera revenir sur ce point, perçoit tes sensations ainsi que leurs évolutions (en particulier celles autour du point chakra proche de ta douleur).

Tu pourras aussi utiliser cette technique pour soulager ton mental et ton corps déséquilibré par un choc émotionnel qui te met en colère ou qui te rend triste ou bien nerveux.

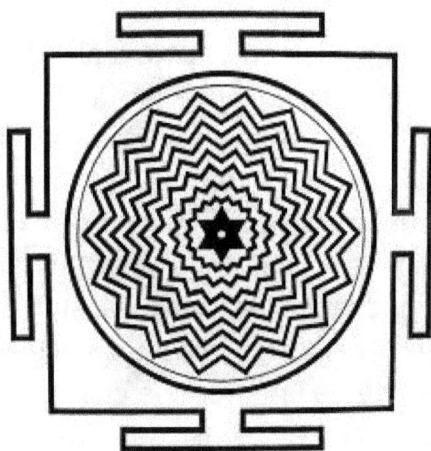

021 - Guide du Magnétisme de ton corps

Le cerveau a été longtemps considéré comme omnipotent, l'unique centre de nos pensées, de notre mémoire, de nos sensations et de nos émotions. On donnait au cœur un seul rôle de pompe à sang, et au intestins un seul rôle de digestion. Récemment nos certitudes ont changé. On donne, par exemple, maintenant un rôle de mémoire à chaque cellule du corps ; on a découvert, la fonction de mémoire et le magnétisme du cœur ; ainsi que ses interactions sophistiquées avec le cerveau ; et l'importance du système entérique surnommé le deuxième cerveau.

L'existence des champs magnétiques a été découverte au XIII siècle. Mais, ce n'est que dans les années soixante-dix que l'on a commencé à définir scientifiquement la fonction biomagnétique (champs magnétiques produits par l'activité électrique des organismes vivants). On sait déjà que le cœur à un biomagnétisme beaucoup plus puissant et plus ample que le cerveau. Et c'est un domaine dans lequel nous allons faire de nombreuses découvertes. Alors que nous avons découvert l'émission d'ondes électromagnétiques du cœur, il est intéressant de noter, que la lumière est l'ensemble des ondes électromagnétiques visibles par l'œil humain. Le champ magnétique de notre corps a la même structure que le champ magnétique de la terre et le champ magnétique de l'univers (inclus mêmes sens de direction des lignes magnétiques. Cette forme est appelée 'tore'. Ci-contre, sont montrées ces champs magnétiques.

Champ magnétique du corps humain[19] :

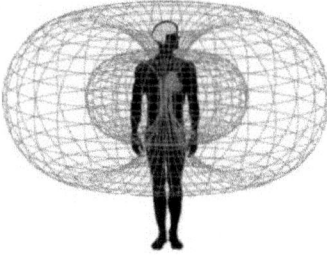

Champ magnétique de la terre :

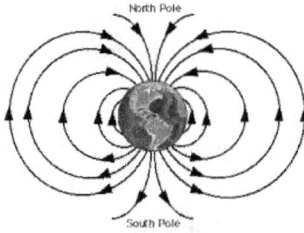

Champ magnétique de l'univers :

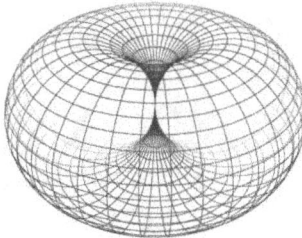

---

[19] Illustration de Institute of Heartmath Research center

☺☺ Exercice 47 : La Marche magnétique

Dans les prochaines années, nous apprendrons plus sur les variations du champ magnétique de notre corps. Pour l'instant, afin de bénéficier d'une meilleure connaissance de soi, il est bénéfique de seulement visualiser l'existence de notre champ magnétique.

o Commence par visualiser la forme de ton champ magnétique sur les graphiques de la page précédente, aussi son ampleur et les directions et sens des lignes magnétiques.

o Au cours d'une marche, préférablement dans la nature, respire consciemment et visionne tous ces paramètres de ton champ magnétique.

o En particulier visionne la fluidité des courants électromagnétiques dans la région de ton cœur, qui est au centre de ton torus.

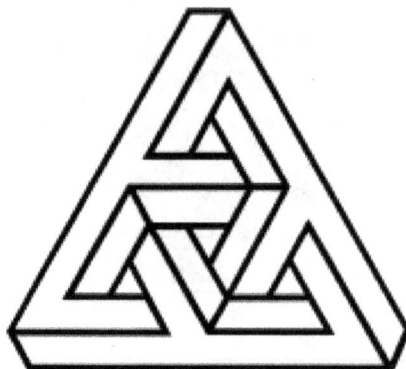

◉◉ Exercice 48 : Le cœur récompensé

Ton cœur, avec son rôle électromagnétique est la vedette de ce chapitre.
Cet exercice est là pour le récompenser.

D'autant plus que ton cœur t'accompagne continuellement, quand tu fais du sport, dans tes amours, dans tes peurs, dans tes joies, dans tes peines, dans tes euphories et dans tes angoisses. Ton cœur est ainsi tantôt oppressé, tantôt en expansion. Tu as tantôt le 'cœur gros', tantôt le 'cœur léger'.

Cet exercice va permettre à ton cœur d'être, instantanément, confortable, léger et heureux.

o La technique est simple. Elle consiste à visualiser pendant quelques minutes que tu respires avec le cœur, et que l'inspiration remplie ton corps tout entier.

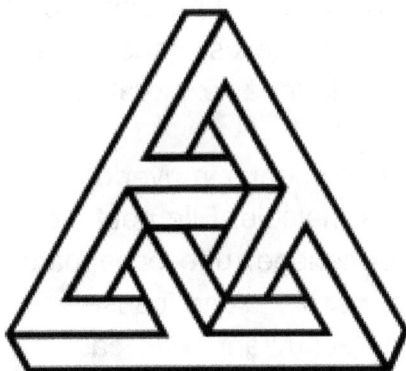

022 - Guide d'Appréciation de la maladie

Devenir heureux, dans notre corps, notre tête et nos actions, très clairement diminue nos risques de tomber malades. S'il t'arrive de tomber malade, alors il te sera bénéfique d'apprécier les avantages d'être malades. Cette appréciation te permettra de guérir plus vite, de mieux vivre le temps de la maladie et le temps qui suit.

Si, au contraire, tu cultives la tristesse ou la frustration d'être malade, ces bénéfices t'échapperont.

o La maladie permet de renforcer l'organisme.
   Nous pouvons en profiter pour travailler le ressenti de notre énergie et à l'amélioration de sa circulation.

o Lorsque l'on se focalise, sur notre frustration de ressentir de la douleur, de la fièvre ou de la faiblesse, ou sur, ce que la maladie nous empêche de faire, cela crée en nous du stress.
   Alors que nous pouvons, au contraire, accepter la maladie, et en profiter pour explorer, en profondeur, ces sensations inhabituelles (encore une fois, saisir l'opportunité de jouer à l'explorateur).

o Il y a un enseignement à trouver dans l'introspection de la cause de la maladie. Elle peut indiquer une fatigue due à un surmenage, une échappatoire, un appel à l'aide, ou le besoin d'une pause afin d'évaluer une situation. En découvrant cette cause, tu auras trouvé 50% de sa solution.

- La maladie permet de cultiver la patience et de rétablir l'humilité.

- C'est une opportunité de prendre soin de soi et de s'aimer.

- Il est bon d'utiliser, la période de maladie, pour réévaluer nos priorités, pour trouver des solutions aux problèmes qui nous tiennent à cœur.

- Cette nouvelle appréciation des avantages et des opportunités de la maladie contribue à élargir tes horizons et en particulier contribue à l'appréciation des avantages des difficultés rencontrées dans ta vie et pareillement de les résoudre plus vite et de mieux les vivre plutôt que de les aggraver.

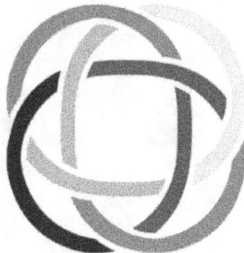

☻☻ Exercice 49 : Prendre soin de tes dents

Dans de nombreux pays, le soin des dents est traditionnellement très important. Ainsi, les individus passent plusieurs heures chaque jour, tout en faisant d'autres activités, à nettoyer leurs dents avec des bâtonnets en guise de cure-dent (les premiers cure-dents sont apparus à l'âge de bronze).

Un mal de dent peut être très douloureux. Une dent abimée génère une grande production de bactéries qui affaiblie le corps et peux être à l'origine de maladies (dont des maladies cardiaques).

Une mauvaise hygiène dentaire donne une mauvaise haleine, néfaste pour une bonne vie sociale.

De mauvaises dents ou un manque de dents, empêchent une bonne alimentation et une bonne digestion, et sont ainsi néfastes à une bonne santé.

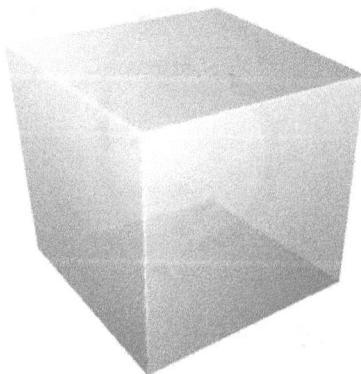

Puisons dans l'énergie positive de cette longue liste d'avantages pour générer le désir et le plaisir de prendre bien soin de nos dents :

o   Des brossages réguliers après les trois repas ;
o   Rinçage de bouche après une collation et aussi <u>avant</u> chaque brossage ;
o   Des durées de brossage suffisantes (au moins 2 minutes) ;
o   Affinage de la technique de brossage pour augmenter son efficacité ;
o   Utilisation d'un fil dentaire quotidiennement ;
o   Bannissement des sucreries et des boissons sucrées ;
o   Et, soin d'une dent abimée sans tarder.

Commence, maintenant, suivant tes besoins, à apporter des améliorations aux soins de tes dents.

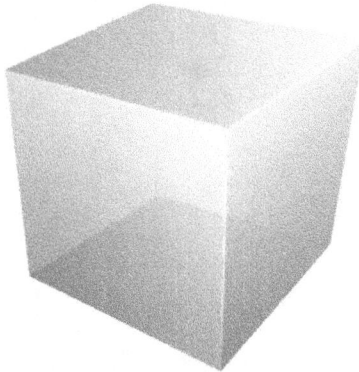

Pensée

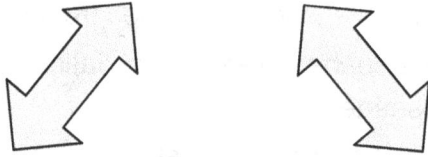

Action 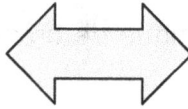 Corps

3.2. HEUREUX DANS TA TËTE

Comme le bonheur de se sentir bien dans le corps est puissant ; puisque le bonheur est avant tout un état d'esprit; et comment nos bonnes actions nous remplissent de bonheur; nous pouvons être tentés de faire l'erreur de croire que, séparément, ces joies sont stables et suffisantes.

Nous découvrons dans ce manuel, que ces trois bonheurs sont optimisés et deviennent stables et intenses, lorsqu'ils sont cultivés simultanément.

Nous découvrons aussi, combien les expériences et la pratique de sensations heureuses, dans l'un de ces trois domaines, génère des sensations heureuses dans les deux autres. Et nous découvrons la surprenante inertie de ces dynamiques triangulaires, qui facilite et multiplie nos découvertes.

Dans ce chapitre du bonheur dans sa tête, nous allons explorer notre pensée, nos comportements, des stimuli qui sont à l'origine de cascades d'effets concomitants, et nous allons découvrir de nouveaux trésors.

Nous apprendrons aussi à percevoir, qu'au contraire, des stimuli négatifs dans l'un ou l'autre des trois domaines engendrent des effets négatifs dans les deux autres domaines. Cette connaissance nous permettra d'éviter ces stimuli négatifs, de privilégier des stimuli positifs et d'ainsi bénéficier de dynamiques positives.

Alors là bien sûr,

Aimer avec un grand A !

Vivre tout avec amour.

L'amour est tout et ne peut pas se définir.

L'amour se ressent. L'amour est aussi plus qu'un sentiment. L'amour est une essence.

Toute tentative de description imposerait des limites.

L'amour est dans la haine. La haine est dans la peur. Le grand amour est au point d'équilibre entre l'amour et la peur.

Aucune tentative de description ne saurait imaginer, dans ce point, l'inexistence de limites. Pourtant c'est en ce point qu'il est bon de bâtir notre stabilité.

024 - Guide de la Mesure de l'appartenance

Le sentiment que l'autre nous appartient, est une tendance que l'on rencontre souvent.

Dans une famille, les parents confondent facilement leurs responsabilités d'éducation, avec un sentiment d'appartenance, au détriment de l'intégrité de la personnalité de leurs enfants. Une pareille confusion s'observe dans d'autres relations familiales (frères-sœurs, grand parents-petit enfants, et autres). Dans un couple, ce sentiment de propriété est aussi souvent très fort et très dévastateur. De même, on ne peut accepter qu'un ami puisse être différent de ce que l'on avait imaginé, ou bien qu'il puisse avoir des idées, des goûts et des envies différents des nôtres. Au travail, l'exigence de productivité, avec le sentiment que les employés appartiennent à l'entreprise, se trompe, en oubliant, la concrète et fondamentale réalité humaine, et que l'expérience montre qu'une meilleure productivité est obtenue, quand cette réalité est respectée.

La correction de cette confusion (intégrité-appartenance), et la correction de la dépendance envers autrui, nous permettent de meilleures relations, de meilleures coopérations, plus d'efficacité, plus d'enthousiasme, plus de liberté et plus de bonheur.

Les relations entre les personnes de sexes opposés sont compliquées. Parce qu'elles ont une histoire lourde, et qu'elles évoluent vite et beaucoup, en particulier depuis la fin du siècle dernier, et, plus encore, en occident, avec le mouvement de libération de la femme dans les années 70. Nous passons, d'une société où les femmes sont inférieures, sans âme, parfois avec un moindre droit à la vie, sans le droit de s'exprimer et sans le droit de travailler, à une société où, idéalement et légalement, il n'y a pas ces discriminations sexistes. Nos capacités sont ainsi en train de doubler. Même en fait, plus que doubler, grâce à la synergie des capacités spécifiques plus grandes, et grâce à la fameuse formule de coopération 1+1=3.

Nous devons travailler à la réalisation de deux objectifs :

o Le premier, est de continuer les efforts d'équité des sexes, en comblant les nombreux écarts culturels restants, jusqu'au moment, où l'iniquité sera pour nous une autres de ces curiosités de notre histoire,

o Le deuxième, est pour les hommes et pour les femmes de s'adapter à leurs nouvelles identités équitables respectives (bien différente de celles qu'on leur a enseignée), à leurs nouvelles interactions, coopérations, entente, réalisations et indépendances.

La réalisation de ces deux objectifs, pour laquelle nous faisons actuellement de gros progrès, est un phénomène très dynamique, qui est très prometteur pour soutenir la construction du nouveau monde. La situation étant nouvelle, nos réactions improvisées, peuvent être audacieuses et visionnaires.

Ici, est déjà un bon moment pour toi, d'observer le Sri Yantra, ci-dessous. Le Sri Yantra sera expliqué plus en détails, plus loin dans le manuel. C'est un diagramme de méditation tantrique constitué de neuf triangles disposés en dualité ; une des significations des 4 triangles (sur l'axe central) qui pointent vers le haut est le côté masculin, et une des significations des 5 triangles (aussi sur l'axe central) qui pointent vers le bas est le côté féminin. On attribue à l'observation du Sri Yantra, la propriété d'équilibrer les côtés masculin et féminin, l'hémisphère droit et l'hémisphère gauche du cerveau (je pense que c'est l'art cinétique du graphisme qui permet cette propriété, tu verras, c'est amusant, grâce à la concentration sur l'image (en fixant le point central), on voit les triangles se déplacer).

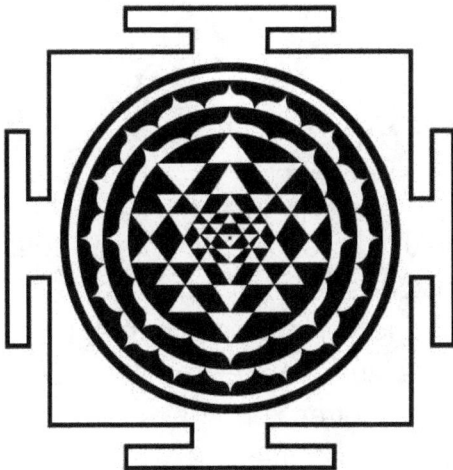

La découverte du concept ' S'aimer soi-même ', a été pour moi une 'clef'. Ce qui est très amusant avec une clef est que, tout d'abord, et de nombreuses fois, on passe à côté sans la voir. Puis une fois que le concept a fait tilt, on voit cette clef partout. Le principe d'une clef est aussi qu'elle ouvre des portes, nous fait progresser, et en l'occurrence nous rend plus heureux. Alors que la clef nous a ouvert de nouveaux horizons, cette vision reste éphémère, elle se renforce quand nous l'utilisons de nouveau, mais elle s'estompe si nous cessons de regarder.

Entre parenthèses, ce mécanisme s'applique en fait à toutes nos pensées. Il s'explique très bien et très facilement, avec la description de notre système nerveux et de son mécanisme de mémoire.
Voici le schéma d'un neurone :

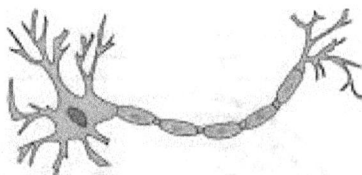

Les neurones sont les cellules qui constituent notre système nerveux. Ils se trouvent dans tout le corps, et principalement dans le cerveau, le cœur et les intestins. Comme on peut le voir sur ce schéma, un neurone a des arborescences à ses deux extrémités. Les neurones se lient les uns aux autres, en chaine, aux niveaux de ces arborescences, suivant des mécanismes mécaniques et chimiques.

Lorsque nous avons une pensée, elle s'imprime au niveau des neurones en créant un lien spécifique dans ces arborescences qui constitue notre mémoire. Lorsque nous renouvelons cette pensée, d'autres liens se créent entre nos neurones, l'arborescence correspondant à cette pensée devient plus foisonnante et plus forte. Lorsqu'au contraire nous cessons d'avoir cette pensée spécifique, les liaisons et les arborescences qui y correspondent s'atrophient, et l'influence de cette pensée diminue, jusqu'à disparaitre.

On comprend ainsi le mécanisme physiologique de la pensée, et l'intérêt de faire des choix addictifs au profit des pensées positive tout en sevrant les pensées négatives. Notons que, une fois les arborescences atrophiées, subsistent des filaments liants des neurones pour maintenir la connaissance de la totalité des expériences vécues. Une masse de connaissance énorme qui alimente notre subconscient.

Revenons au concept de 'S'aimer soi-même'.

Il peut tout d'abord nous surprendre, car on n'est pas habitué à parler de 'S'aimer soi-même', comme d'une chose positive, voire peut-être de lui attribuer une connotation négative, identifiée par erreur à de l'égoïsme. Alors que, c'est au contraire le manquement à savoir s'aimer soi-même, qui cultive l'égoïsme, et qui est à l'origine de tous les abus. Car il est plus facile, plus direct et plus rapide, de se définir, de définir notre ego, avec la souffrance plutôt qu'avec l'amour. Et parce que l'impulsion de la souffrance, si elle n'est pas enrayée, engendre une cascade de souffrance additionnelles.

Serait-ce par pudeur, ou par humilité, ou par impatience, ou plus modestement par habitude facile et confortable de nous sous-estimer, nous n'avons pas l'habitude de nous délecter du plaisir des bons résultats de nos capacités. Cependant il est doux, bénéfique et réaliste de se sentir amoureux, beau et ayant de grandes qualités. Et, lorsque nous pratiquons la dégustation du respect et de l'amour que l'on a pour soi, les raisons pour lesquelles on a légitimement raison de le faire continuent de se bonifier. Nous nous habituons alors, à ces changements de notre personnalité, ainsi qu'aux changements de nos relations avec les autres.

Cette métamorphose est progressive. Elle peut passer par des difficultés à nous resituer, et à resituer nos relations avec les autres. De même, les autres doivent resituer leurs relations avec nous. Toutefois, on se rend compte que les autres sont séduits, en partageant les dimensions réelles, superficielles et profondes, de nos nouvelles personnalités. L'intégration stable de l'amour de soi, engendre des changements positifs de toutes nos relations, listées ici pour en souligner l'importance : familiales, amoureuses, amicales, sociales et professionnelles.

Enfin, s'aimer soi-même, est aussi nécessaire à notre survie.

Alors si tu as un manque dans ta capacité à t'aimer toi-même, et que tu arrives à le combler, tu verras ta vie transformée. Et il est fort probable que cette capacité te fasse défaut, car c'est une faiblesse que nous avons tous, et que nous que nous sommes tous en train d'améliorer, en accédant à la connaissance. Il est bien naturel qu'aux temps où les uns n'avaient aucune considération, et même éprouvaient du dégout par rapport aux autres, à cause de leurs castes, leurs sexes, ou leurs couleurs de peaux, il était difficile à ces autres de s'aimer eux-mêmes. Ces dénigrements étant, de nos jours, grandement nivelés, ils permettent à un grand nombre de personnes de cultiver l'amour d'eux-mêmes, et par conséquent de, maintenant, devenir entreprenants. C'est, encore ici, la gigantesque somme des capacités, réalisations et appréciations individuelles, nouvellement rendue possible, qui permet d'entrevoir l'ampleur des changements à venir.

Plus s'aimer est possible à tout un chacun, même si tu as le corps, la pensée ou le cœur meurtri, il te faut réaliser que tu es plus que ton corps, plus que tes pensées et plus que les circonstances de ta vie.

Une pratique que tu peux adopter est celle de l'auto-compassion, en te disant dans les moments difficiles : « d'être indulgent envers toi-même ».

L'amélioration de l'efficacité est citée comme résultat de la pratique de plusieurs exercices de ce manuel. Être plus efficace contribue à l'amélioration de l'amour de soi ; tandis que les erreurs, les oublis et les échecs (que l'on ne peut pas pour autant toujours éviter) affectent l'amour de soi.
Si tu es en compétition avec d'autres, tu obtiendras de meilleurs résultats en utilisant l'énergie positive de la recherche de la plus grande efficacité, et en évitant le désir de dominer les autres qui est chargé d'énergie négative.
Le seul combat qui a de la valeur et qu'il te faut réaliser est le combat pour t'améliorer.

Nous sommes donc des êtres qui pensent et non pas des êtres uniquement identifiés à notre pensée. Après avoir réalisé que nous pensions, nous allons maintenant travailler à observer, ce à quoi nous pensons. En nous travaillerons aussi à observer, ce que nous disons.

Notre mental est très productif. Des milliers de pensées y surgissent chaque jour. Ces pensées sont bien décrites par la tradition bouddhique, qui les compare à un singe qui saute d'arbre en arbre. Cependant, notre mental a une caractéristique, qui va permettre à la technique de pensée positive, décrite ci-dessous, de fonctionner. Cette caractéristique est que nous ne pouvons penser qu'à une seule chose à la fois. En observant ce à quoi nous pensons, nous allons alors faire des choix. Nous allons choisir de ne pas entretenir les pensées négatives et de privilégier les pensées positives. L'observation de nos pensées et notre analyse vont nous permettre de comprendre quelles sont les pensées qui sont négatives et celles qui sont positives. L'exercice suivant décrira les étapes à suivre pas à pas afin de bénéficier au mieux de cette technique. Et encore une fois, ici, le processus est très excitant et ludique, car dès les premiers pas de ce voyage, nous découvrons de beaux paysages qui nous donnent envie de poursuivre.

◆

'Nous nous modelons et nous nous fabriquons avec ce que nous aimons'   Goethe

Avant de faire les exercices, voici une liste rappelant les exemples de pensées négatives abordés dans ce manuel:

. Souffrir d'un manque.

. Se juger. Juger les autres

. Se sous-estimer.

. Refuser la réalité et l'impermanence.

. Se noyer dans le passé ou dans le futur.

. Entretenir des regrets et se baser sur des espoirs, en se trompant la plupart du temps.

. Être impatient, rancunier, négligeant, jaloux.

. Être submergé par les mauvaises nouvelles.

. Souffrir de solitude.

. Se plaindre.

. Se mettre en colère.

. Être pessimiste.

Certains de ces points semblent moralistes. Ne soyons pas pour autant rebutés par cette morale. Elle n'est pas une morale issue d'une doctrine mais la morale qui autorise notre seul possible mode de vie, la vie en communauté. Et cette morale autorise en même temps, notre bonheur individuel.

♦

'Je pense souvent que la nuit est plus vivante et plus richement colorée que le jour' Vincent Van Gogh

La technique de pensée positive :

o Sélectionne une pensée qui te procure de la joie, comme par exemple le souvenir d'un moment heureux, une scène, un élément de ta situation actuelle, ou sur un projet sur lequel tu travailles.

o Observe le moment où ton mental produit une pensée négative.

o Remplace alors instantanément, cette pensée négative, par la pensée joyeuse que tu as sélectionnée.

o Si tu observes que tu viens de dire une parole négative, éprouve tout d'abord de la joie d'avoir eu la capacité de faire cette observation (et non pas la douleur de l'avoir dite), puis prend la résolution de corriger cette tendance. Et enfin éprouve la satisfaction de constater que ta correction est facile, rapide et heureuse.

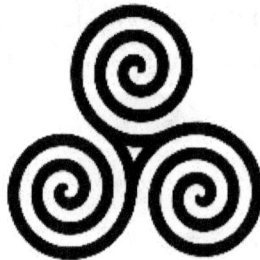

Les pensées négatives, sont gérées par des algorithmes comparables à ceux utilisés par les serveurs internet.

Si tu t'y intéresse, elles t'harassent.

Quand tu les abandonnes,
elles s'estompent puis disparaissent.

Alors, pour être heureux,
évitons de polluer nos têtes et notre web.

☯☯ Exercice 50 : L'expérience de 24 heures

Le jour où j'ai découvert cette pratique de pensée positive, ma vie a changé du jour au lendemain. J'ai commencé, comme indiqué dans cet exercice, une pratique de 24 heures. Cette pratique m'a permis de réaliser ses bienfaits. Alors j'ai continué la pratique et je ne l'ai jamais arrêté. Mon bonheur et mon bien-être se sont trouvés ainsi multipliés.

Cet exercice consiste donc, à appliquer la technique de pensée positive pendant 24 heures.

Au cours de ces 24 heures, tu vas avoir des moments de bien-être et de satisfaction, quand tu remplaces ta pensée négative par la pensée joyeuse sélectionnée.

Ces moments de bien-être te seront précieux.

Tu réaliseras la facilité avec laquelle tu obtiens le bien-être, grâce à la simple modification de ta pensée.

Tu réaliseras aussi, la futilité des pensées négatives ; et tu constateras qu'elles se présentent de plus en plus rarement.

Tu seras de plus en plus rapidement capable d'interrompre tes pensées négatives pour maintenir tes pensées positives. Tes pensées négatives prendront beaucoup moins de place et génèreront moins de peine, dans ta vie. Tu arriveras à une constance de pensée positive. Tu seras beaucoup plus heureux.

028 - Guide de l'Optimisme

Être optimiste, est en quelque sorte synonyme d'être heureux. Cela se démontre aussi très bien par son contraire, le pessimisme oppressant.

Comment un pessimiste utilise-t-il son temps ? Il est évident que le temps passé à être pessimiste n'est pas un temps pendant lequel on est heureux.

Et à quoi correspond ce pessimisme ?

Le pessimisme est toujours une projection dans le futur, avec des réminiscences d'évènements négatifs du passé assimilés aux projections futures, en imaginant un dénouement malheureux d'une situation présente.

Pourtant, un optimiste imagine lui, un dénouement heureux de la même situation.

Ou bien, mieux encore, un optimiste peut ne ressentir ni n'enthousiasme ni amertume, en rapport avec le dénouement inconnu d'une situation qui peut s'avérer être soit heureux soit malheureux. Il sait que les projections, dans le futur, sont, la plupart du temps, fausses.

Ainsi dans le même contexte l'optimiste utilise son temps à être heureux et le pessimiste utilise ce même temps à être malheureux.

Soyez bien clair dans ce raisonnement. La projection dans le futur n'est pas condamnable, lorsqu'elle correspond à l'étude de faisabilité d'un projet. Bien au contraire, elle est nécessaire. Alors, on mesure les ressources dont on dispose, on analyse les risques potentiels et on planifie les activités. Lorsque l'on prend la décision de se lancer dans la réalisation du projet on le fait alors en estimant avoir de bonnes chances de réussir. Dans ce processus il est possible et souhaitable de rester continuellement optimiste, lors de la projection dans le futur et la planification, lors de la décision d'effectivement se lancer dans la réalisation du projet, lors de l'imagination de la suite des évènements, et lors de leurs mises en place. Si notre étude de faisabilité nous conduit à abandonner le projet, c'est dommage mais rationnel, cela ne doit pas durablement entamer notre optimisme que nous pouvons nourrir avec la satisfaction d'avoir appris des choses utiles, et nous ferons prochainement l'étude d'un nouveau projet. Si on se lance dans la réalisation du projet, des imprévus peuvent aussi éventuellement surgir, on y fera face, et on démontrera de la constance dans notre sérénité et notre joie de vivre.

Notre optimisme nous donnera plus d'énergie et de meilleures chances de réussir. En cas d'échec, quand l'optimiste a de meilleures chances de tirer les leçons de l'échec et de rebondir avec de plus grandes chances de réussite, le pessimiste quant à lui, risque fort d'encore plus se refermer sur lui-même.

Toutes les grandes et petites découvertes, tous les grands et petits projets partent d'une idée, d'une pensée qui est soutenue par une vision optimiste et enthousiaste. Sans optimisme il y a peu de chance de découvertes ou de réalisations. Il est facile de comprendre qu'un optimiste a de meilleures chances de réussir sa vie dans les domaines relationnels, amoureux et professionnels.

Un optimiste a aussi une meilleure santé qu'un pessimiste. De nos jours, tout sujet fait l'objet de nombreuses études et de nombreuses statistiques. Celles-ci confirment les avantages d'être optimiste.

Un optimiste connaît ces nombreux avantages. Il sait aussi composer avec les nombreuses imperfections dans l'être humain dont il faut apprendre et qu'il est souhaitable de corriger. On peut ainsi conclure que l'optimiste est plus conscient, plus présent et a un meilleur sens de la réalité, alors qu'on voudrait parfois essayer de nous faire croire le contraire.

Voilà, c'est aussi simple que cela.
En fait … non.
Ce n'est pas aussi simple que cela.
C'est simple pour un optimiste et c'est compliqué pour un pessimiste.
Et c'est aussi compliqué de connaitre les racines du pessimisme. Il y a certes des racines issues de l'éducation et d'autres issues des expériences. Mais il y a aussi un caractère et une propension individuelle naturelle.

♦

'L'optimisme c'est la foi qui mène au résultat.
Rien ne peut être fait sans espoir et confiance'

Helen Keller

029 - Guide pour Vivre ici et maintenant

Il y a une vingtaine d'années, au moment où je discutais avec mon cher ami Gillou, avec qui je rigole toujours beaucoup, je lui parlais de la formule magique ' HIC ET NUNC[20] ' que je venais de découvrir. La formule était pour moi magique par sa profondeur et son intensité et par son pouvoir de recentrage. Puis nous avons continué notre soirée en abordant de multiples autres sujets. A un moment, j'ai eu un trou de mémoire, et je n'arrivais pas à trouver un mot. Gillou me dit alors ' Est-ce que tu vas finir par le trouver ce mot, Hic et Nunc ?'. Alors là, un éclair, comme la lumière qui, dans une bande dessinée, s'allume au-dessus de la tête d'un savant fou, je lui ai dit instantanément ce mot oublié. Nous en avons alors beaucoup ri. Et nous en rions encore.

Ici et maintenant est un principe, un concept, qui facilite l'acceptation et l'ancrage dans la réalité présente. Le passé avec ses joies et ses peines, et le futur avec ses peurs et ses espoirs, n'existent pas, seul le présent existe[21]. Ce concept est une clef du bonheur. Il a été utilisé par les Humanistes, et par l'Ecrivain, dont Eckhart Tolle dans son très bon livre best-seller ' Le pouvoir du moment présent '. Et il est heureusement de plus en plus utilisé de nos jours.

---

[20] ' Ici et maintenant ' en latin
[21] Sans parler que d'un point de vue quantique le temps n'existe pas.

La concentration sur ce concept apporte de la profondeur et du bien-être, elle permet aussi de réduire l'anxiété et la dépression.

L'excès de souffrance du passé,

l'absence de conscience du présent,

et l'oublie des potentiels du future sont des

non-sens et des outrages.

Et nous avons beaucoup de marge pour augmenter notre présence dans le moment présent ; En effet, des études en psychologie ont mesuré que nous passons 98% de notre temps à penser aux mêmes choses, à des événements du passé ou à des projections dans l'avenir. Incroyable ! Observons premièrement combien nous passons nous-mêmes notre temps de manière aussi stérile ; puis, passons plus de ce temps perdu à nous concentrer sur la réalité et la plénitude du moment présent. Respire.

♦

' De temps en temps il est bon de faire une pause dans notre quête du bonheur et de juste être heureux '

Apollinaire

'Une vie, ce n'est pas ce qui se passe entre la naissance et la mort. Une vie, c'est ce tout petit moment entre mes deux souffles. Le présent, l'ici, le maintenant, C'est ma seule vie. Vivre chaque instant pleinement, dans l'amour, dans la paix, sans regret'

Chade Meng, poète Taoist

♦

'L'être humain pense au futur, au point d'oublier le présent. De sorte qu'il ne vit ni dans le présent, ni dans le futur. Finalement il vit sa vie comme s'il n'allait jamais mourir, et il meurt comme s'il n'avait jamais vécu'

Dalaî Lama

♦

"Il y a un point d'équilibre subtile entre honorer son passé et s'y perdre. Par exemple, tu peux reconnaitre tes erreurs, apprendre d'elles, puis suivre ton chemin en te recentrant sur le moment présent. Cela s'appelle te pardonner".
"Être à l'aise dans l'ignorance est crucial pour obtenir les réponses".

Eckhart Tolle

♦

'Il n'y a pas d' « après » dans « Je suis ».
C'est un état intemporel.'

Sri Nisargadatta Maharaj

Maintenant est le seul moment qui existe.

Le seul moment où tu es en vie.

Le seul moment qui a une valeur et une certitude.

Maintenant est l'unique réalité.

Où tu peux goûter le silence.

Où tu peux sentir et agir.

Où tu peux respirer profondément.

Où tu existes.

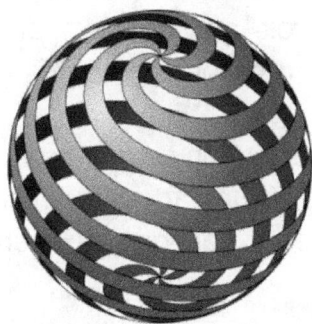

Démesurément répéter au présent les souvenirs du passé ; Projeter inconsidérément le passé dans le futur ; Et, sans cesse ignorer le présent au profit du future, sont trois attitudes communes qui sont équivalentes à refuser la présence, la réalité, la vérité, le bien-être, le bonheur et la paix. Une fois observées ces attitudes peuvent être corrigées par la simple et puissante respiration. Cette fameuse respiration que l'on restreint avec l'enchaînement à ces mêmes attitudes. Cette respiration qui peut aussi nous en libérer en pratiquant d'une à trois inspirations conscientes profondes suivies d'une respiration régulière.

Lorsque nous vivons des moments avec ces attitudes, il se passe le même phénomène décrit précédemment pour les moments de stress : nous nous mettons en apnée (nous cessons de respirer). Bien qu'alors nous suffoquions, il n'est pas facile de réaliser que, pendant quelques secondes, nous souffrons du manque d'air. Heureusement la connaissance de ce phénomène d'apnée nous permet d'en augmenter la perception, et par conséquent de raccourcir ces périodes d'asphyxies.

En parallèle, et aussi de plus en plus facilement, nous augmentons notre capacité de perception des moments où nous vivons ces trois attitudes, et par conséquent nous apportons d'autres améliorations à nos vies.

Ces temps, de modification de notre respiration et du vécu de nos nouvelles attitudes, forment un couple de force qui stimule de nouvelles dynamiques existentielles.

En poursuivant l'observation de ces attitudes, et en y répondant de cette façon, ces attitudes se transforment. Elles deviennent moins fréquentes, moins pénibles et plus faciles à corriger. Nous découvrons, en même temps, de nouvelles attitudes.

Vivre dans le moment présent, est certes très efficace pour être heureux. Cela semble facile. Ça l'est, dans le sens où il est facile de vivre instantanément dans le moment présent, même si tu ne l'as que très peu fait jusqu'à maintenant avec ton esprit hyperactif dans le passé et dans le futur. Mais la prolongation et la multiplication de ces moments, où tu es vivant et heureux dans la plénitude du bonheur présent, te demanderont de suivre un processus :

o Ressentir tout d'abord, à l'aide d'une inspiration profonde, la bonne sensation de vivre sans que ta vie soit conditionnée par des évènements passés ou par des projections d'évènements futurs. Puis, prolonger progressivement cette heureuse sensation pendant quelques secondes, par exemple pendant les 30 secondes de trois profondes inspirations, suivies de lentes expirations.

o Puis, inclure cette pratique de quelques secondes dans tes habitudes au quotidien. Tu constateras qu'il te sera de plus en plus facile, rapide et automatique d'arriver à observer ta pensée et de retourner dans le moment présent, en particulier après une frustration ou après un incident. Puis progressivement d'augmenter ces périodes à plusieurs minutes.

Tu réaliseras qu'il est assez facile de te concentrer sur l'ici et maintenant ; en particulier lorsque tu utilises des techniques de catalyse (telles que la respiration consciente ou la concentration sur une action). Ensuite, tu réaliseras que se concentrer sur l'ici et maintenant t'apporte du réconfort. Les craintes obsessionnelles pour l'avenir et les regrets du passé se dissipent. La tristesse que tu ressentais à l'égard d'une personne disparue se dissipe également. Tandis que tu pourrais passer des jours, des années ou toute ta vie dans l'inconfort de ces pensées, tu as la possibilité d'interrompre ta détresse et de vivre des moments où tu te sentiras vivant ici et maintenant. Le prochain moment sera aussi ici et maintenant; et le moment après. Au lieu d'être opprimé, tu guéris, tu sens ta capacité à remplacer l'inconfort par le confort, en renforçant ta capacité à optimiser ta réaction aux événements futurs.

L'attention sur Ici and Maintenant devient de plus en plus facile. Tu apprécies le sentiment, cependant, toute ta vie, tu auras tendance, de temps en temps, à revenir à la gêne causée par les peurs et les regrets. Par conséquent, toute ta vie, tu devras te rappeler de revenir à la focalisation sur l'ici et maintenant.

♦

'Apprendre c'est faire l'expérience. Tout le reste n'est que de l'information'

Albert Einstein

☯☯ Exercice 51 : La marche ici et maintenant

Même après avoir goûté au bien-être apporté par l'intégration la plus précieuse de la pratique du concept «ici et maintenant», la difficulté est de se souvenir ou de ne pas l'oublier. Nous saisirons toutes les occasions et toutes les impulsions de nous souvenir de pratiquer.

En marchant, alternativement penser et ressentir la présence Ici sur un pas et la présence Maintenant sur le pas suivant.

Pendant cette marche, sois pleinement conscient de l'endroit où tu es, de ce que tu vois, de ce que tu sens et même de ce que tu goûtes, s'il t'arrive de trouver une cerise sur un arbre.

Lors de cette marche il te sera aussi avantageux de rajouter optionnellement, et successivement, d'autres pratiques vues dans ce manuel :

- Bien dérouler le pied des talons aux orteils.

- Penser au rôle de pompe à sang de la marche avec la circulation sanguine qui va dans le sens des talons aux orteils. Et penser à ton sang qui continue de circuler dans l'ensemble de ton corps. Ceci contribuant à améliorer ta circulation sanguine.

- Penser aux points de la marche 3 points.

- Penser à la circulation d'énergie au travers de tes chakras.

☯☯ Exercice 52 : 5 minutes ici et maintenant

Respire consciemment, en te concentrant sur ta position spatio-temporelle ici et maintenant.
Il n'y a de projections ni dans le passé, ni dans le futur. Au moment où tu gouttes à la plénitude du moment présent, il ne te manque rien, il n'y a ni espoir ni regret. Pendant 5 minutes, ton unique conscience est celle de ta respiration. S'il arrive une pensée, tu te concentres de nouveau sur ton arrière-gorge et tu la laisses passer.

Renouvelle souvent et régulièrement l'exercice. En plus de 5 minutes par jour, saisis les opportunités (ex. attente à un feu rouge). Tu seras heureux dans ces moments, de te recentrer sur l'ici et le maintenant. Petit à petit, tu éprouveras, au cours de la journée, le désir de jouir de ce moment de paix et de plénitude, et tu arriveras à y revenir, de plus en plus rapidement, et à y demeurer de plus en plus longuement. Tu arriveras à changer le scénario de ta vie, passant d'un personnage enclin à passer beaucoup de temps, anxieux du souvenir d'évènements passés et de la peur d'évènements futurs, à un personnage heureux de vivre, plus vif et plus capable de saisir les opportunités.

Ces résultats positifs peuvent te paraitre difficiles à atteindre, tu peux cependant être confiant, cette simple pratique, 5 minutes chaque jour, te permettra de jouir des changements positifs, dans ta vie. Tu constateras aussi, que tu parviendras à pratiquer cette technique de manière automatique et répétée.

030 - Guide pour Démasquer la plainte

Quand on observe nos comportements, on constate notre grande capacité à nous plaindre. Quelles que soient nos situations, on trouve toujours des raisons de se plaindre. Puis, ces raisons deviennent des obsessions. Nous arrivons bien plus facilement à nous plaindre, qu'à nous réjouir des nombreuses bonnes circonstances de notre vie. Nous choisissons plus facilement les circonstances désagréables que les agréables pour définir notre identité.

Pour illustrer ce comportement, prenons l'exemple de notre logement : nous avons tous tendance à nous focaliser sur ses defauts (pas assez de lumière, ou trop de lumière, un bruit plus ou moins récurrent, ce peut aussi être un bruit venant rarement déranger notre tranquillité, ou un silence pesant, un logement trop petit, un logement trop dur à climatiser car trop grand, etc.).

Certains d'entre nous se plaignent même tout le temps. C'est une pratique très malsaine, qui nuit à la fois à la personne qui se plaint et à la personne qui l'entend se plaindre. Les personnes qui se plaignent, se font du mal, et agissent comme des vampires suceurs de sang, pour les personnes qui écoutent, en affectant leurs joies, leurs motivations, leur créativité, leur confiance, leur amitié ou leur amour. Une personne se plaignant risque aussi, de rater de voir ou de gâcher une éventuelle opportunité passant à sa portée.

Il est tout à fait possible d'éliminer de ta vie toutes formes de plainte. Il suffit de t'observer et de te corriger. D'observer combien tu es ingrat de te plaindre, plutôt que de te réjouir des bonnes choses qui meublent ta vie (comme par exemple les conforts de ton logement).

Choisit donc plutôt, les circonstances agréables, pour définir ton identité. Bien sûr, si tu as la possibilité d'éliminer ou de réduire l'origine de ta plainte, il ne s'agit pas ici, par négligence, de te resigner à vivre avec, sans faire l'effort de la changer. Mais jusqu'au moment, où tu auras éventuellement pu la changer, il est préférable que tu cesses de t'en plaindre.

Au cas où l'origine de ta plainte est un effet secondaire, indissociable d'avantages que tu désir préserver, tu auras alors intérêt à remplacer les occasions de te plaindre par la gratitude de bénéficier de ces avantages. Que la plainte traverse alors ton esprit à la vitesse d'un éclair, et que ton temps soit plutôt utilisé avec le plaisir de jouir des avantages.

Prend la décision, maintenant, de totalement arrêter de te plaindre. Tu sentiras le bénéfice immédiat. Il est possible que pendant quelques temps des plaintes reviennent. Mais, rapidement, tu arriveras à ce que les plaintes deviennent rares, pour enfin disparaitre. Rapidement, tu comprendras aussi que ta participation aux discussions très populaires et très courantes qui multiplient les plaintes, sont inutiles et nuisent à ton confort.

Au cours de ce processus tu réaliseras, premièrement que tu te plaints, les sujets de tes plaintes et les circonstances au cours desquelles tu te plaints. Cette réalisation sera riche d'enseignement, car il se peut que tu te plaignes souvent sans même t'en rendre compte. Cette réalisation te permettra de corriger ce default, de percevoir son inutilité, ta capacité à arrêter de te plaindre et le bien-être que te procure ce changement.

Pareillement, tu réaliseras que les sujets des conversations auxquelles tu participes, sont maintenant différents et bien plus intéressants. La tendance stérile de ressasser les plaintes a laissé place à des analyses constructive des problèmes, à la découverte des solutions, où à la découverte d'information ignorées. Il en résulte que ta vie est maintenant différente, tu es une personne différente, les évènements sont différents, tu es plus heureux. Par exemple, il te sera très facile de réaliser, qu'au moment où, dans une conversation, tu exprimes une plainte sur un sujet, il s'en suit une avalanche de plaintes exprimées par toutes les personnes présentes, et que cette avalanche s'éternise. Pareillement, tu peux faire la deuxième expérience, d'exprimer une idée sur un sujet positif, intéressant, et peut-être même sur lequel tu désires avoir plus d'information. Tu constateras alors, la même avalanche d'idées exprimées. Et enfin, tu peux faire une troisième expérience : celle, d'exprimer une idée suscitant un intérêt sur un sujet complètement différent, au milieu d'une conversation exprimant une avalanche de plainte.

Tu constateras alors, qu'il est très facile et heureux de modifier un sujet de conversation.

Arrêter de se plaindre - pas à pas

o Soit attentif, et réalise le moment où tu te plains.

o Alors, plutôt que d'alimenter le cheminement de ta plainte, décide de le stopper. Et remplace ce cheminement, par un autre cheminement d'idées qui éveille ton enthousiasme, ta créativité et ta joie de vivre.

o Sois satisfait, en constatant, la facilité avec laquelle tu as réussi à modifier ton attention, et, en te disant, que lors de ta plainte suivante, il te sera aussi facile, de modifier le cheminement de tes idées et de récolter les fruits de ta nouvelle réflexion.

♦

'Bénis sont ceux qui ne craignent pas la solitude, ne sont pas effrayés par leur propre compagnie, ne cherchent pas désespérément quelque chose à faire, quelque chose pour s'amuser ou quelque chose à juger'

Paulo Coelho

♦

'Je me suis fait du souci, à propos de beaucoup de choses, dans ma vie, la plupart d'entre elles ne sont jamais arrivés'

Mark Twain

♦

'Le bonheur est une attitude. Nous nous rendons malheureux ou heureux et forts. La quantité de travail est la même'

Francesca Reigler

031 - Guide pour Ignorer l'impossible

Ne pense jamais que le bonheur est impossible.

Si l'on pense que le bonheur est impossible il l'est ; et il est fort probable qu'il le demeure.

Soit conscient, que la roue de la fortune tourne sans cesse, et les malheurs communs de la vie disparaissent toujours pour laisser la place au bonheur. Il est aussi fréquent de constater, une fois le malheur passé, que celui-ci nous à positivement transformé[22].
De même, il n'est jamais trop tard pour être heureux. Et comme notre espérance de vie, ainsi que notre la durée de notre bonne forme physique, augmentent régulièrement, on peut se voir heureux aux âges les plus avancés de la vie, à condition de ne pas désespérer, de rester actif et de ne pas cesser de cultiver le bonheur. Par exemple, il est intéressant de réaliser, lorsque l'on est âgé d'une cinquantaine d'années, que probablement nous sommes à seulement la moitié de notre vie. Quant aux jeunes personnes, qu'elles soient pessimistes est un malheur ! Elles ont tout le temps, toutes les chances et toutes les opportunités d'être heureux. Les adultes qui côtoient de jeunes pessimistes, doivent eux-mêmes cultiver leur optimisme, qui se transmettra naturellement à ces jeunes gens. Le vécu étant beaucoup plus puissant que l'énonce de la théorie.

---

[22] Dynamique de la dualité positif-négatif (vue plus loin dans ce manuel).

032 - Guide pour Modérer ton attitude

Peu importe nos tendances et nos goûts, le bonheur n'est pas l'exclusivité des intro ou des extravertis. Cependant, les deux peuvent, soit se complaire dans une zone de confort, dont il est souhaitable de faire tomber les barrières, soit avoir des crises de leurs contraires qui sont souhaitables de modérer. Avoir une vie régulière et avoir une vie remplie d'imprévus présentent tous deux des avantages. Il est ainsi important de savoir alterner les douceurs d'une vie régulière et l'excitation d'une vie mouvementée. La première chose à faire est, en s'observant, de réaliser la nature de notre tendance dominante. Si l'on est excessivement extraverti, on aura intérêt à cultiver notre introversion, en faisant des pauses calmes et silencieuses. Et si l'on a tendance trop forte à être introverti, on aura intérêt à faire des efforts pour être plus sociable, sortir, voir du monde, aller aux spectacles, participer à des clubs et associations, et faire ainsi de nouvelles expériences. On réalisera alors, la valeur et l'enseignement de l'expérience, qui nous ouvre des horizons, et, qui répond parfaitement à nos questions en suspens. Gardons en mémoire, que nous sommes libres d'agir et de réagir comme nous le désirons et que les circonstances qui nous en empêchent, sont rares.

♦

'Les gens calmes ont les esprits les plus bruyants'

Stephen Hawking

033 - Guide du Souvenir de l'impermanence

On construit des citadelles, des empires tellement solides que l'on pense qu'ils vont toujours durer, pour finalement les voir s'écrouler. Nous étions riches, nous sommes maintenant pauvres. Nous étions pauvres, nous sommes maintenant riches, mais il est fort probable qu'un jour prochain nous soyons de nouveau pauvres. La santé se perd puis se retrouve. L'amour et l'amitié s'interrompent, de nouvelles naissent. Les croyances et les vérités changent. Nous étions jeunes puis les années ont passé. On refuse une mort prématurée, se faisant des illusions sur ce que la vie devrait être ou aurait dû avoir été.
L'impermanence est enseignée dans toutes les cultures. On la retrouve très ancrée, dans les cultures populaires imprégnées de Bouddhisme. Comme par exemple au Japon où l'impermanence est une notion très présente, rappelée dans la symbolique de la maison de papier. Mais elle n'est plus une notion fortement ancrée dans la culture populaire occidentale, où l'on est baignés dans l'innocence et l'aspect ludique de l'enfance, avec très peu de rappel de l'impermanence, où la normalité de la mort est ignorée, et où on est aussi lourdement influencés par la société de consommation, puis on est abattus, désemparés et surpris, lors de nos multiples occasions suivantes de rencontrer l'impermanence en subissant une perte. Le changement est dans la nature des choses, il est bon de rester conscient de sa réalité. Pour ne pas être atterré par la perte d'un amour ou d'une amitié. Pour réduire l'arrogance de nos croyances, de nos vérités, de nos richesses et de nos succès.

'L'impermanence est un principe d'harmonie. Quand nous ne luttons pas contre lui, nous sommes en harmonie avec la réalité'

P. Chodron

♦

'Tout change, sauf le changement'   Buddha

♦

'Comme chaque vague attire la suivante, chacune poursuit la précédente. Ainsi le temps s'envole et poursuit, s'envole et poursuit, toujours, sans cesse nouveau. Ce qui était avant se retrouve après. Ce qui n'a encore jamais été, est maintenant. Le temps passe continuellement renait'

Ovid

♦

'Ne résiste pas aux changements. Mais plutôt laisse la vie circuler en toi. Et n'ai pas de peurs en voyant ta vie pencher de ce côté. Comment pourrais-tu savoir si le coté auquel tu es habitué est meilleur que celui où tu t'engages ?'

Rumi

♦

'La vieillesse est la chose la plus inattendue qui peux arriver à un l'homme'

J. Thurber

♦

'L'art de la vie consiste en une réadaptation constante au milieu'

O. Kakuzo

'Se souvenir qu'un jour on va mourir est la meilleure façon d'éviter de trop penser que l'on a quelque chose à perdre. Tu es alors déjà nu. Il n'y a plus de raison de ne pas suivre les élans de ton cœur'

Steve Jobs

♦

'Ton fils aîné est mort ? Aime-le encore plus. Et surtout aime les autres, ceux qui te restent, et dis-le-leur. Vite. C'est la seule chose que nous apprend la mort : qu'il est urgent d'aimer'

E. Schmitt

♦

'La mort rend tout d'un intérêt énorme, donne sa valeur à tout, ajoute une dimension à tout'

J. Green

♦

'Un lion mort ne vaut pas un moucheron qui respire'

Voltaire

♦

'La peur de la mort suit la peur de la vie. Celui qui vit pleinement est prêt à mourir à tout instant'

Mark Twain

♦

'Peu importe la façon dont un homme meurt, mais comment il vit. L'acte de mourir n'a pas d'importance, il dure si peu de temps. '

Samuel Johnson

034 - Guide pour soulager la peine du deuil

Il nous arrive à tous de perdre des êtres chers, soit parce qu'ils sont décédés, ou soit parce que leur réalité s'est déplacée ailleurs. Cela crée un grand vide dans nos vies, tout comme cela modifie notre identité, dans laquelle ces êtres chers tenaient une grande place, et nous donnaient des repères qui se sont maintenant envolés. Plus que l'absence de la personne, c'est la perte de ces repères qui nous tourmente

Dans certains pays, on chante la mort comme la fin d'une période bien menée, et un passage vers une autre expérience. Certains d'entre nous, pensent que la mort c'est point barre, tandis que d'autres d'entre nous croient en l'éternité. Dans certaines cultures, on croit que la peine ressentie fait souffrir le défunt. D'autres, pensent que la souffrance aigue du deuil, est nécessaire, et même qu'elle est un droit. Beaucoup, définissent seulement la mort, comme étant clinique, (arrêt de la respiration, arrêt du cœur, pas d'activité musculaire ou reflexe). Ces croyances sont toutes conventionnelles.

La mort est un vaste sujet, qui s'étend du fini à l'infini. Mais quelles que soient nos croyances, la vie physique est indéniablement impermanente, et la mort physique une réalité.

Et encore une fois ici, la souffrance prolongée, suite à la mort d'un proche, correspond à un refus de la réalité.

Pourtant il est préférable que cette douleur dure le moins possible, et ne s'éternise pas pendant un grand nombre d'année. Encore une fois ici intervient la technique de gestion de sa pensée.

Une excellente technique, pour réduire et soigner la souffrance du deuil, est de se souvenir de l'amour que l'on a partagé avec la personne maintenant décédée. La souffrance est alors apaisée. Elle reviendra, et le baume de l'amour, le souvenir des bonheurs partagés, pourront de nouveau soulager la peine.

Cette technique fonctionne aussi très bien, pour soulager et transformer la douleur, quand une relation amoureuse ou une relation amicale, qui nous était très chère et que l'on croyait éternelle s'est évaporée.

Alors quoi ? Allons-nous passer des années à nous nourrir abondement de regrets ? Ou bien allons-nous maintenant, portés par l'amour, tourner la page et écrire la suivante, avoir un plus grand respect pour nous même, pour les gens qui nous entourent et pour ceux qui nous ont entouré.

On a aussi tendance à oublier la réalité de notre propre mort, parfois soudaine, parfois la nuit dans notre sommeil, sans que l'on s'en aperçoive et souvent de manière surprenante et imprévue. Pour ma part, j'ai frôlé la mort un très grand nombre de fois, à la suite de multiples accidents de vélo, de moto, de voiture et même, une fois, de camion ; à la suite de maladies (pas seulement tropicales) ; une fois je me suis évanoui après une infection au monoxyde de carbone produit par un générateur. Mais aussi un très grand nombre d'autres fois, que je n'ai pas vraiment gardé en mémoire, comme un conducteur qui perdit le contrôle de sa voiture et qui m'avait frôlé de deux doigts ; lors d'une marche en montagne, l'équilibre retrouvé alors que le fond du ravin était proche ; plusieurs balles perdues alors que je travaillais dans des zones de guerre, des courts-circuits électriques, des chutes d'objet, des orages violents ; des accidents de voiture évités de justesse à la suite d'une crevaison ou d'une glissade sur la neige ; et de multiples autres fois, où j'ai évité de m'étouffer à la suite d'un aliment avalé de travers etc. .

Regarde, toi aussi ta vie, et rappel toi le nombre de fois, où ainsi, de manières tout à fait directes, ou bien de manières indirectes, tu as frôlé la mort. Tu seras surpris de constater que ce nombre est élevé.

Cette réflexion ne doit pas nous faire peur, ni nous empêcher de prendre les précautions nécessaires pour réduire les risques. Mais, elle doit, d'une part, nous rappeler la fragilité de la vie et la normalité de notre mort ainsi que de celles de nos proches et de nos amis, et d'autre part, nous encourager à additionner et à privilégier les choix, de vivre des moments et des états heureux, seuls ou en compagnie de nos proches.

♦

- *'J'ai le sentiment que toute ma vie dépend de cet instant précis. Si je le rate …*
- *Moi je pense le contraire. Si on rate ce moment, on essaye celui d'après, et si on échoue, on recommence l'instant suivant. On a toute la vie pour réussir'*

Boris Vian

035 - Guide pour être Zen

'Chaque chose qui nous arrive, nous arrive pour notre bien'[23]. On réalise, avec du recul, que les moments de souffrance, sont ceux qui nous ont le plus permis d'évoluer. On réalise être plus heureux, en étant la nouvelle personne que l'on est devenue, après avoir souffert. On réalise, les belles opportunités qui se sont dévoilées, et qui n'auraient pu voir le jour si la souffrance ou l'échec n'avaient pas avant existé. On apprend à apprécier la réalité de chaque moment, de peine comme de joie. La peine nous enseigne la différence, l'impermanence, le flot des opportunités, la réalité et le détachement.

A ce titre, on est, paradoxalement, mais sans masochisme, en mesure de l'aimer autant que la joie. On est en mesure d'aimer la vie. Et, on est en mesure d'accepter, de relativiser et de soulager nos souffrances.

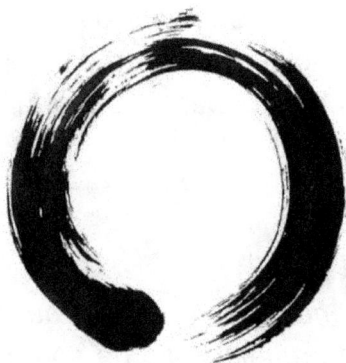

---

[23] Pilier de la tradition Zen

☻☻ Exercice 53 : Soigner tes blessures

La vie comporte pour chacun d'entre nous des blessures émotionnelles, toujours en relation avec l'impermanence, les difficultés des transitions d'une situation à une autre, les difficultés d'adaptation à la nouvelle réalité. Certaines cicatrisent vite, d'autres restent longtemps béantes et infectées. Ces blessures sont, de par la nature humaine, inévitables. Un processus commun est que, c'est seulement après avoir trop souffert, que l'on est en mesure de décider que nous n'allons plus souffrir, quelles que soient les circonstances. Cependant grâce à notre évolution, nous savons maintenant, que ce sont uniquement nos pensées qui nous font souffrir. Et nous pouvons ainsi éviter, réduire et éliminer nos souffrances. Nous pouvons maintenant atteindre le bonheur, prendre la décision d'etre heureux, sans avoir à atteindre ces points d'accumulations de souffrances excessives.
L'exercice consiste à observer et à toucher en profondeur, une à une, tes blessures encore ouvertes, puis à réaliser qu'il est préférable d'accepter la réalité et de remplacer la souffrance par l'amour et par les opportunités de bonheur.

◆

'J'ai alors commencé à comprendre que les souffrances, les déceptions et la mélancolie ne sont pas là pour nous vexer ou nous rabaisser mais pour nous faire grandir et pour nous métamorphoser'

Hermann Hesse

👀 Exercice 54 : Soulage tes douleurs

La douleur physique est pénible. Il existe une technique pour la soulager, décrite ici pas à pas :

o Commence par faire trois profondes inspirations, suivies par de longues expirations. Puis tout au long de cette pratique de soulagement de la douleur, maintien des inspirations-expirations régulières et naturelles.

o Concentre-toi sur la zone douloureuse.

o Maintenant, concentre-toi précisément, sur le point le plus douloureux de cette zone, le point exact de l'origine de ta douleur.

o Explore ce point, en profondeur.

o Visualise maintenant la douleur comme n'étant pas ressentie uniquement en ce point précis, mais comme étant ressentie par tout ton corps. Puis maintien cette visualisation pendant une minute.

o Fait de nouveau trois profondes respirations, puis recommence ce processus plusieurs fois (environ 5), jusqu'à goûter au soulagement de ta douleur, que tu pourras ensuite cultiver.

036 - Guide du jugement

Tout être humain recherche la satisfaction de son ego, et avance dans le brouillard, soit d'une démarche triviale soit d'un pas soigné. Ce sont les réalités de nos vies qui nous apprennent à marcher, et qui nous font visiter, tour à tour, des lieux ingrats ou généreux.

Nul ne sait par quel chemin l'autre est passé, ses peurs, les évènements qui ont forgé son caractère, ses cicatrices, ses passions, ses joies et ses peines, ses amis, ses amours, sa famille, ses lectures, et tout le reste qui a façonné la personne qu'il est aujourd'hui, sa façade, son intimité, et son comportement. Chacun avance dans le brouillard, tourmenté par la nécessité de manger, la peur de manquer et l'ignorance.

Nous passons une bonne partie de notre temps, à nous juger et à juger les autres par rapport à nous. C'est notre histoire.

Cependant, il est tout à fait possible et bénéfique de tout simplement accepter la réalité telle qu'elle est, et ce faisant, de complètement arrêter de se condamner et de condamner les autres.

On peut bien, juger légalement et condamner des actes de criminalité. Juger si l'on va ou non soutenir une cause. Ou, mesurer si l'on va arrêter ou poursuivre une relation ou une activité, pour pouvoir utilement mieux utiliser notre temps.

On peut bien aussi s'autoévaluer, et juger notre positionnement par rapport à un attribut. Mais dans ce cas, si on évalue la réalité d'un attribut inférieur à ce que nous désirerions être, il est bénéfique de rapidement changer notre pensée, puis la sensation négative par rapport à ce manque, pour revenir à la sérénité par rapport à notre réalité, et continuer à respirer. Il nous faut aussi, rester serein, lors de notre planification d'amélioration de cet attribut, si on peut l'améliorer. Puis, on reste serein dans notre activation de cette planification. Et enfin on reste serein, en continuant à se souvenir de respirer, si on n'a pas de possibilité d'améliorer cet attribut.

Il en va de même, au moment où l'on juge les autres ; sur leurs apparences physiques (trop petit ou trop grand, trop maigre ou trop gros, la peau trop blanche ou trop noire, le nez trop petit ou trop gros, un habit déchiré, un pantalon trop rouge, un chapeau ou des chaussures ridicules, une voiture trop vieille, etc.) ; sur leurs attitudes (négligée, agressive, paresseuse, hors normes, réservée, excentrique) ; ou sur leurs croyances impermanentes du moment (bigot, athée, intégriste, innocent, matérialiste, satanique, sectaire, égoïste, ou conscient que les propriétés de la matrice de notre univers sont homogènes dans toutes les directions, comme le disait Albert Einstein).

C'est, quand les jugements sont erronés ou enrobés d'agressivité, de peurs, d'insatisfactions, de jalousies, de dégoûts, de rancœurs, de préjugés, d'à priori ou de suppositions, qu'ils nuisent à notre bonheur et qu'ils sont bon d'éviter. Nos jugements envers les autres, comme nos jugements envers nous-même, nous figent dans une identification à un attribut, en oubliant d'une part que nos jugements sont superficiels, souvent faux et impermanents, et que d'autre, part, nous et les autres, sommes des êtres riches de multiples attributs et de multiples limitations. La conséquence la moins grave, est que nous faisons une erreur qui nous fait souffrir et qui nous isole, mais nous pouvons corriger notre erreur. Ce qui est plus grave, mais pareillement possible de corriger à tout moment, c'est qu'étant figé dans un attribut, on ferme les portes à la connaissance de multiples autres attributs et opportunités.

En étant maintenant en train de lire, et de relire, ce paragraphe tu as l'opportunité d'améliorer ton existence, car ces réflexions sur le jugement nous affectent tous (à moins que nous soyons parmi les rares personnes ayant atteint une grande sagesse). Ce sont des réflexions très importantes pour te permettre de devenir plus heureux. Elles méritent que tu t'y attardes et que tu produises un effort soutenu. Car ce sont des réflexions compliquées.

En effet, nous pouvons tout d'abord ne pas percevoir notre capacité à nous différencier de nos pensées ou de nos émotions. Nous pouvons aussi, avoir la fausse impression de ressentir un certain plaisir à éprouver des sentiments comme la colère, la tristesse, le dégout, la révolte, ou autres. Nous pouvons considérer comme ayant le droit de ressentir ces sentiments, que c'est notre devoir, que c'est notre avantage ou bien que ce soit un trait de notre caractère que nous ne pouvons pas changer. Et aussi, nous pouvons ressentir un blocage ou même une répulsion à nous satisfaire de la sérénité et de l'absence d'autres sentiments. En fait, nous vivons un cocktail de toutes les caractéristiques qui viennent d'être énumérées.

Il nous faut donc apprendre à nous auto-observer, à nous connaitre et à nous comprendre. Comme par exemple : oui, je suis en ce moment en colère (ou tout autre sentiment) mais je suis autre chose que cette personne qui est en colère ; Oui, je suis la première victime de ma colère et l'objet de ma colère est alors aucunement amélioré ; oui, cette colère nuit à ma santé ; Oui, il m'est possible de diminuer ma colère jusqu'à l'éliminer ; Oui, je bénéficie de réfléchir aux raisons pour lesquels je suis en colère, cette réflexion va avoir comme bénéfice immédiat de réduire ma colère, je vais comprendre les raisons profondes de ma colère et comprendre pourquoi c'est en fait envers moi-même que je suis en colère et non envers l'objet apparent de ma colère ; et, oui, je reconnais qu'il est bien agréable d'être serein et en paix, et c'est un état que je vais régulièrement rechercher.

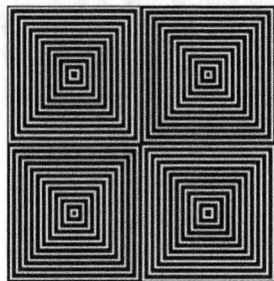

Donc, une chose très amusante à observer par rapport au jugement, est que ce dont on accuse les autres, est un jugement que l'on a envers soi-même, et une punition que l'on s'afflige.

La prochaine fois que quelqu'un t'insulte, ou te porte un jugement, et aussi la prochaine fois que tu vois une personne insulter, ou en juger une autre, dis-toi alors que cette personne est, en fait, en train de s'insulter ou se juger elle-même. Cela peut être parfois très amusant, et aussi riche d'enseignement !

Et bien sûr, observe les éventuels moments, où c'est toi qui insultes, dénigre ou te moques de quelqu'un, puis réfléchi, à quel jugement envers toi-même cela correspond.

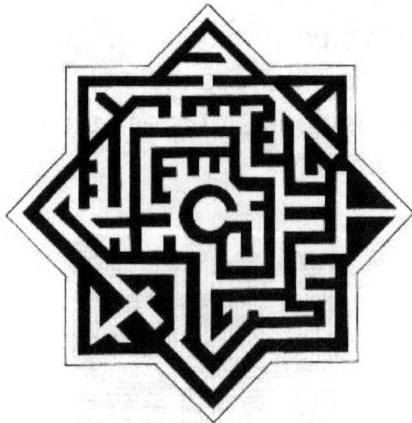

'La façon dont tu traites les autres est un reflet direct de la façon dont tu te sens envers toi-même'

Paolo Coelho

◆

'Une diminution de l'hypocrisie et un accroissement de la connaissance de soi-même ne peuvent avoir que de bons résultats sur le plan de la tolérance à l'égard d'autrui ; car on n'est que trop disposé à reporter sur l'autre le tort et la violence que l'on fait à sa propre nature'

C. G. Jung

◆

'Juger autrui, c'est se juger'　　　　　Shakespeare

◆

'Ne juge pas un livre à sa couverture'　　　G. Eliot's

◆

'Ceux qu'on aime, on ne les juge pas'　　　J-P.Sartre

◆

'Nos jugements sont d'autant plus sévères que notre esprit est étroit'

Bertrand Vac

◆

'Le jugement, une impolitesse de l'amour propre'

R. Bielli

☯☯ Exercice 55 : 24 Heures sans jugement

Pendant 24 heures, en te rappelant ta liberté de penser, ne porte de jugement, sur aucune personne, aucune situation, aucune apparence, aucun comportement et aucune parole.

Après ces 24H, demande-toi quels effets l'exercice te procure, si tu as envie de le renouveler, et si tu as envie de maitriser cette pratique afin de continuer, peu à peu, à limiter les jugements de tes pensées.

L'exercice te procurera un bien-être immédiat. En adoptant cette nouvelle attitude, tu progresseras rapidement. Et ton jugement envers les autres étant par définition un jugement envers toi-même, tu te dénigreras moins, tu apprendras à te connaitre, et tu t'aimeras plus.

◆

'La seule chose de tu dois regarder dans les assiettes de tes voisins, est t'assurer qu'ils ont suffisamment à manger. Ne regarde jamais dans leur l'assiette pour voir si tu as autant qu'eux'

Louis C.K.

◆

'Celui qui est jaloux n'est pas amoureux'

St. Augustin

◆

'La jalousie contient plus d'amour-propre que l'amour'

F. de La Rochefoucauld

037 - Guide pour éviter les jalousies

Se comparer aux autres est naturel, surtout quand on est jeune, que l'on commence juste à se connaitre, et que l'on a besoin de se définir. Cependant c'est une pratique qu'il faut bien mesurer, puis éliminer.

Chaque personne est différente, avec des qualités propres. Nos sociétés modernes forgent un esprit de compétition. Il est souhaitable que nous sortions de cette compétition et que nous pratiquions le respect et la coopération de nos capacités complémentaires. Il est tout à fait probable que nos sociétés arrivent à adopter ce fonctionnement, pour le bonheur et l'avantage de tous.

En adoptant ce principe de fonctionnement, nous trouverons facilement les idées qui nous permettrons, jours après jours, de l'améliorer.

Ne sois pas jaloux des autres, mais au contraire sois heureux de leur réussite. On se fait des illusions sur la chance des uns ou des autres ; on voit ainsi des gens qui semblent avoir tout pour être heureux, mais qui sont, en réalité, dans une grande détresse ; et des personnes, qui doivent affronter de grandes difficultés, et qui sont pourtant très heureuses. De plus, au moment où tu es jaloux de la réussite des autres, tu éloignes la réussite de tes futures possibilités ; alors qu'au moment de ressentir de la joie en voyant la réussite des autres, c'est un immédiat gain de bonheur, et tu donnes de meilleures chances aux opportunités de vivre tes propres succès.

038 - Guide pour Dépasser ton apparence

Pressés par des standards de beauté changeants, artificiels et irréels (Photoshop), il est fréquent chez beaucoup de gens de souffrir de leurs apparences physiques, de se percevoir trop petit, trop grand, trop gros, trop maigre, trop beau, trop moche, trop vieux, trop blanc, trop noir, avec tel ou tel défaut, etc. Pourtant le bonheur est un état d'esprit qui demande une harmonie entre les trois véhicules de l'existence : le corps, l'esprit et l'action.

Si l'on peut travailler au bien-être et à l'harmonie du corps, alors faisons-le, et cultivons la satisfaction du changement obtenu, qui nous encourage à continuer.

Afin de cultiver l'amour de notre corps, cessons de porter notre attention sur des détails que nous trouvons trop ceci ou trop cela, et commençons à la porter sur celles qu'il nous est possible d'aimer, sur les idées que l'on est heureux d'avoir, et sur les actions que l'on est heureux d'effectuer. Nous devenons alors, une autre personne, plus heureuse. Une personne qui rit de la futilité d'avoir été un jour complexée. [24]

---

[24] Un manchot ne peut admirer la beauté de l'agilité d'une main. Pour un manchot cul-de-jatte c'est encore plus compliqué (j'ai connu un mendiant manchot et cul-de-jatte, au Bangladesh. Un sourire lumineux et permanent éclairait son visage et le récompensait d'une famille et d'une maison. Un bon exemple d'une personne extrêmement vulnérable et heureuse, qui a sa place dans la société et qui est généreuse du partage de son bonheur).

039 - Guide du miroir

Les autres ne savent pas qui tu es. Même tes proches ne connaissent pas la complexité de ta personne. Toi-même tu ne le sais pas. Les autres te jugent uniquement sur des apparences, après un court instant passé avec toi. Puis, ils pensent te connaître. Leurs imaginations galopent, pour te juger, et pour se juger en se comparant avec toi, en projetant leurs jugements d'eux-mêmes. Clairement, il est plus confortable que les autres aient une bonne opinion de toi. Mais, s'ils ont, arbitrairement, des préjugés, et une mauvaise opinion de toi, n'en sois pas affecté. Vis ta vie. La priorité, et la seule chose qui importe, est que tu aies une bonne opinion de toi-même, et que tu saches la justifier.

Eventuellement, tu peux te placer en observateur du jugement que les autres ont de toi, et aussi te placer en observateur de l'émotion que tu ressens à ces moments. Être en équilibre, dans l'analyse de la cause présumée du jugement, sans l'oscillation extrême de l'émotion, dans la profondeur de la respiration, et dans le moment présent, ou en retournant à ta pensée de la réalisation de tes ambitions et de tes progrès pour y parvenir.

◆

'Tout ce qui te dérange chez les autres, c'est seulement une projection de ce que tu n'as pas résolu en toi-même'

Buddha

Construire son bonheur, c'est aussi savoir préserver son intimité. Il est souhaitable d'entretenir et de visiter souvent notre intimité, notre jardin intérieur, encore appelé jardin secret. C'est un lieu privé, où l'on est en sécurité, où nous sommes certains de ne pas être dérangés, où nous pouvons sereinement nous reposer et où nous pouvons écouter nos intuitions. Dans ces moments privilégiés, nous réalisons que chacun de nous, même bien entouré, est seul, seul face à ses pensées, ses problèmes, ses solutions et ses responsabilités. C'est dans l'acceptation de cette solitude authentique, libérée des illusions de nos besoins de validation, que réside l'accès à notre paix, à notre bonheur et la bonne qualité de nos relations avec les autres.

On trouve dans l'architecture, des jardins construits au cœur de maisons. Ces jardins symbolisent ce jardin de secret, le jardin intérieur des individus comparé à la précieuse intimité au cœur des maisons. Il est aussi important de maintenir une solide intimité individuelle, que l'intimité dans sa famille et dans sa maison. Car ici, au cœur de notre vie privée, nous évoluons dans un mélange d'histoires, de confiances, d'amour et d'une multitude d'interactions complexes. Il est bon de respecter et de défendre notre vie privée et celle des autres.

On se trompe grossièrement, pensant se donner de l'importance, en dévoilant son intimité ou celle des autres, cela a le direct effet inverse, on se donne lamentablement en spectacle et on blesse profondément les personnes dévoilées.

Ces respects de notre intimité et de celles des autres, sont des comportements importants dans notre quête du bonheur. Car ils nous apportent de nombreux avantages, et aussi parce que ce sont souvent des comportements qui nous font défauts, comme le témoigne la popularité d'exposition de vies privées des personnes plus ou moins célèbres. Nous nous divertissons alors, de voir les erreurs et les malheurs des autres, qui nous donnent des excuses pour amenuiser les nôtres.

Ces comportements étant tellement répandus, il est probable que toi aussi tu t'y laisse, plus ou moins, aller.

Observe tes comportements, change-les si nécessaire, et après avoir ressenti le bien-être que ces changements te procurent, continue tes efforts pour éliminer les comportements qui te nuisent et pour privilégier les comportements qui te rendent plus heureux.

041 - Guide du Savoir être heureux seul

Quels que soient les aspects et les conditions de nos vies, notre capacité de comprendre et de jouir du bonheur d'être seuls avec nous-mêmes, tout en étant heureux avec les autres, est de la plus haute importance.

Nous venons de voir, que nous sommes foncièrement seuls. La peur d'être seul est, elle aussi, naturelle. On l'observe chez le jeune bébé, qui pleure dès qu'on le laisse seul.

Le bonheur d'être seul, s'il n'est pas ressenti et cultivé, laisse une grande place à cette peur. Cette peur, qui est avec le manquement à s'aimer soi-même, à l'origine de tous les abus. C'est aussi cette peur d'être seul, qui engendre notre difficulté d'être contredits ou commandés. Et c'est aussi cette peur, qui nous désoriente, quand on passe, souvent brusquement, d'une situation accompagnée à une situation seule, quand nous n'avons construit aucun repère de vie seul, et que les seuls repères que nous ayons sont ceux en compagnie des autres ; cette désorientation, bien normale, peut alors durer de nombreuses années ; ou bien, on peut, rapidement découvrir et jouir des joies de vivre seul, et si on les connait déjà, on peut rapidement les retrouver.

Que l'on soit seul, ou bien accompagné, découvrir le bonheur d'être seul avec nous-mêmes, va nous permettre d'être plus heureux, et d'être plus efficaces et de meilleurs acteurs, lors de nos interactions amoureuses, professionnelles et sociales. Lors de ces interactions, en étant plus fort, plus sur de nous et en ayant supprimé cette dépendance vis-à-vis des autres, nous arrivons alors, à augmenter notre présence et notre contribution. Nous arrivons aussi à maintenir notre bien-être, aux moments de quitter ces relations. Notamment, nous développons ainsi, la très précieuse maitrise de l'art de savoir quitter une assemblée, ou de quitter une personne, dans de bonnes conditions et aux bons moments, une maitrise qui nous sert au quotidien. En partant, nous ne ressentons aucun malaise ou aucune peur, mais nous restons forts, stables et heureux en passant d'une situation à l'autre.

Dans notre vie professionnelle, nous augmentons aussi notre efficacité et notre réussite, que ce soit lors des interactions avec notre équipe, avec nos collaborateurs, avec les autorités ou avec nos clients.

Nous sommes tous très concernés par notre bonheur dans nos vies privées. Nos relations amoureuses et familiales nous apportent des joies intenses. Elles nous apportent aussi des peines intenses. Nous ressentons pareillement des joies et des peines intenses, dans le confort de la solitude. Par contre, nous pouvons vivre un bonheur inconditionnel et durable, indépendant de nos conditions amoureuses et familiales, seuls ou accompagnés, et en toutes circonstances, développer le ressenti d'être heureux d'exister.

Les moments où on est seul, sans porter de regards sur les autres et loin du regard des autres, sont des moments privilégiés que l'on doit vivre pleinement, en en profitant pour se reposer et prendre du recul par rapport aux tumultes de la vie, pour goûter à nos qualités, pour prendre mieux soin de soi et s'aimer plus, et pour mieux aimer les autres.

On a aussi l'avantage à rechercher les opportunités de jouir de la solitude lors de courts moments (lors de transports en voiture, bus, métro ou à pied, quand on va aux toilettes), ou bien lors de plus longs moments d'introspection.

◆

'Prendre l'habitude de rester un peu seul dans ta chambre s'avèrera plus bénéfique que tout autre chose'

Rumi

◆

'Le droit à la vie privée est le point de départ de toutes les libertés'

W.O. Douglas

◆

Déclaration Universelle droits de l'homme, Art.12 :

'Nul ne sera l'objet d'immixtions arbitraires dans sa vie privée, sa famille, son domicile ou sa correspondance, ni d'atteintes à son honneur et à sa réputation. Toute personne a droit à la protection de la loi contre de telles immixtions ou atteintes.'

042 - Guide de l'Acceptation

L'acceptation de la réalité est un pilier du bonheur ☺

Apprendre à accepter la réalité, et choisir d'être heureux dans cette réalité, est le plus puissant progrès, sur lequel nous devons travailler, pour être heureux.

Par définition, la réalité est notre seule vérité, notre seule circonstance qui existe, le moment présent.
Nous devrions tous arriver à comprendre et à accepter que notre réalité soit changeante par nature, qu'après avoir été facile et douce elle devient difficile et acide, pour ensuite redevenir favorable. Nous devrions tous arriver à le comprendre, car ceci est une simple définition de la vie. Pourtant, c'est notre incompréhension et notre refus de cette simplicité qui nous rend malheureux.

Quand nous acceptons la réalité de la vie, nous pouvons décider de vivre heureux, en aimant la vie, à chaque instant, le matin au réveil, quand nous sommes coincés dans les embouteillages, quand nous passons du temps avec nos collègues et avec nos amis, quand nous rencontrons un nouvel ami, quand cet ami nous quitte, quand nous descendons nos poubelles dans la rue, quand on balaye notre sol, et le soir au moment de nous endormir.

Prenons la vie avec simplicité et légèreté, aimons la vie et soyons heureux.

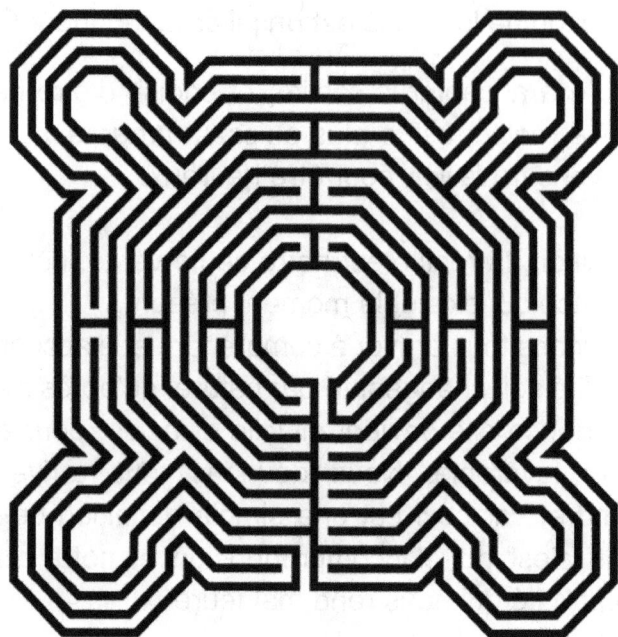

👀 Exercice 56 : Le labyrinthe de ta vie

Le motif du labyrinthe, apparaît dans de nombreuses, si ce n'est toutes, les civilisations et sur tous les continents. On le retrouve déjà à la préhistoire, et dans l'Egypte ancienne. On le retrouve dans des cathédrales, où il est considéré comme un pèlerinage, en particulier pour les personnes qui ne peuvent pas physiquement voyager. On en rencontre, aujourd'hui, de nouveaux, dans nos parcs et dans nos architectures.

Il symbolise le cheminement initiatique de la vie. Il contient des obstacles, des impasses et des complexités. Il n'est pas facile, mais immanquable, d'arriver au centre, guidé et jamais égaré.

La pratique de cet exercice, est de te servir du côté opposé à la mine de ton crayon, et de suivre sur le dessin de la page ci-contre, le parcours du labyrinthe depuis l'entrée jusqu'au point central, puis de revenir en sens inverse jusqu'à la sortie.

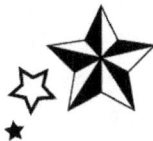

'Le cheminement initiatique du labyrinthe mène au cœur de soi-même'

Carl Gustave Jung

043 - Guide de la satisfaction

Apprécie et soit reconnaissant des bonnes choses qui meublent ta vie, et des bonnes choses qui t'arrivent. En d'autres mots, ceci correspond à pratiquer la gratitude. La gratitude, est, avec l'émotion sincère qui l'accompagne, un des sentiments les plus puissants pour être heureux.

Même dans la pire des situations, où l'on peut se trouver, il y a toujours quelque chose que l'on peut apprécier et en être reconnaissant. La vie est belle[25]. La joie de respirer, voir, entendre, marcher, contempler, le soleil brille. Je sais où dormir ce soir et même ce sera dans un lit. J'ai un toit au-dessus de la tête. J'ai un ami, un amour, une passion. L'infirmière est très jolie et très gentille. Le médecin est souriant et il fait de bonnes blagues. 'Il y a des gens qui ont un cancer, moi j'en ai quatre'[26]. Combien il est bon de boire cette eau, la beauté de cet arc-en-ciel est transcendante, le bonheur d'un inconnu, etc.

En prenant l'habitude d'être reconnaissant, on s'aperçoit, que nous avons beaucoup d'opportunités de l'être et d'être heureux. Ces chances, que nous avions l'habitude de vivre dans l'indifférence, deviennent des moments de bonheur, qui s'additionnent à tous les autres, que nous apprenons à découvrir dans notre quête du bonheur. Le bonheur illumine notre visage, et nous arrivons, de plus en plus, à

---

[25] Clin d'œil au film de Roberto Benigni

[26] Paroles prononcées, en privé avec l'espièglerie, l'enthousiasme et l'immense joie de vivre dont il faisait constamment preuve, par l'extraordinaire Auteur-Compositeur-Interprète et Philosophe Ricet Barrier que j'ai eu la chance et le privilège de connaitre.

saisir les opportunités d'être chanceux, de la même manière que nous avons vu qu'aimer le succès favorise la réussite dans nos vies.

◆

'La reconnaissance n'est pas seulement la meilleure des vertus, c'est aussi la mère de toutes les autres.'   Cicéron

◆

'Le contentement apporte le bonheur, même dans la pauvreté. Le mécontentement apporte la pauvreté, même dans la richesse.'

Confucius

◆

'Être heureux, ce n'est pas tout avoir,
c'est d'avoir besoin de rien d'autre'   Zen

◆

'Les moments où l'on peut dire de nous que nous sommes vivants, sont ces moments où nos cœurs sont conscients de nos trésors'

T. Wilder

◆

'Lorsque nous exprimons notre gratitude, nous ne devons jamais oublier que le plus grand des remerciements ne se trouve pas dans l'expression des mots mais dans le vécu conscient'

John F. Kennedy

☯☯ Exercice 57 : Gratitudes et manques

<u>Première partie, gérer les manques</u> :

Observons les moments où nous ressentons, la douleur d'un manque. Analysons alors, ce sentiment de manque ; on s'aperçoit, le plus souvent, qu'en fait nous faisons vagabonder notre imagination de façon erronée, car nous n'avons pas vraiment besoin de ce qui nous manque (voir aussi le Guide du désir), nous vivons bien avec ce que nous avons, et nous pouvons en être heureux.

Les mêmes mécanismes de la pensée, qui ont déjà été décrits, entrent en jeux avec les sentiments de gratitude et avec les sentiments de manque (notre capacité de choisir ce que l'on pense, le caractère addictif de ce à quoi l'on pense, et la disparition des pensées que nous ne cultivons pas).

Alors, plutôt que de penser à un manque, nous pouvons penser positif, penser aux choses pour lesquelles on est reconnaissant, et penser à l'abondance naturelle, jusqu'à éliminer cette douloureuse sensation de manque (comme par exemple au moment de payer une facture, cultiver la reconnaissance de la chance et du bonheur de bénéficier de ce que l'on paye, plutôt que d'être malheureux à l'idée de la soustraction dans notre budget, ou de la peur de ne pas avoir assez).

En ce qui concerne l'abondance, elle est en effet naturelle. Cette caractéristique s'observe par exemple dans la nature, avec les végétaux qui ne cessent de pousser, les arbres qui année après année donnent une multitude de fruits, ou le soleil qui produit chaque jour une énorme quantité de lumière et de chaleur. Cette abondance s'observe aussi dans la profusion de résultats que l'on obtient suite à notre concentration et à notre action.

Dans la quête du bonheur, qui dépend d'une meilleure connaissance de soi, et d'une meilleure conscience d'être en vie, tu bénéficieras d'être attentif à ton ressenti du sentiment de manque, car c'est un sentiment compliqué. Tout d'abord, il faut comprendre que tu es en train de le ressentir, puis il faut comprendre la raison ainsi que la légitimité de sa présence, son effet, et enfin ta réaction en rapport à son effet.

Tu peux méditer sur le fait que, si vous tu n'es pas heureux avec ce que tu as, tu ne seras pas heureux de ce que tu obtiendras, ce qui signifie que tu peux éventuellement éliminer le bonheur de ta vie. Alors que le bonheur est abondamment disponible pour toi à tout moment.

La souffrance du manque matériel, quant à elle, peut être aussi, très compliquée, à deux titres :

o Dans certains cas, elle est bien réelle, comme un manque de nourriture peut nous faire mourir de faim. Mais, ce sentiment de manque peut être vicieux. Car, au moment de manger, la peur de manquer peut venir gâcher le plaisir de manger. On pense, alors, avec angoisse, que l'assiette sera bientôt toute mangée. Où on pense que le pot de cette très bonne confiture, sera bientôt vide. Ou encore, on pense, qu'avec ce qui nous reste, on ne finira pas la semaine, ou le mois, ou l'année. On est même capable, de souffrir toute une vie de manques, pour, plus tard, réaliser, ne jamais avoir manqué.

o On peut s'apercevoir aussi, que l'on a souvent souffert d'un manque de posséder quelque chose, et que peu de temps après finalement être arrivé à posséder cette chose, sa possession ne nous procure aucune joie, on la néglige et on passe à une nouvelle souffrance d'un manque d'en posséder une autre.

Cette analyse nous fait mieux comprendre l'intérêt, de nous observer, de mieux nous connaitre, de mieux comprendre nos besoins, nos manques, nos désirs, nos sensations, nos émotions et nos sentiments. Alors, nous trouvons santé et bien-être en satisfaisant, de manière optimale, nos besoins physiologiques, nos besoins de sécurité, nos besoins d'appartenance, nos besoins d'estime et nos besoins de nous accomplir.

Nous comprenons mieux, combien il est important et prioritaire, d'être heureux en satisfaisant nos besoins, et de connaitre la nature de nos manques afin de mieux les gérer.

Si, à l'occasion, on possède une chose qui est un luxe, au-delà de nos besoins. Nous nous efforcerons alors, de jouir pleinement de l'usage de cette chose, dans la limite de nos besoins, d'éviter la peur de la perdre, et d'éviter la peine quand nous la perdons en nous souvenant, avec gratitude, de la chance et de la joie de l'avoir possédée, ainsi que de la possible opportunité de la retrouver.

<u>Deuxième partie, lister les gratitudes</u> :

Te remémorer les bonnes choses te procurera du bonheur, réduira la peine accompagnant les choses difficiles et facilitera ta perception et la réalisation de nouvelles opportunités. Régulièrement, saisi l'opportunité d'un moment libre, pour penser à être reconnaissant et à dire 'merci' à la vie, pour les bonnes choses qui t'arrivent.

o Pendant 30 jours, avec une attitude ludique, écris chaque jour sur ton ordinateur ou sur un cahier, au moins 3 choses qui sont arrivées pendant ta journée et pour lesquelles tu es reconnaissant.

   (Tu peux continuer cet exercice pendant des périodes plus longues que 30 jours. Tu peux même faire de cet exercice, une habitude quotidienne, pendant très longtemps, car l'exercice demeurera très bénéfique.)

o Joue à l'explorateur, en recherchant, dans ton quotidien, des nouvelles raisons d'être reconnaissant. Ce jeu sera très amusant, et tu seras surpris par tes découvertes.

o De temps en temps, par exemple les moments difficiles, relit cette liste ; Cela t'apportera de l'inspiration, du bien-être, de la santé physique et mentale.

044 - Guide de l'Innocence

Dans les premières périodes de notre vie (bébé, enfant, adolescent), la croissance physique et l'apprentissage de la vie, comportent, comme toutes les périodes de la vie, leurs parts spécifiques de souffrances. C'est aussi dans ces périodes, que nous ressentons, sans entraves, la plus grande liberté et les plus grandes joies. Devant nos efforts pour devenir adulte, et marchant dans le brouillard, tout comme nos parents l'avaient fait avant nous, nous rencontrons les peines, les peurs, les regrets, les hontes, les tromperies, les agressions et les échecs.

Nous oublions alors, notre pure joie de vivre, notre innocence et notre bonheur inconditionnel d'enfant, qui sont notre nature véritable gravée dans notre subconscient. Devenus adultes, nous souffrons, de la dissonance avec nos idéaux subconscients.

Nous rencontrons ici, plusieurs difficultés. Lorsque nous sommes de jeunes enfants, tout va bien, puis nous sommes influencés, non seulement par les difficultés de la vie, mais aussi, d'un côté, par notre désir de nous affirmer en tant qu'adulte, et d'un autre côté par notre entourage qui nous demande de la maturité. Notre innocence est ainsi étouffée.

Nous aurons de grands avantages, une fois devenus adultes, à retrouver fréquemment les joies, les rires, la légèreté, la gratuité et l'innocence qui faisaient grandement partie de notre enfance.

⊕

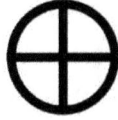

Notons ici, les trop nombreux cas, qui sont aussi évoqués dans une autre partie du livre, où l'innocence de l'enfant est malheureusement violentée ou abusée, parfois dès le plus jeune âge. Ces victimes bénéficieront encore plus de rechercher, même si au départ cela leur semble impossible, du fait que la douleur persistante étouffe le bonheur, les moments de bonheur innocent de leurs enfances, et l'innocence dans leurs vies adulte. Ces pratiques seront pour elles, comme un rayon de soleil qui fait naitre la graine du souvenir de l'innocence profondément enfouie dans le sol ; et elles pourront savourer la contemplation de la plante qui grandie et fleurie. Du fait que la peine est aigue, que ces victimes ne soient pas vexées par la légèreté de l'image de la plante qui s'épanouie, et que calmement, elles puissent faire cet exercice de souvenir de l'innocence, en ayant confiance en la puissance de la pratique de la pensée positive.

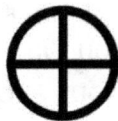

⊕

❂❂ Exercice 58 : Explosion de rire

o Prends un moment, et rappelle-toi un moment où tu as ressenti une joie immense, où tu as explosé de rire, où même tu es parti dans un long fou rire.

o Rappelle-toi, en détail, ce moment plein d'innocence.

o Ce souvenir t'apporte sûrement beaucoup de joie. Peut-être même es-tu en train de repartir dans un fou-rire. Savoure la joie de ce souvenir, cela permettra à la joie d'être plus présente dans ta vie, au-delà du seul temps du souvenir.

Car, ici encore, se mettent en marche, des mécanismes que l'on retrouve souvent dans ce livre : un effort initial de vivre un moment de bonheur, nous permet de construire une habitude de vivre de tels moments de bonheur, nous permet d'être plus attentif aux opportunités de vivre de tels moments, et devient le point de départ d'une cascade d'évènements heureux. Le bonheur apparait alors, une question d'effort multipliés et de choix d'activité, avec l'acceptation de modifier nos emplois du temps et de nos habitudes. Seule l'impulsion est contraignante, car, dès le démarrage de l'action on ressent son plaisir, qui nous persuade de continuer, puis de renouveler l'effort de l'impulsion, jusqu'au moment où le nouveau comportement devient une habitude et où l'impulsion est naturelle. Par contre, paradoxalement, nous avons plus de mal à changer notre personnalité, et à accepter d'être heureux, quand le malheur est devenu une définition de notre personnalité. L'impulsion de rire et savourer les retrouvailles avec notre innocence d'enfant, nous aide à accepter d'être libre et heureux à nouveau.

◆

'Quand un artiste ne peut se souvenir de sa petite enfance, il n'est qu'à moitié réalisé, en tant qu'artiste et en tant qu'homme'   J. Thurber

◆

'Les enfants sont de grands sages : ils savent s'émerveiller, s'amuser, rire, se concentrer sur le moment présent, dormir quand ils sont fatigués. Ils sont simples et sans préjugés. Nous avons beaucoup à apprendre d'eux'

Catherine Rambert

◆

'J'ai quitté mon enfance comme on s'échappe d'un pays dans lequel on a trop souffert, en se jurant de ne plus jamais y refoutre les pieds, mais c'est ce pays-là qui d'entre tous me manque le plus'   Emilie Frèche

◆

'Un enfant peut toujours enseigner trois choses à un adulte : être content sans raison, s'occuper toujours à quelque-chose et savoir exiger de toutes ses forces ce qu'il désire'

Paulo Coelho

045 - Guide pour observer ses Désirs (34 questions)

Le désir est paradoxal. Le désir de l'un est un dégoût pour l'autre. Il est une énergie vitale. Il peut être éphémère et il peut être excessif, au point de devenir mortel. Le bonheur est tantôt défini comme la satisfaction des désirs, tantôt comme l'absence de désir. Certains d'entre nous ne voient aucune alternative au manque de désir de vivre ; tandis que d'autres, conçoivent, trouver le bonheur dans l'absence de désir.

Nous bénéficierons de nous poser de nombreuses questions sur nos désirs. Heureusement, les guides de ce manuel nous aident à trouver des réponses.

o Qu'est-ce que je désire devenir et faire ?

o Si je ne sais pas encore ce que je désire, suis-je capable de désirer être confiants que je le saurai prochainement ?

o Si je suis désespéré, puis-je trouver une étincelle d'énergie vitale, dans le désir puis dans la joie de respirer, et de regarder la roue tourner ?

o Pourquoi je désire ceci ?

o Quel est cet étrange désir pour cette chose qui ne me plait pourtant pas, ne me correspond pas, et même qui me m'embarrasserait, si je la possédais ?

- Si je m'imagine vivre, quelque temps, avec l'objet de mes désirs, est ce que l'image me plait ?

  - Est-ce un caprice, ou phantasme sans lendemain ?

  - Est-ce un désir inaccessible ?

- Est-ce que je me trompe, en m'attardant à penser, que ce désire me procure de la joie, alors qu'il me fait souffrir ? Ne ferais-je pas mieux de l'éviter, et si je l'aperçois, de le laisser s'envoler, en éprouvant aucune émotion, si ce n'est le plaisir de le voir voler ?

- Mon désir est-il ambitieux, comme il se doit ?

- Ce désir me procure t'il la souffrance d'un manque ?

  - Quel peut être la raison de cette sensation ?

  - Une fois la sensation de manque évaluée, n'est-il pas raisonnable de l'arrêter ? Puis-je, en cet instant, vivre un moment heureux, plutôt qu'une souffrance ?

  - Puis-je, à la fois chérir ce désir et le laisser aller ?

  - Puis-je être avec cet objet désiré, libres de se réaliser ?

o Fais-je ce qu'il faut, pour satisfaire mon désir ?

o Est-ce le bon moment, maintenant, de tant et encore désirer, plutôt que de respirer, et, devenu plus fort, s'occuper de la priorité, éventuellement celle qui me rend heureux de marcher en direction de l'objet désiré ?

o Ais-je fait aujourd'hui, une chose contribuant à la satisfaction de mon désir ?

o Ce que je fais en ce moment, contribue-t-il à la satisfaction de mon désir ? Sinon, Ne pourrais-je pas plutôt faire cette autre chose, qui me rendrait heureux, et qui me donnerai la satisfaction de progresser, en direction de l'objet désiré ?

o Quand j'ai obtenu l'objet de mon désir, est-ce que je cultive le plaisir ?

o Est-ce que je me souviens de mon désir insatisfait précédent ? Qu'est ce j'en conclue ?

o Quand j'échoue dans l'obtention d'un désir, suis-je, longtemps, comme un escargot, dans une coquille de tristesse, de honte ou de regret, prostré, inerte, avec du mal à respirer ?

Ou bien, est-ce que je comprends ma priorité, de rester lucide, et de regarder le vrai visage de cette tristesse. Pour ainsi la voir s'évaporer. Me permettant de ne plus être, prosterné et asphyxié devant la dépouille du désir ?

o Comment je réagis quand mon désir n'est pas satisfait ?

Si, une fois de plus, fantaisiste qui refuse la réalité, je ressens de la peine :

- Dure t'elle longtemps ?

- Qu'est-elle vraiment ?
- Est-ce que j'arrive à rebondir de plus en plus rapidement ?

- Est-ce que je trouve de la satisfaction dans ce que la peine m'a appris ?

- Et si j'y suis arrivé, suis-je en mesure de totalement effacer la peine pour être seulement satisfait, le désir oublié ?

- Est-ce que je savoure ce bien-être, en cet instant ? Et, en l'instant d'après ?

o Ais-je déjà goutté, la satisfaction avec ce que j'ai présentement, libre, sans aucune imagination d'un désir de le changer ?

- Est-ce que je cultive cette satisfaction ?

046 - Guide de la Colère

Mon expérience partagée ici, n'est pas un vécu de la colère, car je ne me souviens pas de la dernière fois que je me suis mis en colère. C'est un vécu de son observation.

Ce qui est le plus frappant dans la colère, sont les signes d'incohérence inconsciente, que nous sommes capables de démontrer : nous pouvons briser nos affaires, même nos objets préférés ; blesser les gens qu'on aime, et les quitter ; donner un spectacle dégradant, voire effrayer une assemblée ; utiliser la violence sans mesurer les conséquences ; arrêter de faire une chose ou quitter un lieu que l'on aime, et même les compromettre, etc.

Ces incohérences, qui nous affectent, même durant les plus petites et les plus brèves colères, sont des incitateurs puissants pour nous convaincre de supprimer la colère de notre vécu.

Certaines circonstances, agressions, frustrations, insultes ou désaccords génèrent en nous de la colère et même parfois une colère violente. Il est dommage de violemment réagir, car la violence génère la violence. Et la colère produit un stress destructeur de notre santé.
Il est aussi préférable d'éviter le contact avec les personnes en colère. S'il nous arrive d'en côtoyer une, il est souhaitable de ne pas renchérir, et en gardant son calme de suspendre la conversation.

Voyez cet automobiliste qui crie après cet autre, parce que celui-ci a oublié de mettre son clignotant. Et cet autre de crier plus fort. Et le premier de sortir brusquement de sa voiture pour venir se battre avec cet autre. Puis l'un est blessé et les deux se retrouvent avec de gros problèmes et voient leurs vies basculer. Tandis que si le premier n'avait pas réagi à ce désagrément mineur, ou si cet autre n'avait pas renchéri, la vie aurait continué son cours tranquille, vers de possibles et bien plus probables meilleures circonstances.

◆

Il est bien aussi d'éviter de s'approcher de personnes que l'on perçoit étant en état de crise ou éventuellement sous alcool.
Si la personne en état de crise est un ami ou un proche, on devrait lui demander si elle a besoin de quelque chose puis attendre que la personne se calme, mais, sans nous-même, perdre notre calme, ni notre patience.

La personne qui nous agresse, se sert de nous comme un miroir pour exprimer son malaise, sa solitude ou tout autre de ses problèmes. Comme nous sommes son image, la personne est très sensible à notre réaction. Si, par exemple nous réagissons avec mépris, la personne colérique se sent méprisée et sa colère risque de s'amplifier. Si au contraire, nous réagissons avec calme et respect (sans aucun dédain), sa colère diminue.

Quand on voyage ou travaille en Asie on nous recommande de ne pas nous mettre en colère. Les colères y sont nettement plus rares que dans le reste du monde. Etant plus rares, elles sont aussi plus graves, dans le sens qu'il est difficile de regagner la confiance d'une personne contre qui on s'est mis en colère. Une personne qui cède à la colère ressent une profonde honte et perd le respect des autres. Cette différence géographique et culturelle est une preuve que la colère n'est pas une fatalité et qu'il est possible de l'éliminer.

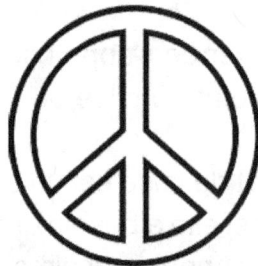

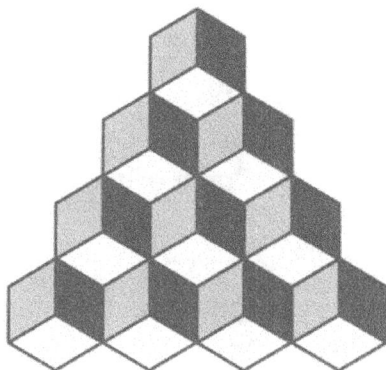

'Tout le monde peut se mettre en colère, c'est facile. Mais se mettre en colère avec la bonne personne, avec la bonne intensité, au bon moment, de la bonne façon n'est pas une chose facile'

Aristote

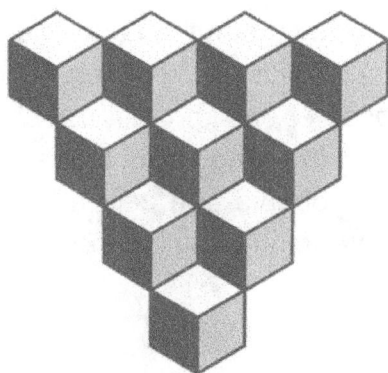

047 - Guide du Savoir dire 'non'

Comme pour justifier les nombreux jours passés à souffrir le discours insipide, les ragots cruels et les répétitions incessantes de Marcel, Corinne me répondit 'Je ne sais pas dire non'.

Lorsque l'on accepte à contrecœur de faire telle ou telle chose, ou bien de rencontrer telle ou telle personne, parfois de manière répétitive, cela est non seulement un manque de sincérité et d'honnêteté, qui va attiser les défauts que l'on reproche à cette personne, mais c'est, pour nous, une grande source de stress et un gaspillage de temps, qui vont à l'encontre d'une vie heureuse.

'Je ne sais pas dire Non', ceci n'est pas une caractéristique immuable comme 'avoir les yeux verts' ou 'cinq doigts à une main'. On peut très bien, et très facilement changer cette tendance. Toutefois, ce n'est pas si simple, car Corinne, dans son inconfortable zone de confort, continue d'avoir ce type de relation avec Marcel. Notre générosité à vouloir aider une personne en difficulté, est certainement une chose très positive, et même une source de bonheur. Mais uniquement si cela est fait avec bon-cœur, et avec une intention solide et stable. Il est par contre une erreur de penser, qu'agir ou interagir à contrecœur soit bénéfique. Il est même fort probable que cela ait un effet contraire préjudiciable à soi-même et aux autres.

Ici encore, on considérera, dans notre quête du bonheur, la bonne gestion de notre temps, et comment on meuble notre temps. Ainsi, plutôt que de passer du temps à faire une chose qui nous stresse et nous met mal à l'aise, il est préférable d'employer ce temps à prendre soin d'une personne que Marcel ou de soi-même ; ou à faire une chose excitante, agréable, relaxante et enrichissante. Et si l'on a du mal à trouver cette chose à faire, il faut chercher. Le dicton 'Quand on cherche on trouve' est exact. Et, si l'on ne trouve pas directement, tout du moins on est satisfait de progresser.

Corinne, comme chacun d'entre nous, désire la liberté et le bonheur. Il s'avère, afin de les obtenir, qu'il soit nécessaire qu'elle fasse un effort pour apprendre à dire 'non', et qu'elle corrige cette tendance, qui jusqu'à maintenant lui donnait une sensation d'exister, pour la remplacer par une autre tendance qui la rendra plus heureuse d'exister.

◆

'Quand vous dites "oui" aux autres, assurez-vous que vous ne dites pas "non" à vous-même'

Paulo Coelho

048 - Guide de la Vérité

La recommandation de s'efforcer de dire la vérité peut paraître moralisatrice. Elle est pourtant fortement justifiée pour avoir une vie heureuse, en son for intérieur et en communauté. Car mensonges et malhonnêtetés génèrent culpabilités, malaises, suspicions et conflits. De même que l'eau trouve toujours un chemin pour s'écouler, mensonges et malhonnêtetés sont toujours découverts et sont ainsi à l'origine de perte de confiance, perte d'estime et même de ruptures de relations.

Quand nous mentons, nous nous mentons en premier à nous-même, nous souffrons ainsi d'une perte de confiance et d'amour propre.

La vérité est plus puissante que le mensonge. Et, si le mensonge a l'illusion de gagner une ou même plusieurs batailles, il finit toujours par être perdant. La vérité est la réalité, avec sa pureté, sa facilité et sa limpidité. Le mensonge dénie la réalité, avec chaos, malaises et conséquences.

Le mensonge est inutile et facile à éviter, nous avons d'autres opportunités d'explorer nos faiblesses. Pour y arriver, Il suffit de prendre la décision de cesser de mentir, puis de maintenir cette décision.

Est-il possible que tu ais pris l'habitude de mentir, ou que tu mentes sur un point spécifique, sans vraiment t'en rendre compte, en étant résigné ou sans donner d'importance à tes agissements ?

La vérité, est un puissant carburant, qui alimente naturellement tes autres comportements positifs et des circonstances heureuses de ton existence. Le mensonge est tout aussi puissant, il te conduit, sans que tu t'en aperçoives à te noyer dans l'ivresse d'autres comportements négatifs, et en t'en apercevant, à vivre des circonstances malheureuses.

Sois attentif à l'observation de ces dynamiques, (la facilité avec laquelle tu additionnes les agissements et les circonstances heureuses, et l'ivresse aveuglante qui te conduit à additionner les agissements destructeurs qui nuisent à ton bonheur et te font vivre une suite de circonstances malheureuses), car elles sont plus puissantes que ta volonté (Une influence hormonale, dirige alors la dynamique triangulaire corps-pensée-action). Par contre ces observations te permettront, naturellement, de renforcer ta volonté de changer, pour vivre avec bonheur de meilleurs agissements et de meilleures circonstances.

☻☻ Exercice 59 : Est-ce que tu mens ?

Voici de nouvelles occasions de t'amuser :

Premier exercice :

Observe les éventuels moments où tu mens aux autres. Puis, explore en profondeur les raisons pour lesquelles tu as menti. Une fois touchées, les raisons pourront être corrigées et sortir du jeu, et tu pourras de nouveau observer et savourer la délicieuse fluidité de la vérité.
Observe aussi la réalité des bénéfices et des pertes engendrées par de ta malhonnêteté, et tires-en les conclusions.

Deuxième exercice :

Observer et questionne tes croyances, pour comprendre quand tu te mens à toi-même.
Ainsi, il est utile, de continuellement observer les opposés ou les contradictions de tes croyances. Il en résultera que tes croyances seront ou bien confortées ou bien modifiées.
Cela peut être un peu difficile, car tes croyances sont les bras et les jambes de ton corps mental. Quand tu découvres la nécessité de modifier tes croyances, tu vas ressentir le bonheur de mieux marcher, avec tes nouvelles jambes, mais il est probable que tu ressentes de la peur, et momentanément de la douleur, lors de l'amputation des anciennes.

Il n'est pas correct de justifier le mensonge en certaines occasions.

Imaginons, pour le démontrer, nos vies dans un monde sans mensonge. Où les relations sont limpides et en totale confiance. Où tout le monde a compris que la plus grande victime d'une escroquerie, est l'escroc. Où l'on ne se ment pas à soi-même. Où l'on apprécie la transparence, la fluidité et la réalité.
Un tel monde, peut paraitre une utopie, cependant, il est celui, en direction duquel, nous conduit notre évolution.

Tu peux, maintenant, choisir d'agir en ce sens et de contribuer à la dynamique de notre évolution. Il en résultera, en premier et instantanément, que tu seras plus heureux.

Note que cela implique aussi un autre travail de développement personnel afin d'éviter les comportements qui t'obligeront à mentir.

◆

'Trois choses ne peuvent rester cachées longtemps : le soleil, la lune et la vérité'

Buddha

◆

'La vérité appartient au passé, et le mensonge appartient au futur'

Anonyme

049 - Guide de l'heureuse compagnie

Il te sera bénéfique, de rechercher la compagnie de gens heureux, pleins de vitalité, dynamiques, entreprenants, souriants ou amusants. Le bonheur est contagieux, alors laisse-toi contaminer, et contamine les autres.

Comme toute recherche, cela te demande d'être curieux, ouvert et entreprenant.

Il est aussi souhaitable et important, qu'avant et durant, ces rencontres, tu ressentes de l'amour pour toi-même, plutôt que de compter uniquement sur ton heureux interlocuteur pour augmenter ton bien-être. Cela contribuera à bonifier la rencontre et ta contribution au bonheur ; cela lui permettra de s'amplifier et de se renouveler.

Nous sommes comme des éponges. Les sentiments et les comportements des autres nous influencent et sans nous en rendre compte, sans même le vouloir, nous adoptons ces sentiments et ces comportements. Ceci est une puissante vérité qu'il est bon de se rappeler.

♦

'L'amour, l'amitié, c'est surtout rire avec l'autre, c'est partager le rire que de s'aimer'

Arletty

Planifie une visite :

o Maintenant, pense à un de tes amis ou à un membre de ta famille qui respire le bonheur, puis arrange une rencontre prochaine.

o Considère cette visite comme un moment privilégié de bonheur, pendant lequel, tu vas être aussi bien généreux qu'attentif.

o Au cours de cette visite, ne parles pas de choses négatives, et change rapidement de sujet si ton interlocuteur aborde un sujet négatif, afin que cette visite puisse être purement positive et vous transporter tous les deux de bonheur.

o Renouvelle souvent l'exercice.

♦

'Des amitiés saines sont celles qui stimulent, qui animent, ce qui augmente notre vitalité, qui éveillent en nous étincelle, éloquence, courage, qui nous rendent plus forts et meilleurs'

Henri-Frédéric Amiel

050 - Guide pour demeurer inébranlable

Certains d'entre nous sont des malheureux chroniques. Ces personnes, faibles à s'aimer elles-mêmes, sont dans une recherche continue d'attention et de validation. Elles voient communément la vie en noir. Et elles sont capables de répéter sans cesse, encore et encore, les mêmes problèmes. Ce comportement est devenu la précieuse définition de leurs identités et de leurs existences. Leurs attitudes ne doivent pas t'affecter.

Il est naturel qu'avec ton empathie naturelle et avec ta personnalité naturellement généreuse tu éprouves le désir de les aider à se sortir de cette situation. Fais-le alors, en restant solide et stable dans ton équilibre, ta sérénité intérieurs, ton amour pour toi, ton bien-être, tes objectifs et tes actions. En plus d'être le moyen de maintenir ton bonheur et la poursuite de tes objectifs, il s'avère que ce sera aussi la meilleure façon d'aider les personnes malheureuses.

Faisons une analogie avec un état vibratoire. Au niveau quantique, où tout est vibration, nous avons un corps quantique, avec des vibrations spécifiques différenciées des vibrations de notre entourage. La physique quantique (encore elle), nous a montré que nous influençons les vibrations de notre entourage. Considérons, comme une analogie, que notre bien-être et notre bonheur correspondent à des vibrations hautes fréquence. Et qu'a l'inverse les sentiments négatifs correspondent à des vibrations de basses fréquences. Puis, considère les influences de ces vibrations sur toi-même, sur ton entourage, sur tes relations avec les malheureux chroniques et sur chacune de tes relations.

Nous considérerons donc que les malheureux chroniques vibrent à des fréquences basses. Au moment où tu éprouves, par empathie, de la peine, en côtoyant ces personnes, ton état vibratoire est passé de vibrations hautes à des vibrations basses (celles de la peine), te plaçant au même niveau vibratoire que les malheureux chroniques.

Tu te trompes, si tu penses que ta peine prolongée est la réponse correcte de ta compassion. Il est souhaitable, au contraire, dans ces situations, que tu retrouves rapidement, et que tu maintiennes, ton niveau de vibrations de hautes fréquences (ton bien-être).
Alors, tu observeras que la réponse à ta compassion est maintenant plus efficace, car la peine du malheureux chronique sera ainsi soulagée. Tu observeras ainsi, que ces malheureux chroniques cessent de ressasser avec toi leurs problèmes et deviennent elles-mêmes plus heureuses. Et tu observeras, enfin que ton éventuelle action qui s'en suit, motivée par ta compassion, sera plus efficace, et te rendra aussi plus heureux. Plutôt que d'avoir rejoint le malheureux, à son niveau inconfortable de basses fréquences, naturellement et sans faire d'effort, tu l'auras conduit, et tu lui auras permis de te rejoindre à ton niveau confortable de hautes fréquences.

Lorsque tu côtoies un malheureux pathologique, victime d'un accident de la vie, ou d'une accumulation de circonstances difficiles à porter, tu peux adopter la même technique. Ce sera le meilleur que tu puisses faire. Dans la plupart des cas, la technique fonctionnera, mais, il est tristement connu que, dans certains cas extrêmes, on ne peut rien faire qui puisse suffire ; le malheureux est, alors, le seul qui puisse trouver la force de s'en sortir, et parfois il ne la trouve pas.

Probablement, en lisant le chapitre précédent, tu auras pensé à ce malheureux ou à cette malheureuse chronique, dans ton cercle d'amis, ton cercle familial ou bien ton cercle socio-professionnel, que tu rencontres régulièrement en éprouvant de la peine. Et bien la prochaine fois que tu rencontreras cette personne, commence par aborder cette rencontre après avoir éliminé les aprioris sur l'attitude négative de ton interlocuteur et sur la tienne. Décide de rester stable dans ton bien-être, puis observe ce qui aura changé dans cette relation. Ton interlocuteur, cessera d'abuser de toi, et cessera de te raconter ses tristes histoires. Vous en serez tous les deux soulagés.

Dans le cas où ta relation est ancienne, et aussi dans le cas où ta stabilité est encore fragile, il est possible que la modification de comportement de ton interlocuteur soit mineure et passagère. Il est alors important, que tu sois attentif à la perception de cette modification d'attitude, ainsi qu'à la perception de l'amélioration de ton bien-être, et que tu continues à faire le travail de recentrage sur ton bien-être au cours de cette rencontre et au cours des suivantes. Lors de ce processus, et après cette rencontre, évalue l'évolution, éprouve de la satisfaction pour les progrès, appelle-toi qu'il est une erreur de t'accuser de faiblesse ou d'imperfection.

Les relations interpersonnelles sont compliquées, car, en portant les lourds fardeaux de l'histoire, elles ont du mal à s'adapter aux nouveaux paradigmes évolutifs, de respects, de dignités, de libertés, de coopération, de justice et d'amour. Toi tu peux travailler à cette adaptation., et devenir une personne moderne.

Lorsque tu pratiqueras cet exercice, il y a un risque que ton interlocuteur puisse interpréter ta stabilité pour de l'arrogance ou du mépris. Afin d'éviter ce risque, il te faudra t'assurer de ne ressentir ni arrogance ni mépris, et d'inclure une dose suffisante d'humilité et de considération. Mais ne t'inquiète pas trop à ce sujet, car ton équilibre fera l'affaire. (Toutefois, dans certains cas, il te sera bénéfique d'espacer tes interactions avec ces personnes, et même éventuellement d'arrêter de les voir, si les progrès attendus, en employant la technique décrite ici, sont difficilement perceptibles, et si ces rencontres t'affectent trop lourdement. Car, comme déjà vu ci-dessus, dans certains cas, il faut se resigner à notre impuissance de satisfaire notre désir d'aider une personne que l'on aime, ou bien cela peut être très long et nécessiter une grande patience. Il faut aussi laisser à ces personnes le temps de faire des progrès qu'elles doivent effectuer seuls).

Rappel toi avoir lu précédemment dans ce livre, la technique d'aborder chaque rencontre, en t'étant au préalable concentré sur l'amour de toi-même et sur ton désir de vivre la meilleure rencontre possible. La même analogie avec ton état vibratoire peut être faite, en considérant que cette concentration sur l'amour de toi-même te place à un niveau de hautes vibrations.

051 - Guide du Bonheur sans condition

Des droits de l'homme sont bafoués. Des milliers, ou des millions, de personnes sont assassinées. Cette catastrophe écologique se propage maintenant sur des milliers de kilomètres carrés. Des milliards sont détournés. La corruption fausse les chaînes de valeur. Les responsables ne sont pas jugés. Des voleurs, des violeurs, des abuseurs, des escrocs, des faillites, des pertes, des conflits, des maladies, des décès prématurés. En voilà une belle réalité !

Et mon petit moi, dans tout ça ?

Il aurait bien des raisons d'avoir la nausée, d'être triste, blessé, dégoûté, égaré, désabusé, désespéré.

Heureusement, je suis un être conscient et qui pense. Je sais que ma nausée vient de ma pensée. Ce ne sont ni les crimes ni les autres évènements qui avec leurs petites mains retournent mon estomac.

J'ai fait tout ce que j'ai pu. Il y a d'autres choses à faire, je les ferai.

Je n'ai pas la nausée.

D'ailleurs ces pensées, ces pensées négatives stériles et affligeantes, maintenant que je m'en rends compte, je vais les éviter. Je peux bien les mettre dans un tiroir et les en sortir si 'en ai besoin. Et surtout, je peux très bien les mettre dans ce tiroir, aussitôt après avoir fait ce que j'avais à faire, pour rapidement retourner aux pensées heureuses qui sont devenus ma priorité.

Ce n'est pas la situation qui te pose problème, mais ta perception de la situation. Ne conditionne pas ton bonheur à des circonstances qui vont, ou probablement ne vont pas intervenir. Ou qui sont intervenues. Ni même à celles qui sont en train d'intervenir. Alors qu'une attitude positive, ne pouvant être corrompue par les circonstances, par les tristes souvenir ou par l'imagination, apporte le bonheur, permet d'avancer, de rester attentif et efficace, de trouver d'éventuelles solutions, et de voir les nouvelles opportunités.

Quel que soient les conditions de nos vies, nous vivons des moments de peurs et de doutes. Et ce sont encore les capacités que l'on gagne, dans nos pratiques de la quête du bonheur, qui nous permettent de revenir, de plus en plus facilement et de plus en plus rapidement, à des sensations heureuses d'amour, de confiance et de bien-être. Alors, pour notre plus grand bonheur, nous arrivons à nous engager dans l'action et nous avons également confiance, dans les développements positifs que nous pouvons ou ne pouvons pas influencer par notre action. Ces derniers, ont comme les négatifs, des chances de se réaliser. En attendant, maintenant, il est préférable d'être heureux, et de vivre pleinement notre vie.

◆

'Notre vie dépend pour 10% des évènements et pour 90% de notre réaction aux évènements'

Irvin Berling

052 - Guide du prosélytisme

Chercher à faire adopter ses croyances à un tiers, est une attitude que l'on rencontre souvent. Elle répond à un besoin de validation des croyances. Elle montre que l'on n'est ni libre, ni convaincu, ni sincère. Car si nous l'étions, nous n'aurions alors pas besoin de cette validation d'autrui.

Il arrive aussi tout le temps, que l'on se trompe, ou que nos croyances se transforment, ou même que l'on en vient à croire l'opposé de ce que nous avions cru précédemment. C'est un processus normal qui nous permet d'évoluer. Il est bon de savoir que cela est un processus normal, car alors on peut, en reconnaissant, ses erreurs, et, le processus normal de l'évolution de notre pensée, ne pas être prosélyte et ne pas ressentir de regret, voire de honte, à s'être trompé. La terre est plate, c'est bien connu.

Ton interlocuteur est autant libre d'avoir ses croyances, que tu es libre d'avoir les tiennes. L'humanité a beaucoup souffert, et nombreux sont ceux qui continuent de souffrir, pour obtenir cette liberté. En aucun cas elle ne peut être bafouée.

◆

'Il n'y a que les imbéciles qui ne changent pas d'avis'

Proverbe

Il est facile de comprendre que le besoin de validation puisse être puissant. C'est encore une fois, la frénésie de l'envie d'exister. Et, il y a de nombreuses belles histoires qui nous donnent des sensations d'exister. Mais, le prosélytisme demeure mystérieux, car il est pratiqué, et piétiné, par les croyants, et encore plus par les fondamentalistes des doctrines et religions qui contiennent toutes l'interdiction de le pratiquer.

Par contre, cette énigme montre bien la difficulté de s'abstenir de faire du prosélytisme et l'intérêt d'observer quand il arrive que nous le fassions, afin de, tout simplement, arrêter de le faire, sans éprouver de honte de l'avoir fait.

Avons-nous besoin de validation pour être heureux, ou plutôt de respecter les autres, et se respecter soi-même ?

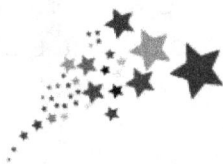

'Car au moins deux tiers de nos misères proviennent de la bêtise humaine, de la malice humaine et de ces grands motivateurs et justiciables de la méchanceté, de l'idéalisme, du dogmatisme et du zèle prosélytique au nom des idoles religieuses ou politiques'

A. Huxley

053 - Guide de la peur

Avoir peur, est naturel et instinctif. La peur est l'expression de notre instinct de survie. Elle accompagne chacun de nos gestes. Ce qui varie, c'est notre perception de la peur, et nos réactions face à la peur.

Nous pouvons ressentir la peur, de manière tellement fugace, qu'on jurerait, ne pas l'avoir ressenti. Dans ce cas, nous ne voyons aucun risque, et, nous avons analysé avoir les capacités physiques et mentales, pour effectuer l'action. L'élimination du risque est alors, naturellement intégrée à notre action. Nous ne considérons pas que l'on puisse échouer.

Dans d'autres cas, nous ressentons la peur. Nous évaluons notre capacité à franchir le risque. Nous nous engageons dans l'action. Et nous avons deux possibilités. L'une, est d'oublier le risque, et d'effectuer l'action en utilisant au mieux nos capacités et en ressentant le plaisir maximum. L'autre, est de cultiver l'ombre de la peur, qui vient alors assombrir nos capacités et notre plaisir d'agir.

D'autres fois, nous aurions la capacité d'effectuer l'action, mais la peur nous en empêche. Une plus grande analyse de nos capacités, de l'audace, l'élimination de la peur de l'échec et l'amour de l'action, pourraient nous permettre d'effectuer l'action et de jouir du plaisir de l'effectuer. Ces peurs, sont dues au fait que, l'action est alors assimilée à un accident ou à un échec passé, qui continue de nous gâcher la vie.

Dans tous les cas, les risques et les capacités sont des réalités, et la peur est seulement une réaction. Nous pouvons contrôler notre réaction, et tendre à éviter la peur, afin, de ne pas en souffrir inutilement, et de conserver notre lucidité pour évaluer les risques et nos capacités ; en incluant dans cette analyse la possibilité que l'on puisse les surestimer ou les sous-estimer.

Prenons un exemple de peurs fréquentes : un parent qui a peur qu'il arrive quelque chose à son enfant. Les accidents arrivent, mais ils sont rares. Le parent a passé vainement un temps énorme à avoir peur, alors que peut-être aucun accident n'est intervenu à son enfant, qui a maintenant atteint l'âge adulte. Ou peut-être aussi, trop anxieux le parent a oublié de faire une recommandation importante qui aurait pu éviter l'accident. Ou bien encore ce parent a transmis son anxiété à son enfant, l'enfant en a souffert, il est devenu maladroit, il a été aveuglé par sa peur et son aveuglement fut la cause d'un accident. Et enfin l'enfant transmettra cette peur à ses propres enfants qui ensuite la transmettra aux leurs.

On pourrait passer en revue de nombreux exemples, où une peur empêche l'action et la performance. Elle le fait toujours.

Cependant, notre expérience des peurs, dépend de notre caractère, qui est à la fois forgé par notre expérience et inné. Donc, nous ressentirons les peurs, avec plus ou moins de fréquence et d'intensité ; et nous les gérerons avec plus ou moins de facilité. Ce n'est peut-être pas le plus confortable, mais nous pouvons vivre avec notre niveau spécifique de peur. Il reste important que nous observions nos peurs, quand elles se produisent et pour savoir comment nous pouvons vivre avec elles plus confortablement (encore une fois, respirez sera une solution appropriée).

Ce commencement de l'observation de nos peurs, nous permettra de réaliser ce qui est le plus important : lorsque les peurs nous empêchent d'être heureux, parce que nous limitons nos actions. Ensuite, nous devons concentrer notre attention sur l'élimination de ces obstacles.

Cela se fera en poursuivant l'observation de nos peurs et en analysant :

o L'échec dans notre passé, qui excite notre imagination de l'échec de l'action actuelle. Si nous découvrons un tel échec passé, son observation contribuera à réduire la peur. Nous pouvons même, être en mesure de surmonter la peur et de devenir libres de participer à l'action.

o La rationalité de la peur en ce qui concerne les risques et nos capacités, et comment nous pouvons faire face à ces problèmes.

o Notre expérience de la peur lorsque l'on s'efforce de la surmonter. Et,

o La valeur des résultats que l'on rate par notre inaction, comparée à la valeur de notre effort pour sortir de notre zone de confort et s'engager dans l'action.

'On arrête de vérifier s'il y a des monstres sous le lit le jour où l'on réalise qu'ils étaient en nous'

Darwin

♦

'Si tu veux vaincre tes peurs, ne restes pas assis à la maison en pensant à elles. Sors et soit actif'.

D. Carnegie

♦

'Le plus sûr dans la peur est d'avancer.'

Antoine Claude Gabriel Jobert

♦

'Quand le merle voit les vendangeurs entrer dans la vigne, il s'étonne surtout de les voir qui n'ont pas, comme lui, peur de l'épouvantail.'

Jules Renard

♦

'La peur est plus persuasive que la raison.'

Louis-Philippe de Ségur

♦

'La peur est, avec l'amour, la plus puissante des émotions humaines'.

Paul Morand

♦

'Souvent la peur d'un mal nous conduit dans un pire.'

Nicolas Boileau

054 - Guide de l'entière Disponibilité

N'apporte, ni tes problèmes personnels sur ton lieu de travail, ni tes problèmes professionnels à la maison.

Alors, tu gagnes en sérénité, en efficacité et en joie de vivre. Et, les relations avec tes proches, et avec tes collègues de travail, s'améliorent.

Ta famille, tes collègues, tes amis et tes relations méritent, quand ils sont avec toi, de jouir de ton entière disponibilité (tu observeras, instantanément, que tous seront alors aussi plus disponibles envers toi, et que la nouvelle qualité de vos relations t'apporte du bonheur).

On voit de nouveau ici, l'importance, de la gestion de la pensée, et de la gestion du temps, dans la recherche du bonheur. Il est totalement stérile de faire tournoyer, sans cesse, des problèmes dans ta tête. Cela ne va pas t'apporter la solution. Alors qu'après t'être arrêté de ruminer ces problèmes, avoir pensé à autre chose, ou après avoir fait autre chose (comme par exemple : être heureux), tu t'aperçois que la solution du problème t'arrive simplement. Tu t'aperçois aussi, que dans cette diversification d'activité, vécue pleinement, que ces solutions apparaissent de manière inattendue. Dans le cas où il n'y a pas de solution possible il est pareillement, inutile, de te morfondre à penser au problème, et utile, de vivre pleinement d'autres activités, tout en donnant la chance à de nouvelles opportunités, et en gardant à l'esprit ton intention de maintenir le bonheur dans ta vie.

Et, on voit de nouveau ici, combien le choix d'un nouveau comportement, somme toute assez simple à faire, est capable de générer une cascade d'évènements positifs.

Il est probable que tu réalises, qu'effectivement, tu as cette attitude à la maison, au travail, ou dans ton cercle d'amis. Décide alors de travailler à l'améliorer, en commençant, maintenant, par le cas le plus flagrant dans tes relations, puis en étendant ton exercice à tes autres relations. Ici encore, l'observation du résultat de l'exercice sera importante pour te donner la motivation pour continuer à l'exercer et pour continuer à corriger cette attitude, jusqu'au moment où une nouvelle attitude heureuse d'entière disponibilité, à chaque instant, est devenue ta nouvelle normalité.

Si pour cet exercice, comme pour tous les exercices de ce manuel, tu te dis 'J'en suis incapable', 'C'est plus fort que moi', ou encore 'C'est plus facile à dire qu'à faire', et bien, tu te trompes, car c'est aussi facile à dire qu'à faire. Ta personnalité et tes comportements habituels ne sont aucunement figés. Et tu peux facilement les modifier.
La méthodologie, pour être plus heureux, reste la même : il suffit, d'augmenter notre conscience d'être en vie, pour améliorer les expériences de nos vies ; commencer par être attentif à l'observation de nos comportements, réaliser que tel comportement n'est pas optimal, et démarrer, en demeurant conscient, le processus de changement.

055 - Guide de la Discrétion

On peut observer, que certains d'entre nous ont un désir compulsif de parler sans cesse. Alors, automatiquement les monologues contiennent des erreurs et des répétitions lourdes et inutiles. Ce désir excessif de parler, est le signe d'un désir d'être reconnu et approuvé. C'est aussi le signe d'un manque affectif. Et enfin, le signe de la peur de ne pas exister si on s'arrête de gesticuler. Pourtant, le résultat obtenu est contraire à l'attente, en parlant trop, on perd l'intérêt et l'estime de son audience. On perd aussi les avantages que l'on pourrait gagner en écoutant, y compris celui d'agrémenter cette furieuse envie d'exister. C'est un défaut qui est difficile à corriger, car les personnes qui parlent trop, ont du mal à réaliser qu'elles le font. Encore ici il sera important pour toi de devenir un observateur de tes agissements et de corriger une éventuelle tendance à trop parler.

♦

'Avant de parler, assure-toi que ce que tu as à dire est plus beau que le silence'   Confucius

♦

Avant de parler, fait passer tes mots par trois portes.
A la première porte demande toi, "Est-ce vrai ?"
A la deuxième, "Est-ce nécessaire ? "
Et à la troisième porte demande toi, "Est-ce gentil ?
                                                     Dicton Soufi

En pratiquant les principes de ce dicton Soufi, tu pourras constater que ton bonheur et la qualité de tes relations seront nettement améliorés.

Si tes actuelles interactions ne passent pas habituellement par l'une ou l'autre de ses trois portes, tu trouveras beaucoup de bonheur en l'y faisant passer, et l'envie de persévérer. Sois patient, indulgent envers toi-même, et persévérant, lorsque tu constates une défaillance occasionnelle à ces nouvelles pratiques, car cet exercice est plus dur qu'il ne parait.

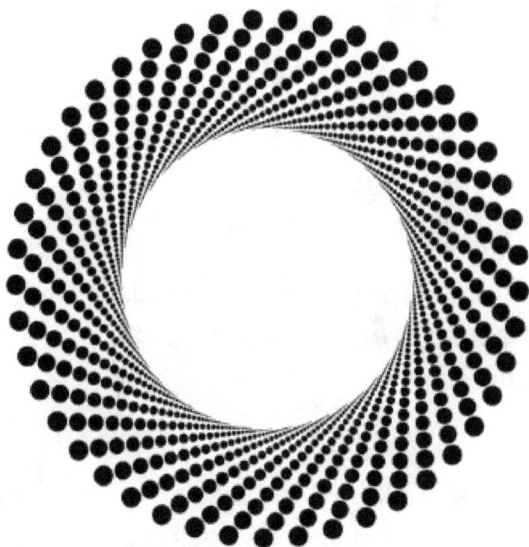

Être humble est bénéfique dans nos relations avec les autres.

Chaque personne est unique, et il n'y a aucune justification à se sentir supérieur ou inférieur à qui que ce soit.

On recherchera à accepter, sans prétention ni timidité, notre réalité et celles des gens, telles qu'elles sont, avec leurs forces, leurs faiblesses, et leurs complémentarités.

Être humble nous permet d'avoir de meilleures relations amoureuses, sociales ou professionnelles. Être humble permet de bénéficier des synergies entre les personnes, pour atteindre les buts communs.

S'il est important de s'aimer, d'être confiant et d'avoir de l'ambition, il est aussi important d'être équilibré et de ressentir de l'humilité envers nous-même, envers nos désirs, nos certitudes et nos ambitions (même grandes). C'est alors que l'on peut bénéficier des opportunités d'apprendre. L'humilité nous permet d'être plus libre.

Notre société moderne nous pousse à la compétition. Il est cependant possible et souhaitable d'être à la fois réaliste, confiant et humble.

La richesse matérielle est louable quand elle est obtenue de façon intègre puis dispensée utilement.

La pauvreté est parfois glorifiée (dans les cultures Zen et Soufi et dans de nombreuses autres), mais elle est alors assimilée à l'humilité et à la mesure de la pensée. Avec cette pauvreté on devient riche de l'essence de la vie.

Au cas où tu trouves une justification de ta supériorité, il te sera très bénéfique de l'observer et de la décortiquer.

◆

Emmène-moi faire un tour.

Ce qui vient, partira.
Ce qui est trouvé, sera perdu de nouveau.
Mais ce que tu es, est plus que venir et partir,
c'est indescriptible.
Tu es cela'

Rumi

◆

'Je ne suis pas ce qui m'est arrivé. Je suis celui que je choisis de devenir'

Carl Jung

057 - Guide de la patience

Portés par, notre fougue, notre désir de réussir, et les masses de mauvaises nouvelles des médias, qui nous projettent dans un avenir effrayant et dans l'insatisfaction du moment présent, nous oublions notre histoire. D'où l'on vient. Les énormes progrès qui ont été effectués depuis seulement quelques décennies, qui se font actuellement et qui sont prometteurs dans un proche avenir, avec une vitesse de progression exponentielle.

Nous oublions aussi que l'unique moment où nos fougues et nos désirs peuvent se réaliser, c'est maintenant.

Nous oublions que le processus de changement, même en accéléré, reste un processus lent et rarement instantané.

Notre impatience nous rend malheureux. Et encore une fois on se rend compte que l'obstacle pour accéder au bonheur est notre refus de la réalité, et même que notre impatience est un combat contre la réalité.

Ces mots t'auront déjà ancré dans le présent. Il y a aussi dans ce manuel de nombreux autres techniques et exercices qui nous ancrent dans le maintenant, et nos pieds dans la terre.

Pour ce chapitre je désirais t'offrir un nouvel exercice d'ancrage dans la réalité.

J'ai alors pensé à la pratique du son OM. Puis j'ai été gêné, car mon désir en écrivant ce manuel, est que les techniques et exercices, en plus d'être bénéfiques, soient aussi attractifs, pratiques et plaisants, pour tous les utilisateurs, quelles que soient leurs croyances (afin que chacun puisse être plus heureux et puisse améliorer sa participation à la construction du nouveau monde, et que cette somme de capacités nous permette de vivre dans un monde aussi beau que nous le méritons). J'ai eu peur d'effrayer les personnes réfractaires au sacré. Et le son OM est très riche de concepts sacrés et symboliques.

J'ai enfin décidé de tout de même proposer l'exercice du son OM, en commençant par le ressenti vibratoire, qui est le plus intéressant de cette pratique, et qui est accessible, ludique et bénéfique à tout le monde.

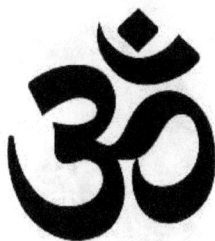

27

---

27 OM

☻☻ Exercice 60 : Vibre avec OM

Le son OM est considéré comme le son primordial de l'univers, le premier son.

Le son OM est une combinaison de trois syllabes 'Ah', 'Oh', 'Um' et d'une syllabe muette. OM prononcé en continue tout le long d'une longue expiration émet une forte vibration que l'on ressent facilement.

- Comme nous disons 'Ah', les vibrations se situent au niveau des parties inférieures de notre corps, jusqu'à l'estomac.

- Avec 'Oh', c'est notre poitrine qui vibre.

- Avec 'Um', le visage et le cerveau vibrent.

- Et la dernière syllabe est le silence profond de l'infini.

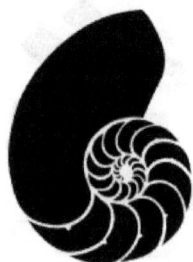

L'exercice consiste à jouer avec le son et sa vibration, de le rendre plus grave et plus profond, et de le sentir se propager dans le corps et le faire vibrer tout entier.

Voici, ci-dessous, plusieurs suggestions chronologiques et optionnelles (faire 5 expirations sonore pour chaque).

Tu peux, suivant ton ressenti, faire uniquement le début de l'exercice (les deux premières options) ou bien enchaîner les étapes suivantes et arrêter quand tu le désires, ou bien enchainer jusqu'au dernier :

o Concentre-toi sur la prononciation du son OM.

o Pense que le son rempli ton corps tout entier.

o Pense que le son rempli chaque cellule.

o Pense que le son s'unifie à la planète Terre.

o Puis, qu'il s'unifie au champ énergétique ambiant.

o Pense que le son s'unifie au cosmos.

o Pense que le son s'unifie à l'infini.

o Pense que le son s'unifie à l'inconnu.

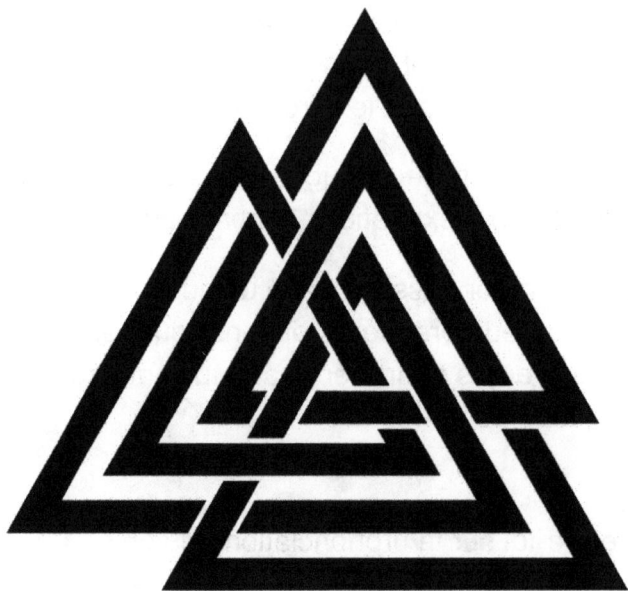

'Toutes les erreurs humaines sont impatientes, une rupture prématurée de la procédure méthodique, un enfermement des apparences'

Franz Kafka

058 - Guide du Pardon

Pardonner fait partie des choses les plus utiles, pour obtenir le bonheur ☺

Ce qui est primordial, et peut éventuellement être suffisant, est de penser et de sincèrement ressentir le pardon.

- D'une part être indulgent et compréhensif pour les différences culturelles et générationnelles, et aussi pour les expériences vécues qui ont amené la personne incriminée, à faire la faute qu'on leur reproche.
  Dans certains cas, nous devons aussi être indulgent avec nous même, pour l'éventuelle responsabilité que nous pouvons avoir dans le conflit, car c'était le mieux que nous étions capables de faire à cet instant.
  Nous devons aussi être réalistes, et ne pas, nous attribuer une responsabilité, quand nous n'en avons aucune, et que nous sommes uniquement des victimes.

- D'autre part, l'amour est une nouvelle fois la solution qui va nous permettre de pardonner, de ressentir le bien-être du pardon, et de retirer de notre mémoire le souvenir douloureux. La technique, est de rechercher, puis de ressentir, les moments d'amours, qui devaient bien être là, quelque part, avant la faute à pardonner.

Après avoir pardonné, que l'on ait le désir, ou la possibilité, de changer quelque chose, dépend des circonstances. Il est possible, qu'il soit maintenant impossible de renouer des liens. Cela n'a pas d'importance, le pardon a soigné notre blessure, et on a évacué les rancœurs, les remords, les regrets et les souffrances, même s'ils ont été intenses. Mais qui sont, rappelons-nous, seulement des pensées. On peut facilement, ou peut-être avec la nécessité de renouveler plusieurs fois la pratique de la technique, prendre la décision de ne pas les garder. Et pour ce faire de les remplacer, tout d'abord par le bien-être du pardon, puis en autorisant de nouvelles pensées à vivre dans l'espace rendu libre par la disparition des souvenirs pénibles et de l'amertume. Ces nouvelles pensées nous comblerons et elles feront leurs chemins. Des chemins, que nous n'aurions autrement jamais découverts. L'espace rendu libre, aura aussi l'opportunité de rester vide, nous faisant jouir du bien-être du silence de la pensée.

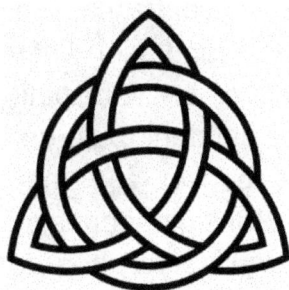

Prenons un exemple, qui est malheureusement, à la fois parmi les plus difficiles et parmi les plus fréquents. Celui d'un enfant qui a été maltraité ou abusé, par un de ses parents, ou par une tierce personne.

C'est une blessure profonde et douloureuse.

On rencontre des personnes âgées, arrivant à la fin de leur longue vie, en ayant toujours gardé cette peine aigue. Souvent même, un sentiment étrange et complètement faux de culpabilité, vient se greffer et vient contribuer à la douleur du souvenir.

Ainsi, ces personnes voient, en quelque sorte, leurs vies gâchées. Quel dommage !

Le malheureux évènement est pourtant passé, seul son souvenir est alimenté par la pensée.

On s'automutile avec nos pensées, parfois pendant une vie entière, car on se croit incapable de pardonner. Pourtant il suffirait d'arriver à en prendre la décision. La peine demeure tellement aigüe, qu'une telle décision peut paraitre impossible. Pourtant, l'enjeu mérite d'essayer, et de garder un esprit ouvert à la pratique de cette technique du souvenir de moments d'amour partagés. Il doit bien y avoir de tels moments, même avec, par exemple, un père qui nous a violé et qui nous a doublement brisé, en trompant aussi notre confiance, notre amour et nos références. Et puis quand bien même, si l'on n'arrive vraiment pas à trouver un seul petit moment d'amour, plutôt que de garder pendant toute une vie une douleur, il sera préférable de penser à l'amour de soi, à notre innocence, aux nouvelles personnes qui nous entourent, et aux années futures qu'il serait bon de débarrasser de la persistance de la douleur.

(Ceci dit les abus sexuels sur les enfants, même s'ils sont en diminution grâce aux développements de la condition féminine et de la condition de l'enfance, restent très présents, dans toutes les communautés et peut être même dans toutes les familles élargies. Alors, il est fort probable que tu sois ou connaisses une victime. Il est alors pour toi nécessaire de trouver les solutions pour stopper cette situation criminelle au plus vite. Si tu es mineur (-18), ou si tu te sens faible, brisé, hébété ou effrayé pour stopper cette situation, alors trouve une personne responsable pour t'aider.)

Il y a un autre cas, que tout un chacun expérimente, de façon plus ou moins intense, au moment du décès d'un proche. Alors, étrangement, on reproche, et on n'arrive pas à pardonner à la personne de nous avoir quittés ou même de nous avoir abandonnés. Cette souffrance aussi peut durer des années. Pourtant le même remède, se rappeler l'amour, peut être utilisé. Et le plus tôt possible sera le meilleur. La technique est encore plus rapidement efficace dans ce cas, que dans un cas de violence de l'innocence d'un enfant, car la mort, même si elle est prématurée, fait partie de la normalité de la vie.

'Garder des rancœurs c'est comme boire du poison. Et espérer que l'autre personne meurt'

Buddha

Observe maintenant tes sentiments pour les personnes que tu as du mal à pardonner. Recherche, même s'ils sont bien cachés, les moments d'amour avec ces personnes. Remplace la rancœur par l'amour, tout en laissant partir la rancœur avec le vent.

Tu pourras renouveler l'exercice s'il reste quelques miettes d'amertume ou s'il y a des relents de sentiments douloureux de rancœur. Mais, ce n'est même pas sûr que cela soit nécessaire. Tu arriveras à effacer, l'un après l'autre, tous les souvenirs des moments douloureux de ton passé, qui sont pour toi des obstacles au bonheur. Peut-être en lisant ces lignes te dis-tu que ces moments douloureux font partie de ta personnalité et que tu perdrais quelque chose si tu les oubliais ? Il n'en est rien. Ta personnalité est immensément plus grande que ces mauvais souvenirs, qui en fait, t'empêchent d'explorer et de vivre les dimensions et les possibilités de ta personnalité qui te sont jusqu'ici inconnues. En gérant ainsi les mauvais souvenirs de ton passé, tu vas certes les voir, petit à petit, disparaître. Mais au cas où tu aurais, à un moment ou à un autre, un désir de t'en souvenir, qui te donne une sorte de stabilité, tu n'aurais alors qu'à ouvrir le tiroir où ils sont rangés. Pour, peu après, de nouveau soigneusement les plier et les ranger.

Petit à petit, tu construis ta nouvelle stabilité, sans avoir besoin de recourir à ces points de repère douloureux.

059 - Guide de la Compassion

La compassion est riche et subtile, car elle doit simultanément contenir, la sensibilité à la douleur des autres, le désir d'y remédier, et l'engagement dans le remède possible à réaliser dans la mesure des contraintes. Mais, il est essentiel que la compassion ne contienne ni pitié ni souffrance. La pitié, qu'elle vienne de l'apitoiement sur son propre sort, ou sur le sort d'autrui, est un sentiment qui est inutile et néfaste, car il est associé à une notion erronée d'infériorité de soi-même ou de l'autre. Pitié et souffrances empêchent l'engagement dans une possible action correctrice.

Explore cette subtilité, mesure la qualité de tes sentiments et de tes remèdes lors de l'exercice de ta compassion. Puis exerce le nouveau visage de ta compassion, sans modération.

◆

'L'être humain fait partie d'un tout que nous appelons l'Univers, un fragment limité dans l'espace et le temps. Il fait l'expérience de lui-même, ses pensées et ses sensations, comme quelque chose séparé du reste, une sorte d'illusion d'optique de sa conscience. Cette illusion est pour nous une prison qui nous limite à nos désirs personnels et à l'amour de quelques proches. Notre tâche est de nous libérer de cette prison, en élargissant notre cercle de compassion pour embrasser toutes les créatures vivantes et la beauté de la nature'

Einstein

060 - Guide pour jauger la Responsabilité

Certains d'entre nous se sentent responsables de tout et de tous, et en sont très malheureux. Les guerres dans le monde, les enfants qui meurent de faim, les dauphins étouffés par le plastique, etc. Ces évènements sont regrettables, d'autant plus qu'ils devraient et pourraient être évités. Par contre le malaise ressenti, alors que n'étant pas de ceux qui prennent les décisions, se sentant responsables et désabusés du mauvais jeu sans même être un des joueurs ou sans même avoir accès à l'échiquier, est une sensation de malaise qui est non seulement erronée mais aussi contreproductive car, en plus de nous rendre malheureux, elle limite notre disponibilité pour voir et saisir les éventuelles opportunités de contribuer aux changements. Des contributions, qui, elles, mêmes quand elles sont infimes, nous rendent heureux.

La seule responsabilité qui t'incombe est celle de tes actes. Il est une erreur et une illusion, de souffrir en ressentant en tant qu'humain, d'une responsabilité pour les fautes et les souffrances de l'humanité. D'autant plus qu'alors, tu contribues à cette souffrance.

Peut-être as-tu ressenti une émotion en lisant le texte au-dessus, en pensant à une chose pour laquelle tu te sens responsable. Si cette émotion est passée à la première lecture du texte, alors tout va très bien dans le meilleur des mondes. Si elle revient, malgré ta reconnaissance de l'erreur, alors dis-toi et répète-toi, autant de fois que nécessaire :

Je n'ai aucune responsabilité dans cette chose.

Et je n'ai aucune raison de ressentir une émotion pour un manquement à ma responsabilité.

Si, maintenant, je pense à une action, qu'il m'est possible de faire pour contribuer à améliorer cette chose, alors je m'y attèle.

'Où que tu sois, sois totalement présent. Si une situation te semble intolérable et te rend malheureux : retire-toi, change la situation, ou accepte-la totalement. Si tu veux prendre la responsabilité de ta vie, tu dois choisir l'une de ces trois options, et en accepter les conséquences'

Eckhart Tolle

◆

'Tu ne peux espérer construire un monde meilleur sans améliorer les individus. Chacun doit ainsi travailler à sa propre amélioration et aider ceux pour qui on peut être le plus utile'

Marie Curie

◆

'Un gouvernement est comme un bébé. D'un côté un tube digestif gourmand et de l'autre aucun sens des responsabilités'

Ronald Reagan

◆

'Les responsabilités des mauvais dirigeants à l'égard de la République sont désastreuses. Non seulement ils se chargent eux-mêmes de leurs vices, mais ils en imprègnent la cité' Cicéron

◆

'La liberté s'obtient avec la volonté d'être responsable de soi.' Nietzsche

061 - Guide du Silence

Suivant notre culture, notre relation avec le silence est très différente. Dans mon pays d'origine, douce France, la place réservée au silence est importante, aussi bien entrecoupant une conversation, que dans la vie privée. Par contre, il m'est arrivé de travailler et vivre dans des pays, où les habitants ont très nettement peur du silence, où ils ne peuvent supporter un moment de silence, et où ils doivent parler sans interruption, même en répétant de nombreuses fois les mêmes choses, au cours d'une brève conversation. Il est pourtant tellement profitable d'entrecouper une conversation avec des silences, ainsi que de se baigner individuellement dans le vide du silence.

En ville, le bruit est considéré comme la première source de pollution. Et tous ses habitants, plus ou moins fortunés, sont concernés, le bruit de la circulation, les sirènes de police, des ambulances et des pompiers, les coups de klaxon, les avions ou les trains qui passent, des voisins bruyants, et d'autres agressions sonores. On peut chercher des solutions pour réduire ou éliminer ces bruits, mais souvent il n'y en a pas. Et cela est très frustrant.

Le premier remède, est d'être attentif à ne pas escalader la frustration. Une possible adaptation est d'utiliser le bruit, comme un indicateur, afin de revenir à la conscience du paisible silence intérieur, de la même manière que le son du gong le fait au cours d'une méditation. Mais surtout, il faut remédier à cette frustration, en assurant des périodes de silence total. Suspendre notre exposition aux bruits.

Aller à la campagne, ou dans un endroit silencieux de la ville, comme un parc, une bibliothèque ou un endroit insonorisé. Et plus encore, on bénéficie alors, de savourer aussi le silence de la parole, ne rien dire et ne rien entendre. Et aux mêmes moments, de pratiquer le silence intérieur, qui correspond à suspendre ses pensées.

Cette pratique du silence total, est particulièrement utile quand notre exposition aux bruits est importante, sur notre lieu de travail ou d'habitation. Elle est aussi utile si nous vivons au milieu du désert. Elle est une pose dans le tumulte de la vie (Oui, un tumulte qui est aussi présent, si l'on vit au milieu du désert). Elle permet aux pensées de décanter.

Il en résulte, qu'après l'exercices, nos pensées sont plus claires, et nos capacités d'apprendre, de comprendre, de mémoriser de trouver des solutions et d'élargir nos horizons, sont augmentées. Notre vie est plus simple et nous sommes plus relaxé. Nous ressentons de nouvelles sensations qui nous rendent plus heureux. Cette affirmation, peut te paraitre étrange, si tu es emporté dans un tourbillon d'une vie remplie de responsabilité et/ou de divertissement, qui te semble satisfaire ton existence, éventuellement aussi, si tu vis sans questionnements existentiels. Mais il s'agit ici de sensations nouvelles, et on ne peut imaginer qu'elles nous rendent plus heureux, avant de les avoir vécues et ressenties. Notre curiosité, notre intérêt de faire de nouvelles expériences et même notre goût pour le divertissement, peuvent alors nous permettre, avec bonheur, d'y accéder. Une fois que n'y avons accès, nous avons le désir de continuer à les explorer. En plus du remède nécessaire et utile à notre exposition excessive aux bruits et aux pensées, nous avons trouvé une occupation de notre temps, qui nous satisfait plus que celles auxquelles nous étions habitués.

La pratique du silence est une activité courante dans les monastères. Le silence peut même y être pratiqué pendant de longues périodes, même des années. Ce choix de vie peut nous paraitre étrange, voire rebutant. Cependant, nous sommes peu différents de ces moines, et nos différences sont en superficie. Soyons curieux d'explorer, quels sont ces grands et profonds bonheurs qui les animent.

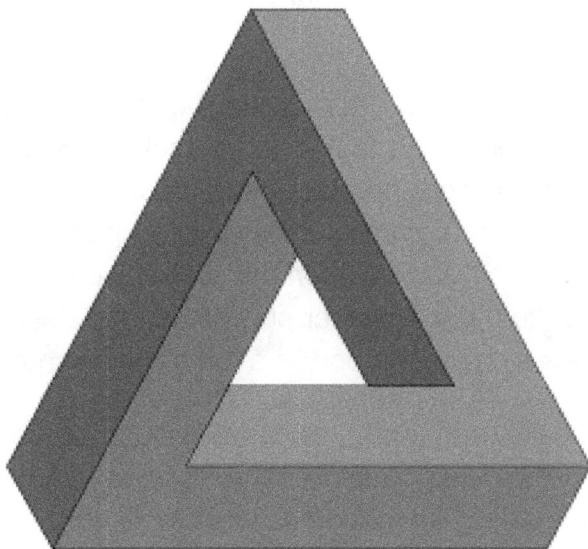

Pratique le silence intérieur

(Pendant 5 minutes). Pratiquer le silence intérieur signifie réduire au silence ses pensées au sujet du passé ou du futur, ses émotions, ses désirs, ses plans, ses jugements sur les autres et sur soi-même. Pour t'aider à pratiquer ce genre de silence intérieur tu peux en même temps pratiquer l'Exercice 4, la Respiration consciente. Alors une attention soutenue sur ta respiration et ton arrière-gorge comme dans l'Exercice 6, rendra plus facile ta pratique du silence intérieur. En effet lorsque ton attention se porte ainsi sur ton arrière-gorge il n'y a pas de place pour ce qui a été énuméré ci-dessus (passé, futur, émotions, désirs, …). Tu pourras revenir à toutes ces pensées, après cette pause silence, si tu le désires. Mais, en pratiquant le silence intérieur, tu éprouveras naturellement moins de désir, dans ta vie quotidienne, de te torturer avec des pensées douloureuses.

Ce moment présent, est le tien, profites-en bien, et décontracte-toi. Il sera tout à fait normal que des pensées te viennent à l'esprit pendant cette pratique ; simplement laisse-les passer, comme si tu les laissais partir avec le flot de la rivière, ou encore, comme si une pensée était un oiseau que tu regardes voler puis disparaitre ; et à chaque fois reviens à l'attention portée à ton arrière-gorge.

Je peux t'assurer, que si tu répètes cette pratique de 5 minutes, tous les jours, pendant une semaine, tu ressentiras des sensations nouvelles dont tu seras satisfait.

👁👁 Exercice 61 : 24 Heures sans parler

Si tu vis seul, il te sera facile de choisir une période de 24 heures pour pratiquer cet exercice.

Si tu vis en couple, avec ou sans enfants, vous pouvez décider de faire cet exercice ensemble, en ayant chacun une claire compréhension des avantages que vous allez explorer. Alors, au besoin, de rares communications qui seraient nécessaires, peuvent se faire, en écrivant des messages sur des bouts de papier.

Il est aussi possible que tu vives avec d'autres personnes, qui elles ne sont pas intéressées par cet exercice. Alors tu les informeras de ton désir de le pratiquer. Qu'elles ne doivent pas te parler, et ne peuvent pas te demander de parler.

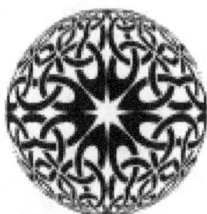

Conclusion de HEUREUX DANS TA TÊTE

Soyons clairs. Avoir des pensées négatives est quelque chose de très normal, contribuant à la construction de notre être. Serait-ce la douleur, le dégoût, le chagrin, l'avidité, la jalousie, la peur, l'impatience, l'envie, une dépendance, un jugement, ou autre. Cependant, nous bénéficions, d'être attentif à ces pensées plutôt que d'être annihilé, car leur observation réduit leurs portées.

Et, le temps que nous passons à avoir ce genre de pensées désagréables est gérable. Il peut même être raccourci, jusqu'à devenir imperceptible, le temps d'un éclair, en développant notre capacité à revenir au bien-être en l'instant présent, tout en bénéficiant des matériaux de construction de notre être, et en apprenant à connaitre le nouvel édifice, même dans ses coins et recoins. Sur le chemin, nous éprouvons des sentiments de bonheur et de plénitude entièrement nouveaux, inconnu, et que l'on ne peut décrire avant d'avoir suivi le processus.

Nous devons être persévérant dans la pratique du processus, car nos mauvaises habitudes d'avoir des pensées négatives ont jusqu'à maintenant définit notre personnalité, notre mode de vie et notre stabilité. Et il est facile de rester, en s'étant habitué, sans plus nous en rendre compte, à souffrir, dans la zone de confort que nous connaissons. Cependant, de meilleures habitudes rapidement nous transforment en une personne plus heureuse, plus vivante et plus efficace.

Tout ce qui vient d'être dit à propos des pensées négatives s'applique pareillement au stress.

Le stress est tout fait normal. Et avoir conscience de cette normalité nous permet de vivre notre stress avec sérénité. Nous voyons dans ce manuel de nombreuses possibilités de gérer la durée et l'intensité du stress ; voir de les éliminer (jusqu'à ce qu'il revienne et que l'on puisse de nouveau le gérer).
Le stress a son utilité, et en connaissant sa normalité on peut l'utiliser comme une nourriture de notre vitalité.
Et enfin, la pratique régulière de ces gestions et utilisation du stress nous permet de les maitriser.

Par nature, nous sommes très complaisants vis-à-vis de nos pensées négatives et vis-à-vis de notre stress. Car cela est facile et cela nous donne l'impression de vivre, alors que cela endommage nos vies. Nous avons à faire un cheminement et à maintenir un état de conscience pour modifier ces complaisances et les remplacer par le bonheur, la sérénité, la santé, l'amour et l'efficacité.
Dans un premier temps, nous avons à comprendre que notre tendance naturelle est de prendre ce malin plaisir à être malheureux. Ensuite, nous devons observer nos pensées et nos émotions afin d'identifier cette nature négative et tendue. Avec un peu d'attention et de pratique nous arrivons ainsi à nous connaitre et à reconnaitre, puis à modifier, les moments où nous nous engageons sur une voie malheureuse. Ceci est en quelque sorte la définition de notre vie, car c'est une démarche dont nous devons être conscients chaque jour et à chaque instant.

Pensée

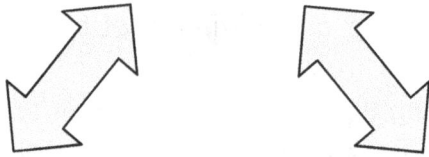

Action 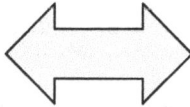 Corps

3.3. HEUREUX DANS TES ACTIONS

Dans ce chapitre, nous identifierons la confortable inertie qui suit le démarrage de l'action. Et par conséquent, tu deviendras plus heureux d'être plus efficace et plus actif, en utilisant l'impulsion du démarrage des actions.

Nous verrons, l'importance de s'aimer, d'aimer ce que l'on fait, et de s'aimer quand on fait ce que l'on aime faire.

Nous apprendrons à identifier deux erreurs que nous sommes capables de faire :

o L'erreur de croire que l'action n'est pas nécessaire.

o L'erreur de croire que l'inaction n'est ni nécessaire, ni productive.

Et, nous verrons, plusieurs autres comportements et techniques, qui nous rendent plus heureux et plus efficaces, dans nos actions.

062 - Guide de l'Action

'Rien n'arrive avant que quelque chose ne bouge'

'La vie c'est comme une bicyclette. Quand on arrête de pédaler on tombe'

Albert Einstein

Beaucoup est dit dans ces deux vérités énoncées par Einstein.

De plus, le démarrage de l'action crée l'évènement et produit des idées. Facilement, nous constatons que le premier événement engendre le suivant, puis le suivant, y compris des évènements favorables, des découvertes d'idées, des rencontres, et la machine est en route.
On s'aperçoit alors que tout s'enchaîne avec beaucoup de facilité. Il suffit de démarrer.

De plus, des études en psychologie, qui mesurent le niveau de bonheur, ont trouvé que le niveau de bonheur est plus élevé, lorsque l'on est engagé dans des activités qui demandent une concentration, et moins élevé lorsque l'on est engagé dans des activités passives (comme par exemple regarder la télévision).

Nous pouvons le vérifier par l'expérience, en gérant notre temps différemment, en donnant la priorité aux activités motivantes, qui demandent notre attention soutenue, et qui nous procurent ce plus grand bonheur.

👁👁 Exercice 62 : Décollage immédiat

La lecture de ce texte, t'aura peut-être fait penser à une activité, que tu as toujours voulu faire, mais sans jamais la démarrer. Commence, maintenant, à porter ton attention sur cette activité, puis poursuit cette attention dans les jours suivants, en assurant régularité et initiative, en prenant des notes et en t'engageant dans des activités (même petites) qui concourent à la réalisation de ton souhait.

Tu seras surpris et satisfais, en observant, la quantité de progrès réalisés au cours de la journée, et, combien ton activité t'a rendu heureux. Joui alors pleinement de ces satisfactions et surprises ; car cela nourrira leurs continuités, leurs progrès et ton bonheur dans les jours qui suivent.

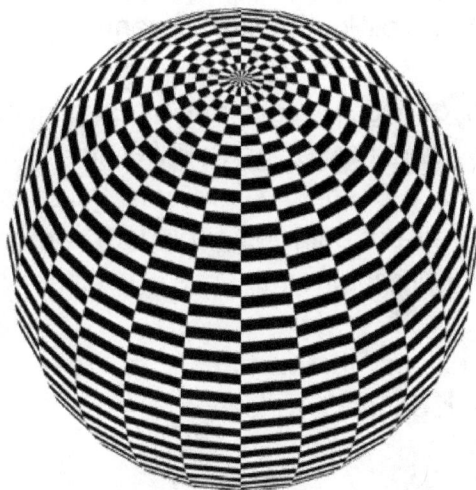

👀 Exercice 63 : Que puis-je faire ?

Si tu ne sais pas, quelle est le meilleur objectif que tu pourrais atteindre, maintenant. Tu peux commencer par, te poser précisément la question. Alors tu peux être confiant, qu'en prenant le temps d'écouter, ton puissant subconscient, informé de tes plus grands désirs, et, de tes plus grands intérêts, te donnera la réponse.

De même, si tu ne sais pas par où commencer, afin de progresser dans la réalisation de tes objectifs à moyen ou à long terme (même si tu n'as aucune idée de quels sont ces objectifs), pose-toi de nouveau précisément la question. En réponse, te viendront à l'esprit une ou plusieurs idées d'action. Prend l'habitude, sans tergiverser, de démarrer l'action que tu ressens comme étant la plus facile, la plus accessible ou la plus attrayante du moment (Les résultats de ces actions, correspondront à des objectifs à court termes). (Souviens toi que tu peux utiliser l'outil des listes, voir le chapitre suivant).

Dans le cas où, tu ne sais pas encore quel objectif, à moyen ou à long terme, poursuivre, les activités qui te viendront ainsi à l'esprit, et qui sont les plus favorables pour ton bien-être et pour ton évolution, contribuerons à te faire découvrir prochainement ces objectifs.

Tu peux cultiver ta confiance en ces découvertes prochaine, afin de les favoriser.

Il se peut qu'une action, que tu trouves utile à ton projet, te paraisse difficile, et que cette difficulté te mette mal à l'aise. Dans ce cas, surmonte ce malaise, et engage-toi dans cette action, en y accordant toute ton attention.

Pour t'aider à surmonter ce malaise, et pour éviter de succomber au désir de t'évader dans une distraction qui te parait plus facile et plus confortable, rappelle-toi, que les temps où tu es actif et passionné, t'apportent plus de bonheur que les distractions.

Tu remarqueras rapidement, que ton engagement dans cette action te procure effectivement plaisir et satisfaction. Tu ressentiras, que cette action n'est finalement pas aussi difficile que tu avais (parfois longuement) imaginé, et que souvent elle s'avère même étonnamment facile.

Tu prendras soin de t'attarder à éprouver le plaisir au regard des progrès réalisés, et à cultiver l'estime de toi-même, face à un succès qui te semblait hors de portée. Selon le même mécanisme que celui vu dans le chapitre précédent, ce ressenti, te permettra de consolider ta confiance et ta maitrise dans ta capacité nouvellement acquise. T'attarder à éprouver ce plaisir, suscitera aussi ton enthousiasme, pour enchainer l'activité suivante qui te conduit vers la réalisation de ton objectif.

(Cependant, comme nous verrons plus tard la valeur de l'inaction, tu pratiqueras aussi le confort, pendant les périodes de repos et de relaxation nécessaires à la gestation de tes idées et de tes projets. Ainsi que dans les périodes apparemment stériles)

D'autre part, tu pourras remarquer, que lors ton engagement dans la réalisation d'un objectif, ce n'est pas uniquement le processus et l'action qui te procurent du bonheur, mais aussi le fait, qu'avec une perspective clairement définie, tu jouis d'une agréable liberté d'esprit (sans divagation de pensée) pendant toute la durée, jusqu'à la réalisation de l'objectif (1 heure, 1 semaine, 1 mois, 1 année ou 1 vie).

Sois attentif aux prochaines fois que tu ressens une telle détermination, une telle liberté et un tel bonheur. Et imprime ces sensations dans ta mémoire. Cela facilitera ton engagement dans l'action. Tu abrègeras les passages à vide ; et tu éviteras la morosité.

Ce processus mérite d'être souligné. Et cela vaut la peine que tu sois attentif à la multiplication de ces moments de pleine conscience. Il t'est possible d'atteindre cet état, à partir du moment où tu te réveilles le matin, jusqu'au moment où tu commences à dormir le soir.

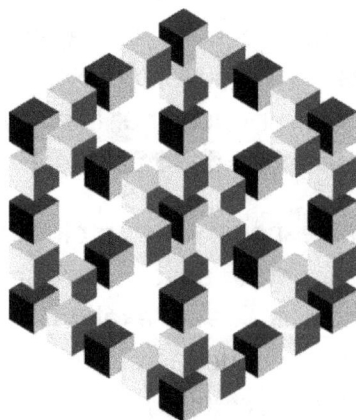

☯☯ Exercice 64 : Faire des listes

Les listes sont des outils très utiles, qui nous permettent de trouver et d'étoffer des idées, d'être mieux organisé et de souvenir des étapes à franchir.

Il y a une quantité infinie de liste que tu peux faire, suivant tes goûts et suivant tes expériences. Quand tu penses 'quelle liste pourrais-je faire ?' Alors une idée te vient, et tu peux te lancer dans l'écriture de cette liste.

Certaines listes sont particulièrement utiles :

- 10 choses faciles et rapides à faire pour atteindre ses objectifs ;
- 10 actions plus complexes à réaliser pour atteindre ses objectifs ;
- Les aspects positifs et négatifs d'une action ou d'un choix envisagé ;
- Les choses à faire au cours d'une période ;
- Les sujets dont j'aimerai approfondir la connaissance.
- Les bonnes résolutions ; etc.

Régulièrement tu pourras revenir à une liste, et prendre plaisir vérifier les progrès réalisés, puiser de l'inspiration dans la liste des actions qui restent à faire, et noter les nouvelles idées. Dans ces revues régulières, tu savoureras aussi, le plaisir de remarquer que tes choix évoluent et s'améliorent ; tu deviens plus créatif ; tu as plus d'inspiration ; tu arrives à faire plus de choses ; tu es mieux organisé et ta vie est plus intéressante et plus heureuse.

063 - Guide des Objectifs

Un important objectif, dans notre quête du bonheur, est de savoir ce que l'on veut vraiment.
Ceci s'applique dans tous les domaines (comme par exemple un travail, une relation, un bien, un état de santé, une utilisation de son temps, des étapes, etc.). Réaliser ce que l'on veut vraiment, n'est pas facile, et demande beaucoup de questionnement. On doit, faire des détours par des erreurs, des échecs, des doutes, des impatiences et des désespoirs. Toutes ces difficultés, qui sont riches d'enseignement, qui permettent de corriger, préciser et développer nos idées, et qui permettent de progresser pour arriver à savoir ce que l'on veut vraiment, pour être satisfait, pour s'aimer et pour aimer ce que l'on fait. L'important est de toujours poursuivre, d'éviter de longuement être malheureux, ou de stagner dans une indifférence stérile, mais plutôt, d'être constamment conscient du fait que le bonheur est un état d'esprit qui est possible de vivre ou d'atteindre à chaque instant.

Être actif et fortement conscient, est la meilleure chose que tu puisses faire. Son contraire, est de ne pas être vivant, une sorte d'état de mort. Ainsi tu devras garder un bon état d'esprit, dans les moments où tu n'es pas vraiment satisfait de ta situation de vie, en acceptant la réalité et en restant actif à penser, planifier, fixer des objectifs et agir pour améliorer cette réalité. Tu devras accepter les échecs, accepter de vivre les peines engendrées par les échecs, te relever et de nouveau marcher.

Tes objectifs doivent être réalistes mais ambitieux.

Ce peuvent être des buts et objectifs à court terme (la prochaine heure, aujourd'hui, ce soir, demain ... J'aurais accompli ceci ou cela), ou des objectifs à moyen terme, comme opérer un changement de comportement, ou bien des objectifs à long terme, comme par exemple des objectifs de vie ou des objectifs d'entreprise.

Quand une action est terminée ou qu'un objectif est atteint tu peux alors t'en réjouir, sans modération, puis passer au suivant. Apprend à raccourcir puis à éliminer ces moments de transition entre deux objectifs, pendant lesquels tu risques de succomber à une longue période de rechute dans le divertissement ou dans la morosité.
Si la réalisation de l'objectif est retardée, par rapport à la durée que tu avais imaginé, ne t'en chagrine pas, mais mesure et réjouis-toi des progrès déjà réalisés. Puise dans cette satisfaction l'énergie pour continuer.

Il est très normal et fréquent qu'au cours du temps les objectifs soient modifiés, parce que les circonstances ou tes ambitions ont changé. Tu observeras que pendant un temps, tu es très excité, très heureux et convaincu que telle ou telle chose est bonne pour toi. Alors tu t'investis dans sa construction. Puis quelques temps après, tu es excité à propos d'une nouvelle chose, et tu réalises que cette nouvelle chose est finalement bien mieux que la première. Tu réalises alors qu'il t'est très bénéfique que cette première chose ne se soit pas réalisée. Cette première chose, ayant cependant la grande valeur, de t'avoir conduit vers cette nouvelle. Ces changements peuvent même intervenir plusieurs fois. Soit indulgent envers toi-même, apprend à reconnaitre, la normalité des phases successives du processus d'évolution, et apprend à demeurer confortable et à maintenir ton amour de toi, ton enthousiasme et ta vitalité.

Apprend aussi, à raccourcir, jusqu'à les éliminer, les épisodes dépressifs qui suivent une frustration ou un échec. Tu y arriveras en te concentrant rapidement sur l'action suivante, en trouvant le plaisir dans l'action et en retrouvant le plaisir du succès.

Tu auras intérêt, dans l'organisation de ton emploie du temps, à donner la priorité aux activités de ta liste, qui te conduiront à la réalisation de tes objectifs.

Cette attitude est primordiale.

Certainement, il te sera nécessaire de changer tes habitudes, de faire des choix d'éliminer certaines activités, certains comportements et certaines distractions. Ces éliminations, te paraitront, à priori, difficiles ou douloureuses. Mais ce sera une erreur. Car, les autres activités s'avéreront être plus faciles, elles t'apporteront un plus grand bien être et la satisfaction de progresser vers ton objectif. Tu ne ressentiras, ensuite, plus d'attirance ni d'envie pour ces activités, comportements et distractions passés. Tu deviendras passionné par les nouveaux. Tu seras tellement enthousiaste que tu auras même besoin de te forcer à faire des poses et à t'assurer que tu ne deviens ni intolérant, ni prosélyte. Tu seras plus heureux.

'Choisis un travail que tu aimes et tu n'auras jamais à travailler un seul jour de ta vie'

Confucius

Note: Il est possible que cette phrase de Confucius soit dérangeante pour toi, au cas où tu te senties coincé dans ta situation actuelle, sans aucune perspective d'alternative. Tu amélioreras ton bonheur, ainsi que les développements de la situation) en te concentrant sur les choses que tu aimes dans ton travail, au lieu de te concentrer sur les choses que tu n'aimes pas.

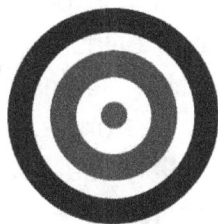

'Si tu entends ta voix intérieure te dire, "Je suis incapable de peindre" alors par tous les moyens met toi à peindre, et cette petite voix se taira'

Van Gogh

♦

'J'ai été impressionné par l'urgence d'agir, la connaissance est insuffisante ; nous devons la mettre en pratique. L'intention est aussi insuffisante sans l'action'

L. de Vinci

❂❂ Exercice 65 : Explore d'amples détails

Choisis un objet de désir. Ce peut être une relation amoureuse, une relation amicale, un métier idéal, une activité de loisir, un achat raisonné (ex. maison, voiture), un lieu de vacance, un objectif une forme ou une santé physique, ou tout autre chose.

Fais maintenant une liste descriptive des caractères, apparences, couleurs, spécificités, etc. En faisant cette liste, décris l'objet, avec de nombreux détails.

En faisant cette recherche de détails, tu découvriras de nombreuses informations utiles, qui te rapprocheront de l'objet de ton désir, avec précisions.
Aussi, très souvent au cours de cette recherche, tu apprendras des informations qui te feront changer l'objet de ton désir, pour un meilleur.

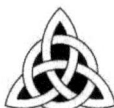

'Travailler sur les détails dans la réalisation de vos rêves'

S. Adelaja
♦

'Curieux, dis-je, combien de fois les plus petits, les plus insignifiants détails, dévoilent plus tard leurs visages comme des moyens vitaux de progression.'

Criss Jami

064 - Guide de l'amertume à l'action

Il arrive à la plupart d'entre nous, de se souvenir des dizaines de fois, avec amertume, qu'il faudrait faire telle ou telle tâche, que l'on traine pourtant à faire. Nous avons cette attitude, aussi bien pour les activités qui sont agréables et qui contribuent à la réalisation de nos objectifs, que pour les activités qui sont, à priori, rébarbatives, même si ces dernières contribuent aussi à la réalisation de nos objectifs (comme par exemple des tâches domestiques ou des tâches administratives).

Quel gâchis !

Une somme importante de temps gaspillé à se répéter 'oh il faut que je fasse ceci ou cela', ou, 'Je ne suis pas content de faire ceci ou cela). Cela représente aussi une somme importante d'amertume.

Ceci est très paradoxal, car le temps passé à faire cette activité est souvent beaucoup plus court que la somme des petits moments où l'on a souffert de notre négligence. De plus, en la réalisant, et une fois qu'elle est réalisée, cette action nous apporte la satisfaction, le plaisir, le bonheur du travail fait et bien fait. Il apparait ainsi évident, qu'il est préférable que nous ne perdions ni notre temps, ni notre chance d'être heureux.

D'autre part en faisant immédiatement une action née d'une idée, l'action est réalisée et nous permet d'avancer. Alors que l'on s'aperçoit qu'en faisant traîner les choses on oublie malheureusement des idées, l'inspiration est gâchée, les choses ne sont pas faites, on stagne et on en reste malheureux.

Nous pouvons facilement être d'accord avec ces réalités. Nous devrons cependant faire l'effort de nous en souvenir, afin nous mettre en action et de changer nos habitudes.

◆

Revenons sur ces tâches à priori rébarbatives, comme les nombreuses tâches domestiques et administratives. Nous avons pour elles, une tendance, encore plus grande, à les retarder, à souffrir pendant ces retards, et à continuer à souffrir lorsqu'on les exécute.

Nous avons la capacité de modifier ces scénarios désolants.

Encore une fois, nous pouvons penser à la priorité que nous donnons à notre bonheur, et vivre ces moments avec légèreté. Il est par exemple possible, de vivre un moment de plaisir, de paix, voire de méditation, en balayant avec minuties le sol de sa maison.

◆

Notre bonheur se trouve, quand un de nos objectif est atteint, et lors du cheminement qui nous amène à atteindre nos objectifs. En plus du plaisir que l'on trouve dans l'actions, nous pouvons, accessoirement, augmenter le plaisir et l'enthousiasme, avec la visualisation de l'énergie positive de l'objectif atteint.

👀 Exercice 66 : Retrouver les oublis

En ne laissant pas trainer les choses, on supprime l'inconvenance d'importants oublis. Cependant, toutes les tâches ne sont pas possibles d'être commencées immédiatement, si par exemple, on ne peut interrompre ce à quoi on est déjà occupé. Alors, le risque d'oublier des choses importantes, n'est pas encore totalement éliminé.

Il est possible de construire notre confiance, que l'on se souviendra, au bon moment, des choses que l'on risque d'oublier :

o   Il suffit de commencer par énoncer cette confiance.

o   Puis, d'être heureux et satisfait à chaque fois que l'on s'aperçoit qu'effectivement on s'est souvenu, au bon moment, de l'information nécessaire.

o   En suivant ce processus, il devient de plus en plus fiable. Par contre, si au contraire on cultive la crainte d'oublier une chose importante, on augmente le risque d'effectivement l'oublier, et on construit l'identité d'une personne qui oublie les choses importantes et qui en est malheureuse.

Cultiver ce processus, peut être assimilé à coopérer avec notre puissante intuition, et à développer la permanence de notre conscience.

☻☻ Exercice 67 : Cultiver l'autonomie

Nous avons vu 3 avantages de cultiver l'autonomie : dans l'appréciation de la solitude, dans l'indépendance existentielle par rapport aux autres (qui ne nous appartiennent pas), et par rapport aux évènements (Le bonheur inconditionnel). On trouve aussi beaucoup d'avantages et de satisfactions en cultivant l'autonomie dans nos actions : de faire, ce que l'on désire faire, ce qu'il est nécessaire que nous fassions, avec application ce que l'on sait faire, et des efforts pour apprendre ce que l'on ne sait pas faire (mais qui est à notre portée, malgré un doute primaire, sans nécessiter l'intervention d'un spécialiste).

En cultivant ainsi notre autonomie d'action, on est toujours surpris et satisfait, par la qualité et la quantité des choses que l'on est capable de faire. En augmentant ces qualité et quantité et en apprenant de nouvelles techniques, nous augmentons, notre perception, notre capacité, notre confiance, notre satisfaction et notre contribution communautaire. Nous bénéficions aussi, de meilleures cohabitations avec les autres et de leur meilleure contribution, qui ne ressentent plus de frustrations à devoir nous assister et qui ne perdent plus leur temps en le faisant.

Certaines personnes dans nos communautés ont plus de difficultés à devenir autonomes. Les évolutions de la connaissance sur le bonheur, dans de multiples domaines (sociologie, économie, humanisme, développement, etc.) sont unanimement parvenues à la conclusion, qu'il est dans notre plus grand intérêt, individuel et collectif, d'aider les plus faibles d'entre nous à devenir autonomes.

Tu sauras reconnaitre, sur quel point cité ci-dessus il est souhaitable que tu portes ton attention.

♦

'Un voyage d'un millier de kilomètres débute avec le premier pas.'

Attribué à Confucius et à Lao Tzu

♦

'C'est lorsque l'on commence à marcher que le chemin apparait'

Rumi

065 - Guide des passages à vide

Avoir des passages à vide, d'énergie ou d'enthousiasme, est quelque chose de tout à fait normal (effet montagne russe, avec ses hauts et ses bas), naturel et aussi nécessaire, en particulier après un passage riche en évènements, une mauvaise digestion ou une forte émotion. Suivant notre personnalité, les circonstances, le niveau de notre engagement et nos habitudes, nous vivons plus ou moins bien, et plus ou moins rapidement ces passages. Certains d'entre nous ont du mal à les accepter, et ils doivent être particulièrement attentifs pour comprendre et pour corriger ce manque. Pour d'autres ils sont très courts, voire imperceptibles. Et enfin pour certains d'entre nous ils durent des mois ou des années.

Nous bénéficierons, suivant nos besoins, d'améliorer notre gestion des passages à vide.

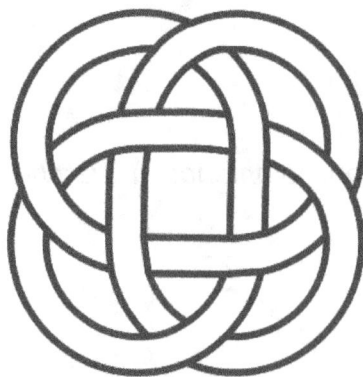

Gestion de ces passages : Nous devons premièrement accepter la normalité, de parfois manquer d'énergie ou d'enthousiasme, et de ne pas être constamment au mieux de notre créativité ou de notre productivité.

Et nous devons savoir que, comme toute chose, ces moments vont passer.

Plutôt que de souffrir de ces moments, il est bon de les aimer, de les vivres pleinement (même s'ils correspondent à un plein de vide), sans culpabilité, et de saisir l'opportunité de faire une introspection, de se reposer, de faire une chose inhabituelle et attractive, et aussi de laisser les choses évoluer (voir plus loin, la dynamique faire-ne pas faire).

Si nous sommes embourbés dans une longue période d'inactivité, la première chose à faire sera de regagner confiance et amour de soi, la deuxième sera de s'engager dans une activité, quelle qu'elle soit (comme par exemple la pratique d'un des exercices de ce manuel), qui sera génératrice d'expériences et d'opportunités et dont on commence à percevoir qu'elles vont certainement nous apporter plus de bonheur et d'énergie vitale que ne le fait la passivité.

Il nous faut aussi, observer notre comportement, pour savoir si on accepte et respecte la normalité des passages à vide chez les autres. Puis, si un passage à vide intervient, il est préférable de l'accepter et de nous adapter.

066 - Guide de la perfection

Voici deux anecdotes : ' Le jour où j'ai perdu mes illusions ' et ' Le jour où mes illusions se sont transformées en possibilité '.

<u>Le jour où j'ai perdu mes illusions</u> : était il y a une trentaine d'année. Je terminais une de mes premières opérations humanitaires, et j'étais au siège de l'organisation internationale pour laquelle je travaillais, pour y faire mon compte rendu de fin de mission.

Mon interlocuteur me dit alors ' Merci d'avoir envoyé ton rapport de fin de mission en avance, cela permet plusieurs éclaircissements et cela rend les réunions de compte rendu de fin de mission plus substantielles et plus vivantes '.

J'étais très étonné de cette remarque, car envoyer le rapport deux semaines avant la fin de mission, était une obligation stipulée dans le règlement attaché au contrat de travail que j'avais signé. Et j'estimais ce rapport comme étant un élément, non seulement normal, mais aussi important de l'opération.

Alors j'ai répondu avec étonnement que je trouvais cela normal.

L'organisation était professionnelle et sérieuse. L'opération s'était bien déroulée. Nous avions, avec mes collègues été consciencieux dans notre travail. J'étais très loin de penser pouvoir entendre la réponse de mon interlocuteur, qui me dit alors « Oh ! mais détrompe-toi, de nombreuses personnes donnent leurs rapports uniquement le jour du compte rendu de fin de mission, d'autres le donnent plusieurs mois après leurs retours, et d'autres ne font pas du tout de rapports. »

Ce jour-là, j'ai perdu mes illusions sur la qualité de l'engagement des hommes dans leurs activités. Et, au cours des années qui ont suivi, j'ai observé les comportements, et malheureusement j'ai pu constater, dans tous les corps de métiers, que les travailleurs n'étaient, le plus souvent, pas du tout engagés dans leur travail et ils étaient même, généralement, malheureux de travailler. Comme si, ils préféraient cultiver la tristesse plutôt que le bonheur. Toutefois, je croisais aussi de nombreuses personnes remarquablement engagées, créative et efficaces dans leur travail.

Cependant les choses évoluent, comme par exemple, grâce aux progrès de la standardisation et avec le support de l'informatique, et si les engagements individuels restent trop souvent défaillants et font souffrir les individus, ces défaillances sont en diminution.

J'ai, plus tard, raconté cette anecdote à plusieurs jeunes collègues sérieux et engagés qui se faisaient du souci par rapport à leur futur professionnel. Leur disant qu'en continuant leurs sérieux engagements, ils avaient toutes les chances de réussir car la concurrence était, malheureusement, plutôt effacée. Je leur disais aussi, qu'au-delà de la frustration de croiser des personnes torturées par leur dégout professionnel, ils allaient aussi avoir l'opportunité de collaborer avec d'autres travailleurs partageant leur enthousiasme.

Le jour où mes illusions se sont, de nouveau, transformées en possibilité :

Les années qui ont suivi ont été passionnantes. J'ai connu les débuts de la révolution de la connaissance, travaillé sur les premiers ordinateurs de bureau puis, aux alentours de mes vingt-cinq ans, avec les premiers ordinateurs portables, contribué aux progrès de la standardisation des méthodes de travail, travaillé sur les premières bases de données, à leurs analyses et à la standardisation des méthodologies qui en ont découlé, et travaillé à l'inclusion de paramètres jusque-là ignorés (comme l'impact environnemental, le poids carbone, le poids eau, la gestion des ressources et des déchets, la mesure de la satisfaction des utilisateurs et de toutes les parties concernées, les analyses des risques et des solutions pour les réduire, et le développement durable).

Alors mes illusions se sont, de nouveau, transformées en possibilité. L'élimination de la pauvreté n'était plus une utopie. Nous avions maintenant le savoir-faire et les ressources nous permettant d'inclure tous les paramètres dans l'équation, et de permettre à la machine de tourner pour le bien de tous. Les nouvelles méthodologies, technologies et techniques avaient réduits les contraintes et les obstacles. Elles nous offraient de nombreuses opportunités. Et bien que la tâche demeure colossale, nous avions maintenant la capacité de l'organiser et de la gérer. Notre évolution, nous avait aussi permis de comprendre que seul l'élimination de la pauvreté et de ses méfaits, avec une attention particulière pour les plus démunis d'entre nous, donnait de la force de la base de la pyramide socioéconomique et pouvait permettre à cette pyramide de resplendir et d'apporter le confort et la prospérité à chacun d'entre nous[28]. La belle vie pour tous les hommes était enfin devenue une possibilité.

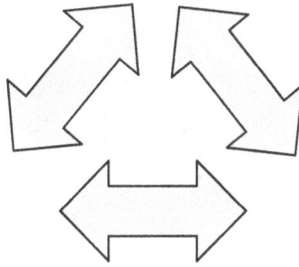

---

[28] Les personnes les plus démunies sont le plus souvent très généreuses, hospitalières, et riches d'autres remarquables valeurs humaines qui sont souvent oubliées par les personnes aisées. Un programme d'élimination de la pauvreté doit préserver ces valeurs. Cependant la pauvreté s'accompagne aussi de nombreuses souffrances, comme : les mariages d'enfants, les trafics humains qui alimentent l'industrie du sexe (3ème source de revenu de la criminalité, après trafics d'armes et de drogues), les violences domestiques , les jours avec un seul repas, le manque d'eau, d'hygiène et de logement, la grande mortalité ante et post natale, le manque d'éducation scolaire, les oppressions criminelles, le désespoir, la marginalisation, etc. qui peuvent et doivent être éliminées pour gagner en dignité humaine et le bon fonctionnement de la société.

Quand on s'engage dans l'action, il est bon de passer le temps alloué, en étant le plus conscient et efficace possible. Les personnes qui ne le font pas, sont évidemment malheureuses, car faisant manifestement une activité qui leur déplaît, et ayant l'impression correcte de gâcher leur temps. Rappelons que le bonheur a été mesuré plus grand dans les moments de concentration que dans la passivité.

Ces personnes souffrent aussi de leur malhonnêteté, produisant un résultat inférieur à ce que l'on attend d'eux et cela les fait souffrir d'un manque d'amour propre. Les collègues qui attendent d'eux sont aussi gênés par cette défaillance, et cela est à l'origine de conflits et de perte de respect.

Afin d'être plus heureux ces personnes ont trois solutions : La première est de, franchir la barrière du doute et de la paralysie, et s'engager correctement dans leurs activités, où elles trouveront alors, facilement, des intérêts et des interactions heureuses.

La deuxième, si la répulsion est trop puissante, est de changer d'activité.

La troisième, pour ceux d'entre nous qui ne voient pas d'alternative possible à leurs souffrances quotidiennes, est d'aborder chaque début de journée, au réveil, non plus avec la souffrance de la projection d'une nouvelle triste journée, mais en s'immergeant pendant 30 secondes dans le bien-être du moment présent, puis en travaillant à prolonger, à maintenir et à renouveler cette sensation de bien-être, au cours de la journée.

Cette technique de 30 secondes est simple et immédiatement très efficace pour changer notre réalité, elle devient encore plus efficace en travaillant la sincérité de la sensation de bien-être.

Certains d'entre nous, ont des difficultés, emportés par l'élan de leur fort engagement, à accepter un résultat autre que parfait. On observe même des souffrances dans cette non-acceptation.
C'est très dommage car inutile, irréaliste et contreproductif. Afin d'être plus heureuses ces personnes doivent faire un travail sur elle-même, afin d'accepter la réalité des contraintes. Elles peuvent se rassurer, en sachant qu'un fort engagement produit toujours (à part dans de rares cas accidentels) de bons résultats. Et même, quand interviennent de courts passages à vide, ou des moments de moindre enthousiasme, la prédominance de l'intention d'un fort engagement produira toujours ces mêmes bons résultats.

Pour encore une autre catégorie d'entre nous, la recherche de perfection se situe dans la phase de planification. Et cette recherche inassouvie, devient un obstacle au démarrage de l'activité, parfois même devient une excuse devant une peur de démarrer. Pour ces personnes, la situation est inconfortable et douloureuse. La solution pour ces personnes est encore de démarrer, en prenant en compte la contrainte temps, en satisfaisant un minimum de vision et de planification, et en sachant que seule la mise en route, a la capacité, qu'elle honore généreusement, de générer l'expérience, le mouvement et la vitesse.

☯☯ Exercice 68 : Etat de conscience

L'état de conscience, est un état dans lequel nous sentons le bonheur d'être vivants.

Tandis que dans un état d'inconscience, pendant lequel nous effectuons nos tâches d'une façon robotique, sous la contrainte, ou à contre-cœur, est un état moribond, dans lequel nous nous asphyxions.

En apprenant à reconnaitre l'état dans lequel nous nous trouvons, nous savons si nous sommes morts ou vivants. Si nous sommes morts, nous avons intérêt à ressusciter, en revenant à un état de conscience et d'attention aux détails, attentifs, aux scènes, à notre bien-être, à nos pensées, à nos gestes, à nos paroles, à notre posture corporelle et à notre respiration.

L'exercice consiste à prendre l'habitude, au quotidien, de remarquer les moments, où tu es dans un état robotique et inconscient, ainsi que les moments où tu te meurtris en refusant la réalité, de prendre alors une profonde inspiration, et de revenir à un état de conscience d'être en vie, dans une vie où tu as pris la résolution de vivre au mieux et de manière heureuse chaque seconde.

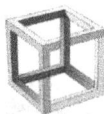

On raconte l'histoire d'un sage, qui passant à côté d'un cadavre de chien en décomposition, s'est exclamé « que ses dents sont blanches et belles ! »

☻☻ Exercice 69 : La perfection des autres

Penser que tout le monde devrait être parfait, par rapport à une projection et jugement de soi-même, par rapport à notre conception variable de la perfection, par empathie ou par impatience, est aussi une tendance douloureuse que l'on observe souvent et chez beaucoup d'entre nous. Nous devons travailler notre acceptation de la réalité des contraintes, des caractéristiques et des capacités de chacun, et ce faisant accepter et composer entre nos attentes et la réalité. Quand nous avons intérêt à accepter nos imperfections, il est naturel que nous acceptions les imperfections des autres.

Nous devons aussi être attentif à ne pas manquer de prêcher par l'exemple.

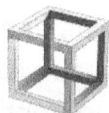

Observe dans quelle mesure tu es sujet à de telles souffrances, et travail à les réduire. Plutôt que de te focaliser sur les défauts et ainsi leur donner de l'importance, tu pourras te focaliser sur les qualités (dont les qualités humaines), qui deviendrons, elles aussi plus importantes. Plutôt que de souffrir, tu te réjouiras, et tes relations avec les autres deviendront meilleures, du fait de ta joie, et du fait, que les autres ressentirons le respect et l'estime que tu leur porte, et non plus ton malaise, ton dédain, ton dégoût ou ta pitié.

☺☺ Exercice 70 : L'Exercice des 5 sens

Cet exercice consiste à pratiquer et à renforcer ta conscience.

Il consiste à noter des expériences avec les 5 sens, consécutivement et dans l'ordre suivant, en passant 30 secondes minimum avec chaque sensation :

o Notes 5 choses que tu peux voir.
   Choisis de préférence des choses ou des détails que tu ne remarques pas habituellement.

o Notes 4 choses que tu peux toucher.
   Par exemple : un vêtement, une cuillère, un verre, ta peau, la table, un objet, etc.

o Notes 3 choses que tu peux entendre.
   Par exemple : un avion ou un autre véhicule qui passe, un oiseau, un voisin, le ventilateur de ton ordinateur, etc.

o Notes 2 choses que tu peux sentir.
   Par exemple : de la nature, de la nourriture ou de la pollution ; etc.

o Notes 1 chose que tu peux goûter.
   Par conséquent, tu devras choisir un moment pour cet exercice lorsque tu as accès à quelque chose à mettre dans votre bouche.

☙☙ Exercice 71 : Profiter des moments d'attente

Souvent, il faut attendre. Serait-ce dans une salle d'attente avant un rendez-vous, dans une file d'attente, à un feu de signalisation, dans l'attente du train, du métro, de l'autobus ou de l'ascenseur, en attente d'un chargement Internet lent, dans l'attente de la fin d'une publicité, etc.

Dans ces moments, nous pouvons avoir tendance à être nerveux, impatient ou dégoûté.

Avec cet exercice, tu vas transformer ces moments désagréables et dérangeants en moments agréables et bénéfiques. La réalisation complète sera atteinte étape par étape, en te servant de ces moments comme déclencheurs opportuns pour prendre un bol de pleine conscience et d'énergie vitale positive.

o   Ferme les yeux et prends une profonde respiration.

o   Continue, pendant le temps que tu dois attendre, en pratiquant la respiration consciente. Et avec une pensée positive, en observant attentivement ton environnement.

o   Finalement, si nécessaire, tout en maintenant ta respiration, tu pourras vérifier que tu es prêt pour le prochain événement (par exemple : ce que tu vas dire et quelle sera ton attitude lors de la prochaine réunion).

Perfection-émotion-réaction

Chaque personne est différente et automatiquement chaque personne ne correspond pas entièrement à nos idéaux du moment. Mais il y a une différence, entre trouver une personne raciste, cruelle, ou ceci ou cela, même que cette personne porte atteinte à nos libertés, et ressentir une longue émotion douloureuse en voyant les agissements de cette personne. L'émotion, face à l'imperfection, n'est pas uniquement douloureuse, mais elle est aussi inutile, car elle ne change rien, et nous handicape en limitant notre capacité de réaction pour éventuellement contribuer à une amélioration.

Prend l'habitude de remarquer les moments où tu ressens de telles émotions douloureuses, et souvient toi alors, que cette réalité extérieure est différente de ta réalité intérieure que tu désires sereine et heureuse. Puis continue sereinement ton activité. Avec de la pratique, tu arriveras à beaucoup raccourcir ces temps de perception de l'émotion douloureuse, pour rapidement retrouver un état serein et l'efficacité dans tes activités.

On peut aussi souvent entendre, dans les discussions quotidiennes d'un grand nombre d'entre nous, des réactions de dégoût ou de révolte, face à un agissement cruel, raciste, machiste, pervers, xénophobe, homophobe ou corrompu, criminel ou aussi simplement maladroit. (Rappelons que nous sommes, à cause de l'intérêt commerçant des médias de masse, fréquemment les spectateurs de tels agissements de la part d'un personnage public ou d'un inconnu. (Rappelons qu'en plus d'être rabâchées, la plupart de ces informations sont fausses, fabriquées, déformées ou amplifiées. Rappelons aussi, que notre sensation d'exister est plus direct, rapide et facile, au moyen d'excitations négatives que d'excitations positives). Ce dégout et cette révolte s'adressent souvent alors à la société, à la totalité de l'humanité ou même à l'existence. Et ainsi, nous utilisons, révoltés, notre temps de façon stérile, inconfortable et dégradante. Cependant, notre vraie nature est innocente, aimante et positivement évolutive. Et les pseudos coupables de ces agissements que l'on condamne, justement ou injustement, constituent, malgré le grand espace qu'ils occupent dans les media, dans nos conversations, dans nos émotions, dans nos pensées et dans nos vies, une très petite minorité d'entre nous.

Observe donc ton comportement. Elimine de tes sujets de conversations ce genre de ragot, de moquerie ou de révolte. Utilise ton éventuelle énergie militante, pour vérifier et pour éventuellement dénoncer de fausses informations ou des informations qui ne devraient pas être ignorée, et surtout, si tu en as la possibilité, pour venir en aide aux victimes de ces mauvais agissements.

Utilise ce même temps, pour partager et agir selon ta vraie nature positive qui mérite de dominer l'espace de ta vie. Aussi, utilise ce temps, pour observer et résoudre tes propres défaillances tempérant ton bonheur.

◉◉ Exercice 72 : Admettre tes erreurs

La société humaine à laquelle on a droit, et que nous avons la capacité d'obtenir, est une société, où les actions individuelles et les transactions apportent de la satisfaction et l'intérêt de toutes les parties concernées. Et qu'en aucun cas, une partie puisse être abusée.

Nous ne sommes pas des surhommes, et nous pouvons nous tromper. Et, comme la satisfaction et la légitimité des intérêts de chacun, est maintenant, le mode de vie que nous avons adopté, nous devons être loyal, admettre nos erreurs et ainsi augmenter les chances qu'elles puissent être corrigées, plutôt que d'être à l'origine d'une cascade de problèmes. Nos intérêts et nos satisfactions, individuels et communs, sont ainsi préservés et notre temps est bien utilisé.
De plus, les erreurs et les échecs sont très naturels.

Exerce-toi à prendre l'habitude d'admettre tes erreurs.

♦

'Reconnaître ses erreurs est une marque de courage et preuve d'intelligence'.

Pierre-Marc-G de Levis

♦

'Heureux celui qui, après s'être égaré, peut se retrouver et reconnaître son erreur'.

M. de Puisieux

Ne t'efforce pas de vouloir changer
des choses que ton action n'a pas
la possibilité de changer.

Et ne souffre pas
des choses que tu ne peux influencer.

◆

'Si vous comprenez, les choses sont comme elles sont... Si vous ne comprenez pas, les choses sont comme elles sont'

Anonyme

◆

'L'important, ce n'est pas la destination, c'est le voyage'

Stevenson (Auteur de 'L'île au trésor)

◆

'La signification d'un homme n'est pas dans ce qu'il atteint, mais plutôt ce qu'il aspire à atteindre.'

Khalil Gibran

L'évolution des technologies de communication (dont téléphone portable, notre connexion à internet 24/7, courriel, sms et médias sociaux), nos interlocuteurs qui ont tendance à attendre une réponse immédiate à leurs multiples communications, les exigences croissantes de productivité du monde du travail, notre enthousiasme notre curiosité et notre désir d'évasion dans ces nouveaux mondes virtuels électroniques, nous conduisent à faire plus rapidement de plus en plus de choses.

Pourtant, notre cerveau ne peut effectuer qu'une tâche à la fois.
Et, nous sommes plus efficaces, et aussi globalement plus rapides, et plus productifs, lorsque nous nous concentrons sur une seule tâche à la fois, sans être interrompus par une autre.

Nous devons donc adapter la gestion de notre temps et notre réactivité pour ne faire qu'une chose à la fois, et éliminer les distractions en la faisant.

Par exemple, il est préférable de réserver des périodes d'exclusive réponses aux courriels ; nous aurons aussi avantage à être conscient lorsque nous prenons nos repas, sans être distraits par la télévision ; nous n'utiliserons pas notre téléphone portable lorsque nous conduisons un véhicule pour éviter les risques probables d'accidents. Nous pouvons aussi concevoir couper notre téléphone le temps d'une action.

Qu'est-ce que le bonheur ?

Peut-être avons-nous oublié ce qu'est qu'être heureux ?

Peut-être le bonheur nous parait-il impossible ?

Pour définir le bonheur, nous désignons des sensations équivalentes, comme : le bien-être, la satisfaction, la sécurité, la légèreté, la liberté, la joie, le confort, l'équilibre, l'insouciance, la force, l'amour, la facilité et le naturel. Sensations que nous apprenons à connaitre, puis à reconnaitre avec une grandissante certitude.

Ces courts moments, pendant lesquels nous sommes occupés à une seule tâche précise, sont des moments particulièrement, pour favorables nous exercer à ressentir un bonheur maximal, en découvrant de nouvelles intensités de ces sensations équivalentes. Dans ces moments, nous pouvons, le cœur léger, nous concentrer, exclusivement, sur cette tâche, avec le désir de l'exécuter au mieux, sans penser à la tâche suivante, et sans penser à autre chose qu'à l'action, la liberté, et au le bonheur de vivre et de respirer.

Nous ferons de même, lors de la tâche suivante, entre les tâches, et ainsi de suite. Comme nous effectuons nos tâches au mieux, elles sont couronnées de succès. Les rares erreurs et les rares échecs n'affectent plus notre bonheur, car il devient plus fortement notre priorité de chaque instant. Nous découvrons de nouvelles dimensions des sensations équivalentes citées ; elles sont agréables et nous nous y habituons.

069 - Guide du souvenir des progrès

Naturellement, nous avons tous le désir d'évoluer. Culturellement nous sommes impatients. Nous sommes devenus obnubilés et oppressés par le but ou l'idéal à atteindre. Nous oublions d'où nous venons. Nous manquons d'accorder la légitime valeur aux progrès réalisés et aux progrès en cours.

Encore une fois, nous sommes insuffisamment conscients de la réalité.

Cela se traduit par de l'insatisfaction, du mépris, du stress, et de l'insécurité.

Paradoxalement, notre impatience d'être heureux et notre enthousiasme de bien faire, nous rendent malheureux et handicapent notre action.

Nous devrons premièrement, réaliser que nous sommes impatients. Nous devons alors, penser aux statuts initiaux des choses que l'on s'attache à changer. Nous reconnaitrons que le changement est un processus qui nécessite du temps. Nous cultiverons notre présence consciente dans le moment présent, plutôt que dans la projection dans le futur. Nous éprouverons de la satisfaction en observant les progrès déjà réalisés. Et nous laisserons le temps nécessaire aux progrès en cours, de se réaliser. Ainsi nous réaliserons de meilleurs et de plus grands progrès, et nous serons plus heureux en le faisant.

Certaines de nos réalisations nous amènent de l'insatisfaction : Cela peut être après un échec, où la déception peut même être dévastatrice. Il est alors recommandé, de rapidement se rappeler que les échecs constituent un apprentissage précieux, et ouvrent les portes à de meilleures opportunités. Immédiatement après l'échec, voici pas à pas les remèdes que nous pouvons utiliser :

Un soulagement immédiat est obtenu en acceptant la normalité du malaise de l'insatisfaction. Ici encore il est utile et efficace d'observer et d'éviter l'apnée.

Le remède infaillible est l'amour : S'aimer, aimer et rire avec ses parents et ses amis. Contempler, facilement pendant une promenade dans la nature exubérante. Les activités récréatives menées avec attention et sans apnée. Créer, regarder, écouter, sentir, goûter et toucher l'art (musique, photo, expositions, films, cuisine, etc.).

Il arrive, une fois la tâche accomplie, que notre satisfaction soit mitigée, avec de l'insatisfaction de penser que nous aurions pu mieux faire. Il y a alors, deux cas de figures : il n'est plus possible de modifier notre action, alors la meilleure chose à faire est de se concentrer uniquement sur la satisfaction ; ou bien, il est encore possible de corriger notre action. Dans ce second cas, nous pouvons de nouveau ressentir de la gêne, de ne pas savoir comment la corriger, dans ce cas, la priorité est de nouveau d'arrêter de ressentir l'insatisfaction, puis de se détendre et autoriser notre riche et puissant subconscient à nous apporter cette meilleure solution.

☯☯ Exercice 73 : Suivi de tes progrès

En application de qualités abordées dans ce livre,

- L'Equilibre ;

- Les Effets moteurs et multiplicateurs de, la motivation, du positivisme, de l'initiative, et de la gratification de soi ;

- Les Bénéfices de s'aimer, avec confort et légèreté et sans prétention, sans pudeur et sans gêne ;

- Les Bénéfices et bonheurs des choix privilégiés d'action, concourante à la réalisation d'un objectif ;

- L'Observation et la connaissance de soi ;

- Les Bénéfices de préciser et de nourrir l'intention,

voici deux exemples d'outils, que j'ai utilisées dans mon projet d'écriture et de publication de ce manuel, afin de suivre et de bonifier les résultats de mon action.

Ces exemples t'aideront à élaborer tes propres outils, pour suivre les progrès dans tes projets, et pour construire des dynamiques de bonheur et de succès.

<u>Comme premier outil</u>,

J'ai commencé par écrire un journal, dans lequel je notais les évènements de la journée.

Cela m'a permis de cultiver la satisfaction de la qualité et de la quantité des évènements.

De temps en temps, la relecture du journal contribuait à cultiver cette satisfaction (qui rappelons le, propulse la bonne continuité de l'action).

Je m'attachais à vivre des journées équilibrées, avec des actions contribuant aux bonheurs dans mon corps, dans ma tête et dans mes actions. Afin de surveiller l'utilisation optimale de mon temps j'utilisais les cinq icônes listées en page suivante. (Il y a un grand nombre de combinaisons possibles de cinq icônes, suivant la physionomie de la journée (exactement 3125), bien plus que nos besoins).

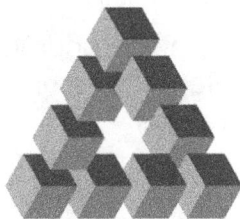

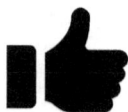

Ce symbole pour représenter les progrès dans mon projet.

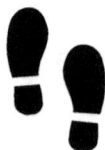

Ce symbole pour représenter les activités physiques relaxantes (généralement des marches dans la nature, nages dans un lac, ou cueillette de champignons).

Ce symbole pour représenter les activités me permettant de m'enrichir intellectuellement (la méditation est classée dans cette catégorie).

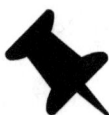

Ce symbole pour les tâches administratives et domestiques, que je m'efforçais de vivre dans la joie.

Ce symbole pour le temps passé en famille, entre amis, à m'amuser et à me relaxer.

Dans mon journal, j'ai inclus cinq colonnes, dans lesquelles j'insérais ces icônes représentants les évènements de la journée.

La combinaison habituelle 👍👍👍❗💡 représentait une journée bien vécue : prolifique pour mon projet (qualitative et/ou quantitative), avec un temps pour l'activité physique, un temps d'enrichissement intellectuel, et si nécessaire un temps pour les tâches administratives ou domestiques, sinon plus de temps pour mon projet.

Pour rendre le jeu encore plus amusant, j'ai rajouté un paramètre : certains jours, les progrès du projet de livre étaient meilleurs que d'autres jours. Et parfois des progrès étaient particulièrement significatifs. Afin de cultiver et prolonger ma satisfaction et mon enthousiasme, j'ai commencé à compter et à collectionner ces progrès particulièrement avantageux.

Pour chacun, j'ai rajouté un fond vert à l'icône 👍

Je m'efforçais d'utiliser ces fonds verts pour des raisons légitimes. Et je notais ces raisons sur mon journal.

J'ai eu alors, de très bonnes surprises !

Certaines journées étaient tellement bonnes, qu'il m'était possible de mettre trois fonds verts. Et les lendemains de ces jours, j'avais l'heureuse surprise de pouvoir de nouveau mettre trois fonds verts.

Formidable et inattendu ! encore une très bonne journée !

En plus d'être très amusant et surprenant, c'était très excitant, satisfaisant, efficace, prolifique, dynamique et motivant.

Le plaisir de la performance, générait la performance. L'utilisation de ce nouveau paramètre créait une inertie supplémentaire de progrès, de succès et de joie de vivre.

Je vivais de moins en moins de jours, où je n'étais pas pleinement satisfait ; puis même j'arrivais à complétement éliminer de tels jours. Je devenais, une personne différente, plus heureuses, plus active et en meilleur santé.

Parfois, j'en étais étonné, je rencontrais une légère difficulté à me reconnaitre, dans cette nouvelle panoplie. Mais le malaise était bref, et je me suis habitué, car instantanément, je me souvenais de mes objectifs, de vivre pleinement et heureusement, de demeurer curieux et ouvert.

En jouant avec cet outils et avec le deuxième qui suit, et en restant concentré sur mon objectif, je progressais beaucoup, tout en transformant, de façon durable, les doutes, les peurs, la stérilité et l'insatisfaction, en, confiance, amour, fertilité et bonheur.

Le deuxième outil,

était une liste, continuellement actualisée, des tâches qu'il me restait à effectuer.

Après avoir terminé une tâche, je pouvais choisir dans cette liste, en respectant plus ou moins les priorités, la nouvelle tâche qui m'attiraient le plus sur le moment.

Écrivant de façon systématique les nouvelles idées de tâches, me permettait de ne pas oublier une de ces nouvelles idées, emportées par le vent. Cela a également permis de garder cet outil dynamique et d'accomplir un grand nombre de tâches pour atteindre mon but.

Certains jours, je manquais d'enthousiasme pour qu'elle tâche que ce soit. J'ai pris l'habitude, alors, de me concentrer, sur le seul démarrage, d'une des tâches, choisie dans la liste. Et, ces jours se sont s'avérés être parmi les plus productifs et les plus satisfaisants. Quand le sentiment initial était, que ces jours risquaient bien, d'être stériles, voire douloureux, ils finissaient par devenir 12 à 15 heures de concentration heureuse. Cela m'a permis de construire l'intention, de vivre des jours exclusivement satisfaisants, façonnés par des occupations portées par la dynamique Corps-Pensée-Action. J'ai pu vérifier que j'étais beaucoup plus heureux en me concentrant sur les activités qui m'apportaient la plus grande satisfaction. J'ai donc cherché les moyens de trouver la plus grande satisfaction dans tout ce que je faisais (y compris dans des tâches domestiques ou administratives qui au préalable pouvaient facilement susciter en moi de la lassitude ou du dégout), ce qui me permet de trouver le bonheur d'avoir mes jours et ma vie bien remplis.

070 - Guide du Meilleur toujours fait

Nous faisons, à chaque instant, le meilleur que nous sommes présentement capables de faire.

Lorsque nous avons l'intention de bien faire, nous faisons alors le mieux qu'il nous est possible de faire à ce moment.

Si nous faisons alors des erreurs, elles nous surprennent, car nous pensions alors être véridique et réussir. Mais nous n'étions pas capables de penser et d'agir autrement. Car, nous ne connaissions pas encore la façon correcte de fonctionner.
Il est normal, qu'avec l'expérience, que nous acquérons chaque jour, nous augmentons notre capacité de réussir. Nous sommes plus capables aujourd'hui qu'hier.

Lorsque nous ne sommes pas capables d'avoir l'intention d'agir au mieux, cela reste le meilleur qu'il nous est possible de faire. L'instant d'après sera différent, et peut être, ce sera le moment, où, avec l'expérience, nous serons capables d'avoir cette bonne intention.

Cet enseignement est très puissant et il est aussi très réconfortant. Car, il renforce la légitimité de rechercher le meilleur et dans être heureux, et il rend illégitime les douloureuses et handicapantes sensations de regret, de perte d'amour propre, du stress et de dépression.

Lorsque nous intégrons ce concept, il nous donne une plus grande capacité de réflexion. Nous développons aussi nos capacités, de tirer les leçons de nos erreurs, et d'éviter de les répéter. Nous pouvons aussi, plus facilement, profiter des périodes, pendant lesquels nous manquons du désir d'agir, et les raccourcir.

Cette vérité nous permet d'être plus indulgent, aussi envers les erreurs des autres.

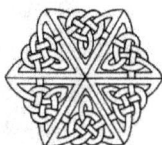

Cette puissante vérité, décuple sa force ; lorsqu'elle est associée à nos efforts d'ancrage dans le moment présent, qui est le seul moment qui existe, le seul moment où nous agissons, et donc le moment, où nous faisons le meilleur qu'il nous est possible de faire.

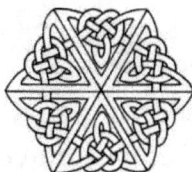

071 - Guide de l'estime de soi

Se sous-estimer, est une tendance souvent observée dans le comportement de tout un chacun.

La valeur de ne pas se sous-estimer, est une valeur qui est enseignée dans des domaines très variés, comme la Communication, le Marketing et le Développement Personnel.

Par exemple, en Communication, on entend souvent dans des conversations, des phrases comme celles-ci : 'Je me sens incapable de faire ça.', 'Je suis maladroit.', 'Je ne suis pas doué pour …', 'Je ne me souviendrai jamais de ça.', 'Ce n'est vraiment pas ma spécialité.', 'J'ai toujours été nul à ça.', 'Ça c'est un boulot de mec.', 'Ça c'est un boulot de fille.', 'Je suis trop petit pour faire ça.' ou 'Je suis trop vieux pour faire ça.', 'C'est trop compliqué', 'Je n'ai pas le temps' etc. Ces expressions figent notre personnalité ainsi artificiellement dévaluée.

Comme autres exemples d'expressions employées régulièrement, et qui montrent que nous nous sous-estimons, que l'on manque de confiance en nous et que l'on ne croit pas vraiment réussir, sont les expressions qui emploient le verbe ' essayer ', comme par exemple dans 'Je vais essayer de monter une entreprise de …'. Ici, la personne veut exprimer qu'elle a pris la décision de monter cette entreprise. Mais l'emploi du verbe 'essayer' exprime des peurs et des doutes par rapport à son engagement dans la réalisation et en rapport avec le succès de l'entreprise. Ces peurs et ces doutes sous-jacents sont paradoxaux, car ils interviennent même dans les cas où l'engagement est très fort et les premiers signes de succès sont très encourageants. Pareillement, dans : 'Je vais essayer d'arrêter de fumer'. 'Je vais essayer d'arrêter de boire des sodas ou de l'alcool' 'Je vais essayer d'être moins timide'. Il est préférable dans ces exemples de penser et de dire 'Je monte une entreprise de ...', 'J'arrête de fumer au 1er Janvier', 'Je ne bois pas d'alcool' ou 'J'ai décidé d'être moins timide'.

D'une manière générale les pensées et les idées qui sont exprimées dans une phrase grammaticalement négative ont un caractère négatif. Comme autre exemple : il est préférable de dire 'Je peux vous rencontrer dans 15 jours' plutôt que 'Je ne pourrais pas vous rencontrer avant 15 jours'. Il est aussi préférable d'employer la conjugaison au temps présent, qui est plus réelle et dynamique, plutôt qu'au temps conditionnel qui par définition exprime la condition, comme par exemple il est préférable de dire 'Je souhaite vous rencontrer' plutôt que 'Je souhaiterai vous rencontrer'.

Ces croyances, expressions, identifications, conceptions erronées de la politesse et habitudes viennent souvent de notre enfance.

Elles peuvent aussi être des traits culturels.
Elles emprisonnent ou limitent nos potentiels.

Pareillement, les études en Marketing conseillent d'éviter d'utiliser la négation dans les slogans et dans les campagnes publicitaires.

Et, les enseignements en Développements personnels accordent une place importante au développement de l'estime de soi et au combat de la sous-estimation de soi.

Tu bénéficieras d'explorer, dans tes pensées, tes conversations et tes écrits les usages éventuels de telles phrases, et tous les qualificatifs que tu t'attribue avec sévérité et rabaissement de ta personne. Cette exploration te permettra de réaliser ce défaut, que tu pourras alors systématiquement remplacer en cultivant ta confiance et l'amour de toi-même. Cette exploration devra être durable, pour que tu arrives à corriger ta mauvaise habitude à te sous-estimer.

N'ai aucune crainte, dans ce processus, quant au risque de te surestimer. D'une part, cette crainte est aussi une manière de te rabaisser. Et d'autre part, une dose de surestimation te feras moins de mal qu'une dose de sous-estimation. Tu pourras même jouer avec la surestimation et avec le sentiment de fierté ; il te sera bénéfique de cultiver une certaine fierté, tout en étant en sécurité avec du réalisme et de l'humilité ; comme la fierté de ce que tu fais, la fierté d'une tâche accomplie, la fierté d'une compétence que tu as, et la fierté de la vie que tu mènes.

Soit patient dans ce très important processus ; il te faudra rechercher confiance, légèreté et confort, et éviter prétention et pudeur.

Tu deviendras une personne différente, que tu devras apprendre à connaitre, et à naturellement t'accepter.

Tu sauras que tu progresse dans cette évolution, aux moments où, tu te sentiras naturellement ce bonheur d'avoir une bonne estime de toi, et tu pourras alors continuer à évoluer dans ce sens.

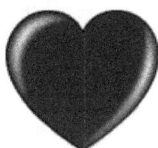

'*Tant que vous ne vous appréciez pas, vous n'accorderez aucune valeur à votre temps. Tant que vous n'appréciez pas votre temps, vous ne ferez rien avec.*'

M. Scott Peck

♦

'*S'aimer soi-même est le début d'une histoire d'amour qui dure toute une vie*'

Oscar Wilde

♦

'*Vous êtes très puissant, pourvu que vous sachiez à quel point vous êtes puissant.*'

Yogi Bhajan

♦

'*La vraie difficulté est de surmonter ce que vous pensez de vous-même.*'

Maya Angelou

L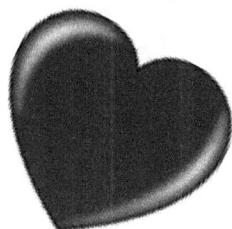

V E

👀 Exercice 74 : Salut beauté !

Chaque que fois que tu croises ton regard dans un miroir, une vitrine ou dans tout autre reflet, dis-toi alors :

' Salut beauté ! ',

Fait en même temps un grand sourire, et ressent une sincère estime de toi, de la joie, et la satisfaction d'exister. Si tu as des difficultés à ressentir sincèrement ces émotions, soit encore plus attentif et assidu avec cette pratique.

La pratique habituelle de cette technique t'apportera un bonheur immédiat et durable.
En augmentant ton d'amour propre, augmentera aussi (avec l'aide d'une production accrue de neurotransmetteurs) ta confiance, ton efficacité, ta joie de vivre, la qualité de tes relations avec autrui et ta réussite.

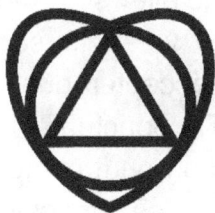

072 - Guide de la ponctualité

Je me rappelle un dicton populaire, qui m'a été adressé, quand j'étais adolescent : 'Il n'y a que les gens qui n'ont rien à faire qui sont en retard'.

J'avais sur le moment trouvé cette réflexion pertinente, parce que j'étais en retard ce jour-là, et effectivement c'était par négligence, parce que je n'avais rien d'autre à faire.
Les années qui ont suivi, j'ai observé mon comportement à ce sujet, et je me suis rendu compte, que s'il m'arrivait (rarement, car je n'aime pas ça) d'être en retard, c'était le plus souvent par la même négligence, aux moments où je n'avais rien à faire.

A part les rare personnes qui maîtrisent déjà l'art de ne pas juger hâtivement, celles que tu rencontres, se font une première opinion de toi sur les seuls éléments immédiatement disponibles, comme ton apparence vestimentaire, ton regard, ou le caractère de ta poignée de main.

Un autre élément basique de jugement est ta ponctualité.

Chaque personne, qu'elle soit très ou peu occupée, accorde beaucoup de valeur à son temps. Ou plutôt, chacun a du mal à accepter que quelqu'un leur fasse perdre leur temps. Ta ponctualité donne l'image d'une personne sur laquelle on peut compter, une personne qui est organisée, et qui fait les choses dans les temps.

Être ponctuel marque et inspire le respect. Et les personnes avec qui tu as un rendez-vous, sont aussi flattées du respect que tu leur accordes. Arriver au rendez-vous à la bonne heure, est aussi une réussite, qui te donne une satisfaction personnelle.

Ton retard donne l'image opposée. Quand tu es en retard, et par conséquent pressé, cela crée en toi du stress. Cela crée aussi du stress chez la personne qui t'attend une fois l'heure passée. Cela n'est pas en faveur de la qualité de votre rendez-vous (et peut même te faire rater une opportunité). Si c'est à ton travail que tu es régulièrement en retard on te reprochera ton manque de fiabilité, de productivité et de légitimité. Un retard est aussi ressenti comme l'échec de n'avoir pu être ponctuel. Ce peut être une punition que tu t''infliges.

Bon, il peut arriver pour de bonnes raisons que tu sois exceptionnellement en retard. Alors il est préférable que tu préviennes la personne que tu dois rencontrer, et que tu sois pleinement disponible, dès que la rencontre finalement débute.

Si tu es quelqu'un étant régulièrement en retard, il est grandement souhaitable que tu corriges cette tendance, qui est un handicap pour le bon déroulement de ta vie et pour ton bonheur.

Voici quelques conseils pour faciliter ta ponctualité :

- Planifie et coordonne tes activités. Au besoin donne la priorité aux activités importantes.

- Utilise les fonctions d'alarmes de ton téléphone portable.

- Pars avec suffisamment d'avance (même prends une marge de sécurité). Une fois arrivé sur le lieu de ton rendez-vous utilise ton éventuel temps d'avance pour faire quelques respirations profondes, te relaxer, te concentrer et penser à ton rendez-vous.

- Pour un rendez-vous important (dans la mesure du possible) repère en avance le lieu de ton rendez-vous.

◆

'Je n'aurais jamais pu faire ce que j'ai fait sans les habitudes de ponctualité, d'ordre et de diligence, et sans la volonté de me concentrer sur un sujet à la fois'

Charles Dickens

◆

'La prévoyance des maux est le grand art de les affaiblir avant qu'ils n'arrivent'

Voltaire

073 - Guide de la Programmation

En connaissant la veille ton programme du lendemain, tu vas mieux dormir, et dès ton réveil, ta journée débutera de manière plus fluide, plus dynamique et plus efficace.

Tu pourras veiller à programmer des activités qui satisfont ton travail, et, ta santé, physique et mentale.

Quelques pages auparavant, nous avons vu la technique des 30 secondes, pendant lesquelles tu vas t'immerger dans le bien-être et dans la puissance du moment présent. Au réveil, tu pourras utiliser cette technique, pour t'immerger dans les perspectives de confort, d'efficacité et de plaisirs que tes activités programmées vont t'apporter.

Si ton programme de la journée inclus une activité qui va nécessiter une grande concentration, tu pourras, au cours de ces 30 secondes, cultiver ta confiance en, ta disponibilité, ta clarté d'esprit, et ton efficacité optimales.

Si ton programme de la journée inclus une activité, à priori rébarbative, tu cultiveras, au cours de ces 30 secondes, ton choix prioritaire de vivre le bonheur, la sérénité et la vivacité. Visualise-toi en train d'effectuer cette activité tout en vivant ces états. Visualise aussi les avantages et la satisfaction du résultat de l'activité rébarbative menée à bien.

Tu rechercheras à maintenir tes pensées positives, au-delà des 30 secondes, jusqu'à vivre une journée entièrement positive. Cette technique, de 30 secondes, de pensées et de mise en condition positives, au réveil, est très efficace pour optimiser le profil de ta journée.

La respiration consciente, est encore un ingrédient, que tu pourras ajouter, et qui te permettra, au cours de ces 30 secondes, d'optimiser et de vivifier ta confiance, ta disponibilité, ta clarté d'esprit et ton efficacité.

Encore, et toujours, tu seras convaincu de l'efficacité de la technique de 30 secondes, qu'après avoir pratiqué et ressenti la dynamique heureuse de ses composantes, corps-pensée-action, équilibrées.

Si tu avais besoin de motivation supplémentaire pour commencer à pratiquer les attitudes décrites dans cette technique, voyons les effets de pratiquer les attitudes contraires : quand, au réveil, tu commences à cultiver des perspectives et des sensations, de doutes, de confusion, de respiration réduite, de contraintes pénibles ou d'échecs, elles se prolongeront et elles continueront à influencer, ton humeur, et les évènements de ta journée.

Il est pareillement avantageux, de préparer la veille, tes affaires et les vêtements que tu vas porter le lendemain.

Ce conseil parait simpliste et anodin, pourtant quand je l'ai appliqué, après l'avoir reçu moi-même, j'ai pu goûter à ses grands avantages. En adoptant ce simple mode de fonctionnement, tu assures pareillement une plus grande efficacité en évitant un stress du début de journée. Tu réduis aussi les risques inhérents et les inconvénients d'être en retard, d'oublier quelque chose, ou de te tromper.

Encore une fois ici, on est plus heureux en évitant ce qui nous rend malheureux. C'est aussi, ici, un bon exemple des simplifications dans nos vies, qui nous apportent du bonheur.

Et nous continuons de cultiver notre bonheur, en additionnant les heureux moments et en soustrayant les moments défavorables.

◆

La programmation pour de plus longues durées, qu'une seule journée, est aussi bénéfique. On est alors, pareillement, plus confortable et plus efficace dans son corps dans l'action, en toute liberté, pleinement engagés, sans le souci de savoir si l'on a raison de faire cette activité, puisque nous l'avons déjà décidée, et que nous allons le vérifier. On est plus efficace, dans la succession définie des activités cadrées. Et nous sommes alors, aussi plus libre, efficace et heureux dans les autres activités programmées (privés et professionnels).

◆

'Si la nature s'appelle providence, la société doit s'appeler prévoyance'

Victor Hugo

074 - Guide pour Arrêter les excuses

Le processus normal du mental, lorsque l'on a l'idée d'entreprendre une activité que l'on juge être bonne et réaliste pour nous, est, dans un premier temps, de se sentir excité, joyeux et dynamique. Puis immédiatement, dans un second temps, le mental se met en marche, et trouve, tout une liste de mauvaises raisons et d'excuses, pour ne pas entreprendre cette activité. Alors, éventuellement par facilité ou par peur, on repousse ou on abandonne l'idée.

Il est important que tu observes ce processus normal d'activité du mental, et de réaliser que l'on fonctionne effectivement ainsi.

Alors tu peux entreprendre un autre processus mental qui consiste, après cette deuxième période de peurs et de doutes, à explorer de nouveau les paramètres de l'idée, de réévaluer tes bonnes raisons pour entreprendre cette activité, la manière dont tu vas le faire, de manière objective les obstacles que tu pourrais éventuellement rencontrer et si ces obstacles sont franchissables. Puis, il faut faire preuve d'audace, et t'engager dans l'activité, en totale confiance, ou en étant à l'aise d'accepter une dose d'inconnu. Ton expérience sera enrichissante, elle te permettra de réaliser ton objectif, ou elle te donnera de nouvelles informations pour de nouveaux objectifs. Tu pourras alors observer, que les évènements, les opportunités et les actions s'enchaînent et t'apportent de la satisfaction.

Si, au contraire, tu t'arrêtes, aux excuses ou aux peurs, rien ne se passe, seule l'insatisfaction persiste. Et, comme les excuses et les peurs font partie du processus normal de la pensée, et interviennent pour chacune de tes idées, tu peux te retrouver stagnant, effrayé et paralysé, constamment et pendant longtemps.

Mesure tes excuses

Tu es maintenant invité, pour chaque nouvelle idée, à observer, réaliser, réfléchir et réagir, à ce processus normal de la pensée : excitation-contradiction-excuse.

Commence par l'exemple concret qui te tient actuellement à cœur. Ainsi plutôt que de céder à la facilité de l'excuse qui te fait immédiatement abandonner ton projet ou ta résolution, tu pourras poursuivre l'analyse des idées, mesurer leur faisabilité, et les voir développées. Tu corrigeras l'illusion, que l'excuse t'apporte confort, bien-être et sécurité, alors qu'elle t'apporte le contraire. Et tu jouiras du bonheur que te procure l'action.
Cherche à analyser tes motivations à chaque fois que tu te donnes une excuse.

Comme si, à partir de maintenant, une excuse déclenchait, un signal d'alarme, pour démarrer ta réflexion.

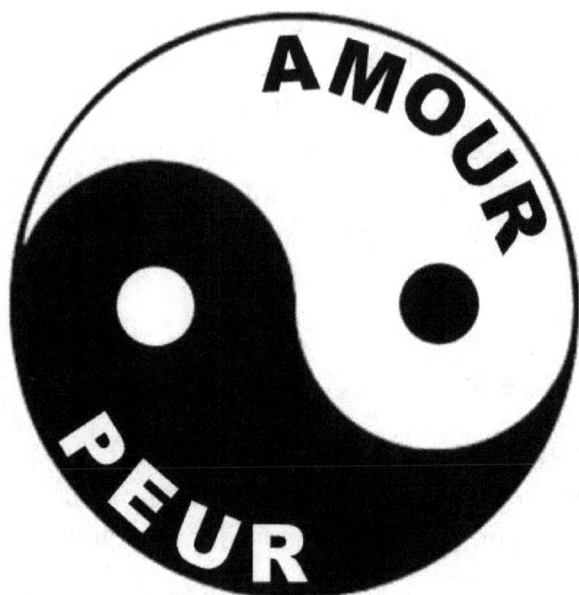

☯☯ Exercice 75 : Amour ou Peur

Il y a deux sentiments de base, l'amour et la peur. Et, tous les autres sentiments découlent de l'un de ces deux. Ceci, est peut-être un fait nouveau pour toi qui va te demander une réflexion minutieuse.

C'est une réalité très forte.

Penses-y, dans l'analyse de tes sentiments et pour définir tes choix de comportement, de relations et d'action.

Tu arriveras à dissiper de nombreuses peurs, à t'engager dans des activités qu'avant tu évitais, et à effectuer tes activités avec amour.

☐☐☐
☐☐☐
☐☐☐

'Les peurs nous gardent concentrés sur le passé et dans la crainte du futur. Si l'on arrive à reconnaitre nos peurs, nous pouvons alors réaliser qu'à l'instant présent tout va très bien. Maintenant, aujourd'hui, nous sommes toujours vivants et nos corps fonctionnent parfaitement. Nos yeux peuvent voir le magnifique ciel bleu. Nos oreilles entendent encore très bien les voix des gens que l'on aime'

T.H. Hanh

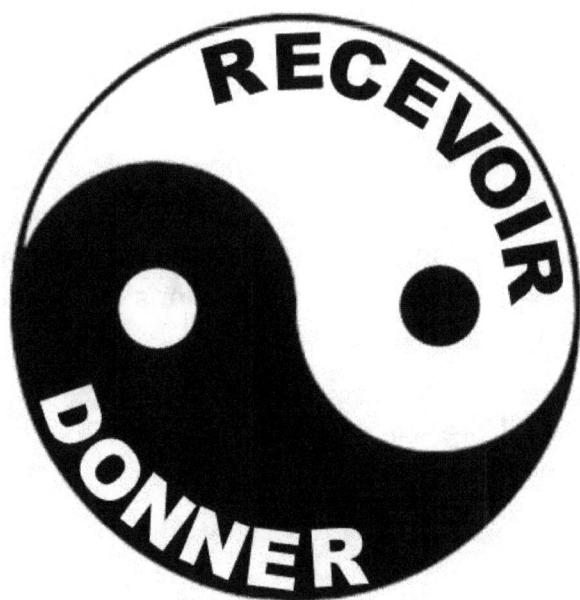

075 - Guide de Donner pour recevoir

La connaissance du principe du don qui précède la réception est présente dans de nombreuses traditions. Cette vérité est très vivante en Asie, par contre en Occident, bien qu'elle reste présente, c'est une vérité qui semble oubliée ou même illogique et improbable.

Pourtant cette vérité est facilement démontrable avec des exemples comme l'amitié, l'amour, un sourire, l'aide, le respect, l'attention, la compassion ou l'estime ; il est aussi vérifié, que la meilleure façon d'apprendre est d'enseigner.

C'est aussi une vérité que l'on vérifie par son contraire (ce que l'on ne donne pas, on a peu de chance de la recevoir en retour). Cette vérité se vérifie aussi pour des comportements négatifs, comme : la violence, l'irrespect, la haine, que l'on voit escalader, suivant le même principe : je te donne – tu me rends, puis je te redonne et je donne aussi à quelqu'un d'autre – et ainsi de suite (l'effet papillon, l'effet cascade et l'effet boule de neige sont en marche et ils vont parcourir un long chemin). En plus des bénéfices émotionnels, sociaux, moraux et spirituel gagnés quand on donne, le retour est aussi matériel. Et ce sont l'amour et les émotions (notre corps émotionnel équilibré avec notre action) qui autorisent l'effet boomerang du don. On peut ainsi s'amuser à en faire les expériences, dans l'Exercice suivant (86) et voir que cela marche.
En étant attentif à ce mécanisme, qui donne un ordre aux évènements, tu arriveras à influencer un déroulement positif des évènements, et à améliorer ton existence.

Naturellement, les évènements sont majoritairement positifs. C'est cette majorité qui permet le fonctionnement de l'univers. Sans cette majorité, le chaos et l'autodestruction de l'univers auraient été dominants.

Grace à tes actions et à tes pensées, tu as le pouvoir de dynamiser le déroulement positif de ton existence. Ce pouvoir fonctionne, lui aussi dans la majorité des cas, cependant, il est dangereux et erroné de considérer ce pouvoir comme étant infaillible. La réalité est bien différente.

Pareillement, la matière, avec ses proportions constantes, est ordonnée. La science nous a aussi permis de comprendre que la matière puisse être chaotique, avec cependant, statistiquement, un ordre dans le chaos (référence Théorie du Chaos).

Les synchronicités indiquent aussi que les évènements peuvent être ordonnés. (Rappelons que la réalité des synchronicités n'est pas débattable, après la documentation de cas, débutée par Carl Gustave Jung. (Le phénomène des synchronicités est difficile à comprendre et à croire, lorsqu'on n'en a jamais fait l'expérience. Et dans ce cas, il est d'autant plus intéressant d'y être attentif afin d'en faire l'expérience.)

Il n'est pas débattable que nos actions et nos pensées positives favorisent le succès de nos actions. Cependant, il faut te mettre en garde de croire, que les succès résultants de nos actions et de nos pensées positives, puissent être infaillibles, ou bien que l'on puisse réussir en excluant l'action, ou encore que l'on puisse recevoir sans donner.

Car la réalité n'est pas concevable, sans, à la fois, les échecs et les succès, qui ne peuvent exister que les uns avec les autres.

Sans les difficultés incontournables de la vie, nous ne pourrions reconnaitre les faveurs et les bonheurs simples et extatiques de la vie, et nous ne pourrions effectuer les progrès qui mènent aux succès.

Cependant, il peut être déconcertant d'observer, sans certaines circonstances, la possibilité de modifier de façon extraordinaire notre réalité grâce à la qualité de nos pensées et de nos émotions (comme par exemple dans l'Exercice 85 qui suit : La monde est beau).

Cultiver les composantes de ta dynamique triangulaire corps-pensée-action te sera beaucoup plus utile pour parvenir aux succès que tu désires. Tout en étant confortable, avec la normalité des mécanismes surprenants, des synchronicités et de la dynamique des impulsions positives. Et aussi, avec l'acceptation, des retards dus aux échecs, et, de l'impossibilité d'appréhender l'absolu.

👀 Exercice 76 : 5 Expériences

Soit confiant, curieux, ouvert et patient, et donne sa chance à ces expériences.

Expérience 1 :

La dynamique 'Donner - recevoir' est logique dans certains cas. Mais, il demeure difficile à croire, tant que l'on en a pas fait l'expérience, que cette dynamique puisse avoir une dimension extraordinaire (comparable à l'extraordinaire des synchronicités).

Avec cet exercice tu vas pouvoir faire l'expérience de cette dimension extraordinaire. Tu vas donner ton attention, et tu vas recevoir un évènement favorable.

o Pendant quelques jours, lors de ton temps libre, porte ton attention et prend des notes sur un projet qui te tient à cœur (détails, ambiance, acteurs, calendrier...).

Si tu n'as pas de projet en tête, commence par écrire une liste d'activités en suspens, et met toi en action.

Ce contexte pour effectuer l'expérience, avait déjà été décrit précédemment (comme technique pour réaliser tes objectifs); il est répété ici, d'une part, parce que ce processus est efficace pour développer un projet, et d'autre part, parce que ta familiarité avec le processus te permettra plus facilement, maintenant, de remarquer les évènements extraordinaires qui vont l'accompagner.

o Sans en être dans l'attente, reste attentif à un évènement favorable et encourageant pour ton projet, ou pour l'une de tes activités en suspens.

Quand, l'évènement favorable se présentera, tu reconnaitras son caractère extraordinaire, bien plus qu'une coïncidence ou qu'un hasard, et tu en seras surpris.
Ce sera par exemple une rencontre parfaitement appropriée et totalement fortuite, ou une information utile ou d'autres événements opportuns.

o Ne soit pas effrayé ni réfractaire, par manque d'habitude, en constatant ce caractère extraordinaire (comme par exemple, dans mon enfance, je l'ai été face aux synchronicités). Mais au contraire, soit heureux d'admirer, encore une fois, la beauté de l'existence. Cela lui permettra de s'étoffer, et à ce genre d'expériences de se renouveler, avec puissance et légèreté, et à ton avantage.

o Si tu te sens mal à l'aise dans l'attente de cet évènement favorable, il ne se produira pas, car ton émotion est le signe que ton projet demande plus de réflexion et de maturation, ou que ton scepticisme empêche cette opportunité.

Il te faut, de nouveau réfléchir, cultiver ta patience et ta confiance. Et recommencer l'expérience.

Expérience 2 :

En adoptant les mêmes attitudes que dans l'exercice précèdent : attention, observation et absence d'attente, de doutes ou d'impatience, tu vas noter un évènement extraordinaire en retour d'une aide que tu apportes à quelqu'un, et en retour de toute autre expression de ta générosité.

Expérience 3 :

Tu seras attentif au retour d'une simple pensée généreuse. Celui-ci est drôle et subtile.

Expérience 4 :

Tu seras attentif, en enseignant ou en transmettant une connaissance, non seulement au bénéfice d'améliorer ta connaissance, mais aussi à ce genre d'événements extraordinaires et favorables. [29]

---

[29] Avec amour, mais sans prosélytisme ni désir de validation.

Expérience 5 : Le monde est beau

Tu réserveras la pratique de cet exercice, aux prochains moments où tu te trouves dans un état de bonheur extatique. Ce peut être, aux moments de bonheurs immenses à la suite de succès.

Dans ces moments, le monde te semble, plus que les autres jours, merveilleusement beau.

Observe alors les évènements inhabituels, par rapport à ta réalité quotidienne, les contemplations, les rencontres et les évènements qui se produisent. Ce peut être : de la joie de vivre exprimée sur les visages de nombreuses personnes que tu croises, des rires d'enfants ou d'adultes, une rare occasion d'entendre des enfants qui discutent entre eux, des évènements synchroniques, un panorama, etc. Tout en devenant, de plus en plus, confortable avec ces mécanismes naturels surprenants.

◆

'La générosité est un signe de bravoure qui est enseigné aux jeunes Sioux'   Luther Standing Bear

◆

'L'honnêteté, la sincérité, la simplicité, l'humilité, la générosité, l'absence de vanité, la capacité à servir les autres – qualités à la portée de toutes les âmes- sont les véritables fondations de notre vie spirituelle'.

N. Mandela

076 - Guide de la Consommation intelligente

Il a été tout à fait normal et légitime, que nous ayons été excités de bonheur, lorsque notre premier aspirateur, notre première machine à laver, notre premier fer à repasser électrique ou notre première voiture, nous a permis de simplifier une tâche longue et fastidieuses, nous laissant plus de temps pour de meilleures activités. De même lorsque notre première télévision ou notre premier voyage, nous a ouvert une fenêtre merveilleuse, dans nos quotidiens limités.

Il a été aussi tout à fait logique, que face à cet engouement pour la consommation, les commerçants soient désireux de vendre le plus possible de leurs produits. Ce qui n'est plus logique, mais irresponsable et déloyal, est quand le profit à court terme, est planifié, tout en sachant qu'il met en péril, le profit à long terme.

La société de consommation offre beaucoup de tentations pour tous les âges. On observe ainsi, des enfants et des adultes capricieux qui pensent ne pouvoir être heureux, qu'après avoir acheté telle ou telle chose. On observe aussi, des choses poussiéreuses sur les étagères, dans les placards ou dans les garages, que l'on avait tellement désirées et aussi vite oubliées, presque aussitôt après les avoir possédées. Ces choses acquises capricieusement et de manière irraisonnée, l'ont aussi été au détriment de l'acquisition d'une autre chose plus utile. L'argent qui nous a permis d'acheter cette chose inutile, et l'effort pour gagner cet argent, ont été dépensés en vain, gaspillés.

Notre consommation démesurée affecte notre porte-monnaie, notre environnement (avec l'empreinte environnementale de la production et des déchets) et notre bonheur. Alors qu'adopter une consommation intelligente, permet de corriger ce développement malheureux de notre société.

Nous avons, maintenant, la connaissance et les moyens de consommer et de produire sans polluer. Cette évolution se fera au travers de l'information, des changements de comportements, des innovations et des opportunités, des producteurs et des consommateurs.

Nous pouvons encore ici, compter sur le puissant processus d'évolution des consciences que nous vivons actuellement, sur la force des idées, sur l'énergie propre et bon marché, et sur la propagation instantanée de l'information de masse à l'échelle planétaire, pour voir l'avènement de notre idéal.

Nous pouvons également considérer, devenir assez forts, pour forcer l'application de nos droits humains légaux.

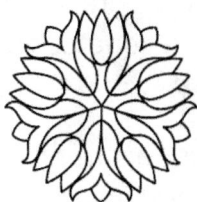

Améliore ta consommation

Passe en revue tes consommations (nourriture, eau, gaz, électricité, transport, logement, culture et loisirs), liste les améliorations que tu peux opérer, en considérant ta santé, ton revenu et la sauvegarde de l'environnement, puis agis afin de mettre en place ces améliorations.

Rappelons-nous, que c'est seulement à la suite du premier choc pétrolier de 1973, qu'une grande réflexion s'est mise en place afin d'éviter les gaspillages d'énergie (isolation des habitations, réduction des consommations d'électricité, réduction des consommations d'essence des voitures, etc.). Avant cela, du fait que ces consommations ne représentaient pas une part importante de nos dépenses, nous avions l'habitude de beaucoup gaspiller. Ayant vécu dans les années 90 dans plusieurs pays de l'ex-URSS, où le gaz et l'électricité étaient facturés très peu cher, il était aussi frappant d'observer, en plein hiver, les maisons énormément chauffées avec les fenêtres qui restaient ouvertes toute la journée.

De nos jours, nous sommes informés de notre intérêt d'éviter le gaspillage afin de sauvegarder notre environnement, nos pouvoirs d'achat ont beaucoup diminué, nous avons grandement amélioré notre connaissance de la diététique et notre connaissance pour optimiser notre santé.

Alors nous n'avons plus l'excuse de l'ignorance pour éviter de faire face à nos responsabilités.

'Naître, c'est recevoir tout un univers en cadeau'

Jostein Gaarder

♦

'La haine doit être vaincue par l'amour et la générosité'

De B. Spinoza

♦

'La chance sourit aux audacieux'   Dicton populaire

♦

'Car c'est en donnant que nous recevons'

St. F. d'Assise

♦

'Parmi les différentes formes d'intelligence, la générosité est la première'   John Surowiecki

♦

'L'abondance vient de la générosité'   D. Mridha

♦

'La générosité prend son sens lorsque l'on donne sans attendre de recevoir en retour'   E. Banovac

♦

'La vraie générosité envers l'avenir consiste à tout donner au présent'

Albert Camus

077 - Guide du Voyage

J'ai habité quelque temps à la campagne, dans un charmant petit village, peuplé de seulement 160 habitants. Un jour de l'année 1986, je discutais de choses et d'autres, avec mon aimable voisine. Elle me dit alors 'Non je n'ai jamais vu la mer. Et je n'en ai pas envie. Quand on voit tout ce qui se passe !'.
Pour moi qui avait déjà beaucoup voyagé, ce commentaire était assez surprenant et amusant.

Ma voisine, avait vécu, dans une autre époque. Une époque, où, il était normal de passer sa vie sans quitter les frontières de son village, ou de sa région.

Aujourd'hui, les transports sont faciles et rapides. Le monde est maintenant lui-même comparé à un village.

Que l'on voyage vers un autre village, une autre région, un autre pays ou un autre continent, les voyages sont riches en expériences. On rencontre des gens très intéressants. Ces rencontres peuvent avoir un côté magique, dans le sens où, nous sommes émerveillés, de connaitre des choses qu'avant nous ignorions ; Et, souvent, nous rencontrons des personnes dans des circonstances inattendues, et il s'avère que, ces personnes nous permettent de répondre, avec exactitude, à une question qui nous trottait dans la tête, les jours précédents ; Ou bien, nous rencontrons la personne qui va résoudre notre problème logistique du moment.

Les modes de vie et les cultures sont très différents, d'un lieu à un autre, et y être exposé permet de réaliser que la vie, est bien plus que ce à quoi nous sommes habitués.

On réalise aussi, que des personnes avec des coutumes et des ressources très différentes des nôtres, ont les mêmes besoins, les mêmes questionnements, et les mêmes sentiments que nous, alors que, dans notre sorte d'isolement, nous pensions avoir des exclusivités. Ensemble, il est beaucoup plus facile de trouver des réponses, des enseignements de l'expérience présente, et le partage des expériences passées.

Nous réalisons, combien les expériences peu communes, produisent des résultats peu communs. Nous sortons de notre coquille, heureux d'en être sortis.

Planifie un voyage :

Les finances ne sont pas un obstacle aux voyages, car il existe de nombreuses façons de voyager pas cher, et même, de ne pas dépenser plus que, dans la vie quotidienne.

Ne soit pas apeuré à l'idée de voyager seul, car les voyages seul sont reconnus comme étant les plus intéressants et les plus propices aux rencontres appropriées.

Si une opportunité de travailler, dans un lieu éloigné de ta résidence actuelle, se présente, saisi la, sans craintes. Tu seras très heureux d'enrichir ta vie. Et tu bénéficieras du fameux bénéfice de sortir de sa zone de confort.

Planifie maintenant un voyage proche ou lointain, pendant une courte ou une longue durée.

078 - Guide des cadeaux

Quel grand bonheur de donner et de recevoir des cadeaux !

Un cadeau soigneusement choisi ; Ou même, tout simplement un dessin fait rapidement par ses enfants, ou l'aide que l'on donne à un ami et que l'on reçoit de lui.

Un cadeau soigneusement choisi, et longuement apprécié, ou bien un cadeau improvisé qui dure l'espace d'un instant, produit un grand bonheur.

En fait, une grande quantité de bonheurs, entoure un seul cadeau !
Le plaisir du donateur quand il imagine le cadeau spécial, puis quand il l'offre, puis quand il repense à ces deux plaisirs et qu'il revoit et partage de nouveau le bonheur ressenti par le bénéficiaire. Le bonheur de celui-ci quand il le reçoit et à chaque fois qu'il repense, en voyant le cadeau, à l'amour partagé avec le donateur.

Les donateurs et les bénéficiaires s'attacheront dans ces moments de bonheur à ressentir un amour pur, un souhait des meilleures choses pour l'autre, ressentant l'extase des meilleurs moments passés avec l'autre, sans qu'aucune pensée de regret ou d'espoir ne vienne entacher l'amour.

Le stimulant du cérémonial (que l'on verra dans le Guide de la Position immobile), se marie très bien au don de cadeaux (emballage, contexte, etc.).

👀 Exercice 77 : Gratuit et de grande valeur

Cet exercice, va non seulement te permettre de pratiquer le don de cadeaux, mais aussi de te vider la tête, tes placards, tes étagères, tes placards et tes greniers de choses qui ne te sont plus utiles, de choses qui ne t'on finalement jamais été utiles, et même de choses qui te nuisent (en te rappelant de mauvais souvenirs).

Il va aussi te permettre, de faire de la place, pour plus de liberté et pour de nouvelles idées. Il va te permettre, de jouir de la légèreté de la décoration épurée de ton logement, ou bien, l'espace libéré se remplira d'objets porteurs de nouvelles joies et de nouveaux souvenirs.

Dans cet exercice, les cadeaux, ne nécessiterons pas de dépense financière, mais uniquement une utilisation heureuse de ton temps.

o Regarde dans tes rangements, pour ces choses qui ne te sont pas utiles, et aussi pour les choses qui, inutilement te rappelle les évènements douloureux.

o A chaque nouvelle chose trouvée, pose-toi la question pour savoir : à qui cet objet pourrait faire plaisir ?

o Puis, passe à l'acte, et surf sur la vague du plaisir d'offrir ce cadeau.

o De retour chez toi, surf sur la vague de ton environnement épuré, et sur la vague du bonheur de ta vie simplifiée des souvenirs douloureux et inutiles.

o Surf avec l'exercice à intervalles réguliers, en faisant des nettoyages de printemps.

079 - Guide des enfants et des seniors

Alors que les enfants apprennent des adultes, les adultes ont aussi beaucoup à apprendre des enfants. Cette deuxième vérité est souvent ignorée. Il, est, en effet, bénéfique de saisir les occasions d'écouter les arguments, particuliers, brillants, naturels et singuliers de chaque enfant, ainsi que les perspectives de leur l'innocence encore peu conditionnée. Il est bon aussi, de pouvoir bénéficier des qualités, modelées par les expériences de vies particulières, des personnes plus âgées.

En fait, il est bénéfique de rechercher les opportunités d'échanges de points de vue, de toutes les générations autres que les nôtres.

Bien sûr, passer plus de temps avec tes propres enfants ou parents. Et, tu pourras, par exemple, bénéficier de communiquer, avec les personnes de tous les âges, lors d'activités communautaires.

Rechercherons aussi à promouvoir les chances, des diverses tranches d'âge de s'exprimer.

Comme nous avons vu dans la technique du brainstorming, les personnes de chaque génération vont partager des idées, des coopérations et des perspectives inconnues des autres générations.

Puisons dans la richesse des différences.

Du fait que nos générations actuelles vivent beaucoup plus de changements que les générations précédentes, le partage d'expériences et de modernités devient de plus en plus substantiel, précieux et avantageux.

De plus, dans leurs efforts de planification, les adultes doivent s'assurer la participation des jeunes personnes, qui seront celles qui vivrons selon les plans.

Actuellement, d'une génération à l'autre, les enfants sont de plus en plus éveillés, instruits, et, capables et performants dans les mentalités et dans les usages des technologies de leurs temps.

Avec les nouvelles longévités de nos vies, avec notre dynamisme et notre forme physique que l'on arrive à conserver, de plus en plus longtemps, et avec la physionomie du monde du travail qui va beaucoup changer dans les années à venir, les séniors sont de plus en plus disponibles pour participer, et pour jouer des rôles importants et en pleine mutation.

Afin de vivre le plus grand bonheur, il est nécessaire, pour tous les âges, d'avoir un esprit ouvert et une capacité d'adaptation, pour trouver les meilleures pratiques des nouveaux rôles et des nouvelles interactions, et pour être à l'aise dans leurs usages. Nous pouvons être ouvert et ambitieux, car ce sont de nouvelles situations auxquelles nous ne sommes pas habitués.

080 - Guide du Sourire et du rire

Comme le bonheur fait sourire et rire, le sourire et le rire apportent du bonheur.

En effet, lorsque tu souris ou que tu ris, plusieurs muscles de ton visage se contractent. Essaye maintenant, tu sentiras les muscles de ton visage se contracter, même jusqu'aux oreilles. Cette combinaison de contractions musculaires, envoie des informations au cerveau. La réponse du cerveau est la mise en route de la sécrétion de l'endorphine, le neurotransmetteur du bonheur, qui agit sur les récepteurs opiacés. Se produit donc alors, des effets, comparables à ceux produits par un opiacé (dont opium et morphine), du bonheur, pouvant aller jusqu'à l'euphorie, et le soulagement des douleurs.

Le sourire et le rire engendrent aussi une augmentation de la production de globules blancs et la résistance aux maladies[30]. Ces effets, qui ont donc une origine uniquement mécanique, et que l'on obtient, aussi bien avec des sourires et des rires artificiels qu'avec des naturels.

Plus tu souris et ris, plus tu vas sourire et rire, comme une accoutumance au bonheur. Ton visage aussi se transforme, le sourire se dessine et remplace les expressions causées par tes soucis.

---

[30] Toutes les réactions chimiques décrites se produisent aussi lorsque nous voyons avec plaisir un sourire sur le visage de quelqu'un.

Les sourires et les rires sont contagieux et bonifient les relations sociales et professionnelles.

Lorsque l'on rit, les contractions des muscles du ventre facilitent la digestion et la relaxation.

Nous devons rechercher les occasions de rire et sourire plus souvent.

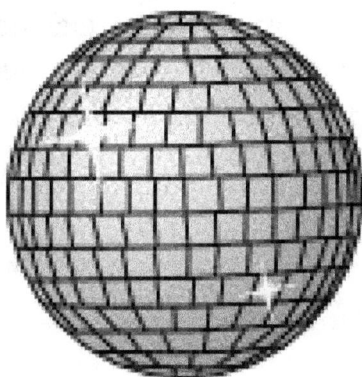

Optionnellement, on peut rajouter une dimension supplémentaire à la pratique du sourire, comme à celle du rire. Il s'agit de considérer qu'ils ne sont pas uniquement sur nos lèvres, mais que nous sourions et rions avec le corps tout entier.

◉◉ Exercice 78 : Le truc de la voiture

Choisis un évènement qui se produit plusieurs fois dans ta journée. Comme, par exemple, chaque fois que tu vois passer une voiture d'une marque connue spécifique.
Alors, fais un beau sourire, à chaque fois que cet évènement se produit.

Le rire est plus rare que le sourire. Il est plus difficile (et pourtant tout aussi bénéfique) de rire artificiellement. Alors, pour pratiquer le rire artificiel, tu vas sélectionner un évènement qui se produit moins fréquemment. Par exemple tu peux choisir une marque de voiture moins répandue, et décider qu'à chaque fois que tu verras une voiture de cette autre marque tu riras artificiellement pendant quelques secondes.

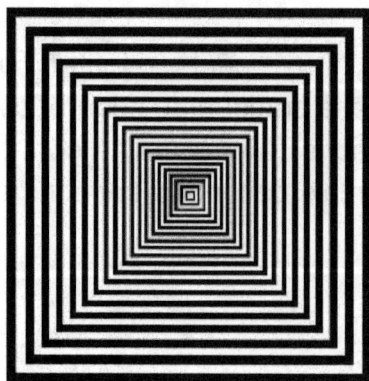

Regarde des comédies

J'ai un grand respect pour les personnes ayant le sens de l'humour, le bon mot au bon moment, la capacité de faire rire. Que ces personnes soient des comédiens professionnels jouant dans des films, bien sûr les écrivains des scénarios de comédies, ou des amis et des rencontres.

Saisis les opportunités de voir une comédie de bon goût que ce soit au cinéma, au théâtre, à la télévision, sur internet ou sur les médias sociaux.

(Évite les plaisanteries de mauvais gout, car elles s'accompagnent d'une souffrance qui t'affecte).

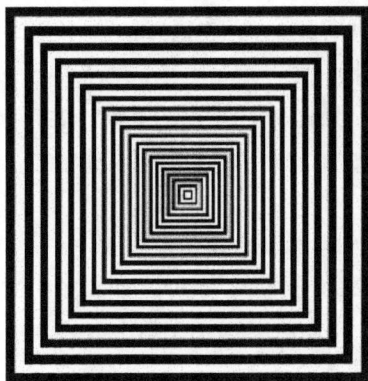

081 - Guide de la famille et des amis

Il est bénéfique de chercher à passer plus de temps avec la famille et avec les amis. Bien sûr, ce ne seront pas ici les relations chroniquement amères qu'il est préférable d'espacer. Donc par définition les relations que nous choisirons ici en priorité, nous apporteront un bonheur singulier. Ces relations intimes, ouvertes et en confiance permettent alors, des relations riches qui sont des catalyseurs du bonheur.

Quelques suggestions

o T'intéresser aux devoirs de tes enfants.
o Tête à tête avec enfant et avec ton/ta partenaire.
o Petit-déjeuner en famille.
o Des séances de lecture-écoute
o Des activités lors de temps libre, (aller à un concert ensemble, jouer à des jeux, faire un piquenique, la pratique d'un sport ou d'une autre activité excitante comme aller nager, camper, une randonnée en vélo, faire la cuisine ensemble, faire de l'escalade, aller cueillir des champignons en forêt, prendre des photo puis créer un album ou bien évoquer des souvenirs en feuilletant ensemble un album photo, aller visiter une exposition).
o Des célébrations. Des surprises.
o Des messages sur des bouts de papier.
o Des cadeaux (pas uniquement commerciaux).

- De l'écoute. Du soutien. Des débats.
- Une marche après le diner.
- Ensemble, un engagement dans une activité volontaire caritative.
- Un appel téléphonique à un ami ou à un proche (par exemple les grands-parents).
- Regarder une compétition sportive.
- Aller au cinéma, ou à la patinoire.
- Faire du bricolage ou du jardinage.
- Faire une journée cueillette de mûres puis confectionner des confitures.
- Faire un projet de modélisme (comme construire un avion planeur puis aller le faire voler).
- Tenir ensemble un cahier de souvenirs où l'on colle par exemple les billets d'entrées au cinéma ou à d'autres loisirs, les billets de train ou d'avion, la carte de visite d'un restaurant, des grains de sable collés, une étiquette d'achat, des photos, des titres de journaux découpés, une carte postale, la recette d'un nouveau plat, les faire-part de mariages et de baptêmes, des dessins, des citations, et des anecdotes.

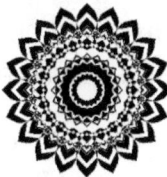

082 - Guide de la fête

Lorsque l'on fait la fête, on rit, on voit ses amis, on échange des idées, on partage des bons moments et on fait de nouvelles rencontres. On fait des expériences inattendues.

Lorsque que l'on est enfant puis adolescent on a une grande facilité et un grand désir de faire la fête. Une fois adulte, les occasions et les envies de faire la fête s'espacent et même parfois disparaissent.

Il est important, pour le bonheur, de conserver, tout au long de la vie, un cœur léger et festif. Les fêtes sont des occasions de vivre la légèreté, l'innocence, la joie et l'amour. Il est bon de rechercher les occasions de faire la fête, en famille ou entre amis, à l'occasion de diverses célébrations, renouant des contacts avec des personnes perdues de vue, en célébrant les évènements positifs de la journée, …

Nous avons vu qu'il était bon pour notre bonheur de développer notre vie communautaire, nos liens familiaux, amicaux et professionnels. Pour cela de bonnes fêtes régulières sont tout à fait appropriées. Ce peuvent être des fêtes spontanées ou des célébrations de promotions, d'anniversaires, la fête du printemps, la fête de la musique, des fêtes à thème, des fêtes innovatrices.

De la même manière que nous avons vu, précédemment, et comme pour toutes relations, met toi en condition, avant de débuter la fête, pour être au meilleur de ton énergie, de ton positivisme et de ton amour. Et, prend la résolution de maintenir cet état optimal tout au long de la fête.

Nous avons vu aussi précédemment, la maitrise de l'art de savoir partir, dans de bonnes conditions, et au bon moment. Tu bénéficieras de pratiquer cet art, au moment de partir d'une fête, sans ressentir la moindre frustration de gourmandise, en voyant la fin d'un bon moment, mais, au contraire, en faisant de ce moment du départ un point culminant du bonheur de la fête. Et, en t'assurant de remercier chaleureusement, ton hôte ou tes invités, pour le bon moment passé.

Planifie une belle fête :

Cet exercice consiste pour toi à faire prochainement une fête. Réfléchis maintenant à quelle fête tu pourrais faire et organise-toi afin que cela devienne prochainement une réalité.

Lors de tes prochaines fêtes, habitue-toi, petit à petit, à adopter les nouveaux comportements ci-dessus.

083 - Guide de l'esthétismes

On peut négliger de s'occuper d'un coin de notre logement ou de notre lieu de travail, que l'on pourrait pourtant arranger, ranger ou nettoyer (parce que nous n'avons jamais donné une importance à ce désagrément, ou que nous nous y sommes resigné, ou par habitude, ou encore par paresse). A chaque fois, que notre regard se pose sur ce coin, consciemment ou inconsciemment, nous ressentons une gêne ou une dévalorisation de notre personne.

Un autre coin est acceptable, mais avec un peu d'effort et de créativité, nous pourrions l'embellir, et ressentir un plaisir, à chaque fois que notre regard se pose sur lui.

L'esthétique de nos lieux de vie influence nos idées. De grands ou de beaux espaces sont favorables aux grandes et aux belles idées ; Ils favorisent notre fierté, notre plaisir des yeux, notre valorisation et notre amour de soi. Au contraire, un lieu sale ou désordonné, est favorable au manque d'idées ou au idées noires.

Ainsi, les améliorations de l'aspects et de la propreté de tes environnements privés et professionnels t'apporteront du bonheur.

Dans les endroits où tu passes habituellement du temps, fait des rangements, nettoie (y compris, par exemple, l'intérieur de ta voiture), améliore, embellis avec des objets de décoration.

Au moment où tu penseras à ces possibles changements, des idées te viendront à l'esprit. Active-toi pour les mettre en œuvre. Cela peut être de petites choses dont tu bénéficieras rapidement. Ou bien une entreprise qui te demandera plus d'efforts. Quoi qu'il en soit, simplement démarre la mise en œuvre de ces embellissements. Tu ressentiras du plaisir, au moment de travailler à l'embellissement, à la vue du travail achevé, puis à chaque fois que ton regard se posera sur l'endroit amélioré. L'effort en vaut la peine, car ton regard se pose plusieurs fois par jour sur ces lieux.

Note aussi, que ton capital bonheur sera augmenté quand tu prendras l'habitude de faire ces travaux 'domestiques' dans la joie plutôt qu'en étant déprimé.

Note enfin, que pour, aussi bien, les éléments qui rendent beaux, que les éléments qui le rendent laids tes lieux de travail et d'habitation, comme pour toutes choses, s'appliquent le coté addictif, l'habitude et la zone de confort. Ainsi, tu peux souffrir, et devenir complaisant à la souffrance en vivant dans un lieu qui se dégrade. Ou au contraire, devenir de plus en plus heureux, en voyant l'esthétisme du lieu s'améliorer.

Si tu vis dans un endroit qui manque totalement d'esthétisme, et qu'il n'y a pas grand-chose à faire pour l'améliorer, recherche régulièrement le contact avec l'esthétisme, en visitant des parcs et des monuments.

084 - Guide de la communauté

Au long des cinquante dernières années nos modes de vie ont énormément changé. L'urbanisation a été galopante, et est devenu gourmande en temps passé dans les transports. Les emplois sont devenus, de plus en plus à court terme, et nous changeons de plus en plus souvent de travail, de secteurs d'activité, de lieux d'habitation, même de ville, de région ou de pays. Le temps passé aux loisirs individuels (télévision, media sociaux, jeux électroniques, accès à l'information) a grandement augmenté. Le commerce de proximité et les relations avec le commerçant du coin, ont beaucoup diminués après l'apparition des grandes surfaces (dans les années 70).

Alors que tous ces changements ont leurs côtés positifs et négatifs, ils correspondent tous à une raréfaction de nos interactions communautaires. Nous passons moins de temps avec nos amis ou avec nos voisins. Il y a aussi moins d'entraide.

En augmentant nos individualismes et en réduisant le partage en direct, nous nous recroquevillons et nous réduisons nos opportunités d'être heureux. L'absence d'expérience et le manque de diversité d'expérience, déjà vus précédemment, en sont encore la cause.

Notons toutefois, que des périodes remplies d'activités et d'expériences individuelles satisfaisantes peuvent, parfois et momentanément, justifier un isolement.

Soit proactif ; selon tes possibilités et ton lieu d'habitation, commence maintenant à établir des relations avec tes voisins, les petits commerçants de proximité, les clubs de ton quartier, ou les associations.
Puis, naturellement, laisse toi emporter par la dynamique qui multiplie ce genre d'activités.

Vois aussi s'il t'est possible de de faire des stages de formation, ou de devenir l'initiateur d'une nouvelle activité communautaire.

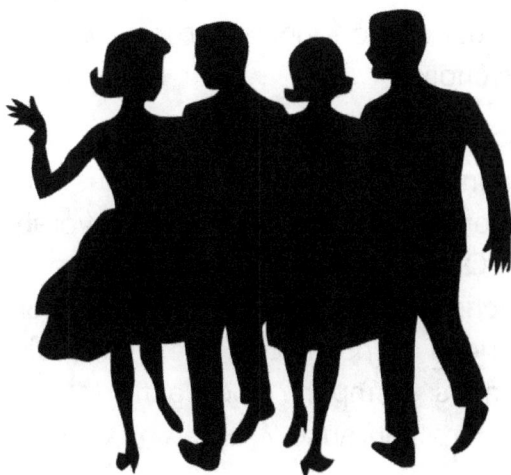

085 - Guide de la priorité donnée au bonheur

Certains de nos choix peuvent être motivés par ce que nous ressentons comme une nécessité, un désir, une peur, une ambition, l'opinion de quelqu'un d'autre, l'habitude, la conformité, l'apparence, la facilité. Parfois, nous nous trompons, en pensant que nos choix sont motivés par l'amour ou par la responsabilité ; nous sommes alors soit aveuglés par le désir et nos agissements sont excessifs, ou au contraire nous ressentons la contrainte de limiter notre action. Parfois même, rien de tout cela ne nous motive, nos jours passent, ni heureux, ni malheureux, sans laisser place à la possibilité d'un choix différent. Ou au contraire, sans cesse, nous ne pouvons, nous empêcher de chercher un choix différent, sans jamais nous poser dans l'instant.

Le bonheur est un bon indicateur lors de la réflexion qui précède les choix.

Sommes-nous en mesure d'évaluer si un choix nous rendra ou non heureux ? Quels sont dans notre choix les facteurs favorables et les facteurs défavorables à notre bonheur ? Quelles sont nos intentions ? Comment pouvons décrire la personne que nous aimerions devenir ? Observons-nous la possibilité que nous puissions nous mentir et nous tromper ? Cet autre choix est-il une échappatoire malheureuse ?

Est-ce le moment d'être heureux tout simplement ? Car nous avons beau chercher d'autres but, nous n'en trouverons pas de meilleur.

☯☯ Exercice 79 : L'intuition

Notre intuition est puissante. Et, il est bénéfique de la développer.

Notre pensée vient

de la surface de notre connaissance.

Elle est souvent trompeuse.

Notre puissante intuition vient

de sa totalité.

Elle est éclairée.

Afin de développer l'intuition, il faut commencer par l'utiliser et par lui faire confiance.

On peut utiliser son intuition en commençant par se poser calmement une question, par exemple lorsque l'on a une décision à prendre. Puis apprendre à écouter la réponse. Si la décision est légitimement urgente, écouter la réponse intuitive instantanée. Si elle n'est pas urgente, être confiant qu'une réponse nous viendra à l'esprit prochainement.

Voici, par exemple, mon expérience d'utilisation de l'intuition lors de l'écriture de ce manuel : lors des premiers mois d'écritures, lorsque je ressentais de l'insatisfaction pour l'expression d'une idée ou d'une autre, elle créait un malaise qui pouvait durer plusieurs semaines. Petit à petit, je me suis aperçu que chaque insatisfaction était finalement résolue, grâce à la découverte des mots satisfaisants. Ces mots pouvaient surgir à tout moment, comme par exemple lors d'une promenade, au moment de me coucher, ou encore au milieu de la nuit. Chaque fois j'étais surpris, amusé et heureux de voir surgir cette idée.

Petit à petit, ma confiance de finalement trouver les mots qui me convenaient, a grandi, et j'ai cessé de ressentir un malaise lors de telles insatisfactions. J'ai eu ainsi, la confirmation de la justesse du fonctionnement de mon intuition.

Cet exemple vécu de l'utilisation de l'intuition peut la rendre plus compréhensible. Il peut aussi te donner des idées pour toi-même pratiquer, faire l'expérience et développer ton intuition.

Notre intuition est naturellement présente et active, mais nous ne pouvons l'entendre, sans y croire, avant de percevoir quand et comment écouter, et avant de devenir à l'aise en utilisant cette capacité jusqu'alors ignorée.

Après avoir recherché cette perception, on se rend compte qu'elle nous a très souvent déjà accompagné dans le passé. On a plus de facilité à l'écouter dans le présent. Et on est enclin à prendre l'habitude de l'écouter.

C'est tout à fait bien d'une pratique, et d'un apprentissage conduisant à une maitrise, dont il s'agit afin de rajouter l'utilisation de l'intuition à notre capacité.

Lors de l'écriture de ce livre, en tant qu'artiste-auteur j'ai pu ressentir l'immense plaisir, d'être le spectateur de mon œuvre. Ce ressenti est souvent décrit par les artistes, car leurs activités sont grandement, profondément et intimement créatives et expressives.

Cependant, la perception forte de cette sensation, d'être spectateur de mon action, m'a aussi permis de réaliser que je l'avais déjà ressenti au cours d'activités professionnelles, sociales, de loisir et domestiques, précédentes. Il t'est possible de faire les mêmes observations, d'en tirer les mêmes très agréables conclusions, et de gagner confiance et sérénité.

◆

Par exemple, tu peux aussi commencer ton apprentissage de l'intuition, avec la technique simple, direct et pratique, décrite dans l'exercice 20, l'alimentation intuitive, te poser la question 'Qu'est ce qui me ferai plaisir de manger dans ce qui est disponible ?'. Puis t'exercer, librement, avec plaisir et légèreté, et sans tergiverser, à suivre la première idée qui te vient à l'esprit. Tu pourras alors identifier la nature de l'intuition, cette idée qui te vient à l'esprit, sans apriori ni limitation.

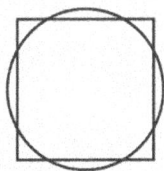

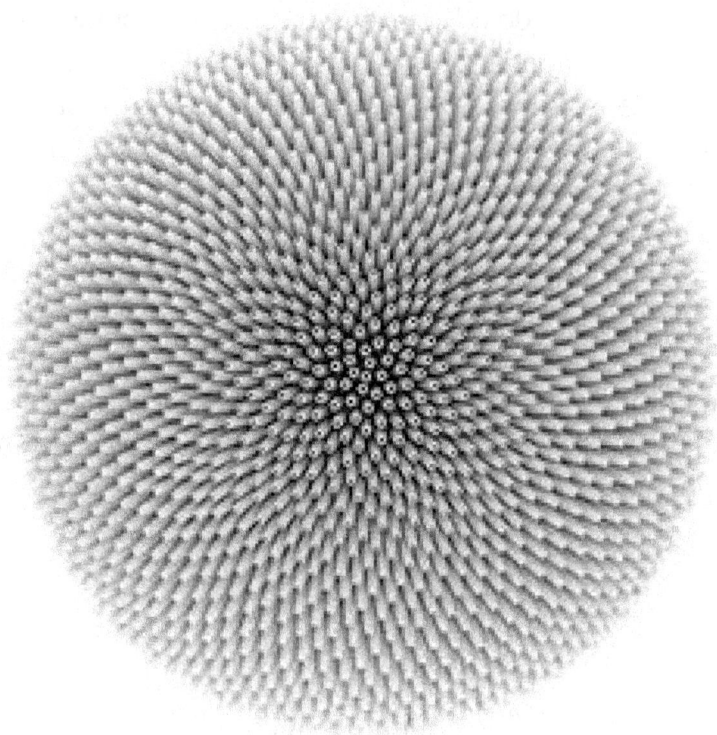

Tu peux trouver, dans ce manuel, d'autres exemples de pratiques et d'utilisations de ton intuition par l'intermédiaire de questions, pour lesquelles tu pourras t'exercer à écouter les réponses qui te viennent à l'esprit, tout en mesurant et en apprenant à connaitre les émotions qui les accompagnent. Comme :

o 'Qu'elle est maintenant le meilleur choix, ou la meilleure chose que je puisse faire ?',

o 'Ma certitude est-elle bien fondée ?',

o 'Je ressens une émotion inconfortable par rapport à cette solution. Est-elle incomplète ? Existe-t-il une meilleure solution ?'.

o 'La valeur de ma journée passée est-elle bonne ?' 'Est-ce que je fais suffisamment de progrès ?',

o 'Cette relation amicale, amoureuse ou professionnelle, est-elle bonne pour moi ?', 'Ai-je une possibilité de l'améliorer ?'.

Ainsi que des exemples de perception qui facilitent l'intuition, comme :

o 'Ma respiration remplie mon corps de vie, jusqu'en profondeur et renforce ma confiance',

o 'Il est temps maintenant temps que je me relaxe ou que je me repose, que j'écoute ou que je contemple',

o 'Je dois laisser du temps au temps, afin que les choses puissent évoluer'.

086 - Guide de la multiplication des gestes

Multiplie les gestes qui donnent du bonheur aux inconnus ou aux intimes (tu trouveras quelques exemples en pages suivantes qui te donneront des idées. Mais, en portant ton attention sur ce genre d'activité, tu trouveras de nombreuses autres opportunités, aux cours de tes journées). Tu observeras facilement que par ces gestes, tu seras plus heureux.

Qu'aurais-tu fait à la place de ces moments de bonheurs ? Probablement tu aurais poursuivi ton chemin, peut-être même de manière inconsciente, inerte ou machinale, plutôt que de manière consciente, vivante et humaine.

Avec l'effet papillon[31] chacun de nos gestes, même le plus petit, engendre une cascade d'effets. Un geste positif engendre une cascade de même nature, la personne qui reçoit est encline à donner à son tour. Les petits ruisseaux font les grandes rivières. Les vies du donneur et du receveur sont transformées. Considérons un geste positif supplémentaire effectué par des millions, ou des milliards, de personnes[32] et les cascades d'effets de ces gestes, on arrive à une somme énorme qui crée une réelle différence.

---

[31] Le battement d'ailes d'un papillon au Brésil peut provoquer une tornade au Texas. En relation avec la première loi de la Théorie du Chaos : très grande sensibilité aux conditions initiale, des différences infimes dans les conditions initiales entrainent des résultats totalement différents.

[32] A notre époque de mondialisation, nous pourrons établir une première journée internationale du positivisme qui aura d'énormes répercussions.

Et il est même fort probable qu'avec ce mécanisme, quelqu'un, de ce groupe, que tu as initié avec ton simple petit geste, te fasse un don de bonheur en retour, qui favorise ton geste positif suivant en continuant d'alimenter cette dynamique de changement.

Peut-être as-tu déjà entendu dire : 'quand tu fais un geste positif pour quelqu'un tu le fais pour toi' ? On peut constater que la physique quantique confirme aussi cette affirmation en démontrant que l'Univers est un champ d'énergie unique et entier.

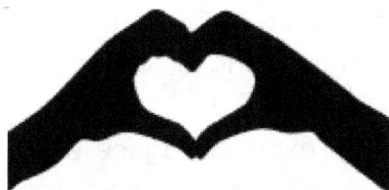

Les possibilités de mieux utiliser ton temps et ta vie en faisant des dons de bonheur sont nombreuses.
Voici 4 exemples pour ta pratique :

1. Aide à trouver la route

En devenant plus conscient, plus vivant et plus attentif lors de tes déplacements, il t'arrivera de voir plus de personnes qui semblent perdues ou bien qui cherchent leur route sur une carte, dans un endroit que tu connais très bien. Alors, avec confiance, propose généreusement ton aide à ces personnes.

Dans la plupart des cas, ces personnes t'en seront reconnaissantes. D'autres, répondront à ton offre, avec de la peur ou même en étant désagréables.
Interroge-toi alors, si ces réponses reflètent ton propre manque de confiance, n'en soit pas affecté, mais au contraire sois satisfait, de la meilleure connaissance de toi et de la valeur positive de ton intention ; puis, améliore sa justesse et ton alignement, et continue à les mettre en pratique.
Plutôt qu'un simple exercice fugace et ponctuel tu auras avantage à inclure cette pratique dans tes habitudes.

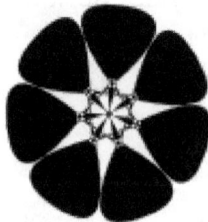

2. Don du sang

Il s'avère, qu'il y a généralement, une pénurie dans les banques de sang.

Donner son sang demande un simple petit effort, qui permet de sauver les vies des personnes victimes d'accidents.

Si tu n'as jamais donné ton sang, fais-le. Tu éprouveras alors, le plaisir de rencontrer des gens dévoués, et de faire une bonne action.

Probablement même, auras-tu la bonne envie de renouveler ce don.
Mais peu importe cette probabilité de renouvellement, car tu trouveras, déjà dans ce premier don, beaucoup de satisfactions ; et, grâce à un très grand nombre de gens faisant un premier don, la pénurie de sang sera de l'histoire ancienne.

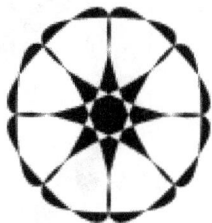

3. Téléphone à un proche

Il est Probable que tu n'aies pas parlé depuis longtemps à tel parent ou à tel ami, que pourtant tu aimes beaucoup.

Cet exercice consiste à téléphoner maintenant à celui-ci, même sans raison particulière, autre que le plaisir du partage, avec amour, avec disponibilité, avec écoute, et sans gêne à cause du temps écoulé depuis votre dernière discussion.

Au passage, tu noteras le plaisir de ton interlocuteur, tout d'abord en recevant ton appel, puis à ce moment précis où tu diras que tu téléphones juste pour dire bonjour. Au moment de dire au revoir, tu cultiveras l'art de quitter une conversation, sans mélancolie, et avec l'infaillible ingrédient qu'est l'amour.

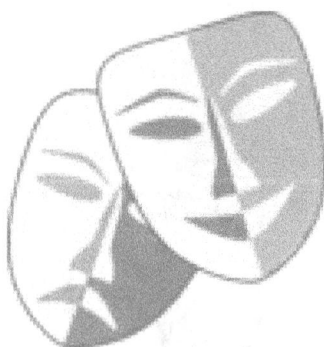

4. Remercie généreusement

Le mot « merci » a quelque chose de magique. Quand le remerciement est fait avec un sincère sentiment de reconnaissance, il apporte un bonheur partagé. Il est enrichissant de saisir les opportunités de dire merci.

Il est probable que dans certains cas tu aurais l'opportunité de dire merci, et pourtant par habitude, tu ne le fais pas ; Comme par exemple, dire merci à un chauffeur de bus qui t'a amené à ta destination ; Dire merci à une personne qui empêche une porte de se refermer sur toi ; Dire merci à un chauffeur de voiture qui te laisse la priorité de passer ; Ou, dire merci à un policier qui contrôle tes papiers (si cela n'est pas abusé) ; ou à tout autre fonctionnaire ou commerçant, dont le travail est de te servir.

Le remerciement, engendre le même mécanisme de cascade de bonheurs, que celui, vue précédemment, engendré par le don de cadeau.

Cet exercice, consiste pour toi, à augmenter le nombre de tes remerciements au cours de la journée. Amuse-toi à observer la réaction des personnes qui reçoivent ton remerciement, l'étincelle dans leurs yeux en réponse à ta sincérité.

Renouvelle cet amusement fréquemment, et prend ainsi l'habitude, de t'amuser et de vivre joyeusement.

087 - Guide pour jouer avec la géométrie sacrée

On s'est rendu compte, en observant, en calculant et en prenant des mesures, que les êtres vivants et la matière étaient construit, harmonieusement, en respectant des proportions, et des formes constantes. Depuis, les circonvolutions fractales, à la fois limitées et infinies de la matière élémentaire en mouvement, en passant par, la structure des atomes, les parties du corps humain, les minéraux, les animaux, les végétaux, la forme des tornades et des typhons, les galaxies, le cosmos, les représentations mathématiques de l'Univers et du Multivers.

La géométrie sacrée, représente ces proportions et ces formes, et le développement de la matière depuis le début (big bang) de notre univers représenté au centre des géométries. C'est un point sur lequel on peut porter son attention et sa méditation. L'ensemble, de sa périphérie à son centre représentant l'Univers.

On retrouve la géométrie sacrée, depuis l'Egypte ancienne. Elle a été utilisée par les philosophes et les mathématiciens (dont Platon et Pythagore). On la retrouve beaucoup, dans la peinture artistique (dont Nicolas Poussin et Léonard de Vinci), et dans l'architecture (dont les pyramides et beaucoup de monuments religieux), dans beaucoup de symboles, dans toutes les civilisations, et sur tous les continents.

La géométrie sacrée a parfois une réputation de science occulte, et de pratique magique. Elle est certes riche, et l'on pourrait l'étudier pendant des années, tout en continuant à comprendre de nouvelles choses, mais elle n'est aucunement une science occulte ni une pratique magique. Elle est la représentation de la vie et de son développement. Elle contient aussi, recueillies dans de volumineux ouvrages, nombre de dimensions philosophiques, cosmiques, mathématiques, et spirituelles, si cela t'intéresse de les étudier.

◆

Contempler, dessiner et colorier des représentations de géométrie sacrée sont des exercices très simples et plaisants qui apportent à chacun d'entre nous et à tout âge, les mêmes bénéfices que ceux qui seront énumérés pour les mandalas, dans l'exercice suivant.

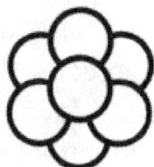

☺☺ Exercice 80 : Dessine ou colorie

1. Dessine ou colorie des mandalas

Mandala, est un terme sanskrit, signifiant "cercle". Les mandalas sont des représentations graphiques structurées, construites autour d'un point central, qui ont une grande valeur esthétique et de grandes valeurs symboliques. Les utilisations de mandalas consistent, soit à dessiner, soit à contempler ou soit à méditer.
Certaines pratiques sont fameuses, comme par exemple les dessins de sable, dans la pratique tibétaine qui sont extrêmement sophistiqués et esthétiques, et qui prennent des jours à être complétés, pour finalement être dispersées au vent en reconnaissance de l'impermanence.

On retrouve les mêmes principes des mandalas, dans les rosaces, présentes dans la plupart des cultures. Les mandalas sont, de nos jours, aussi utilisées en botanique, et en permaculture, pour dessiner des jardins et des potagers.

Dessiner, colorier et contempler des mandalas, ou des rosaces, est un exercice relaxant, et aussi, qui permet un recentrage, qui est particulièrement utile, après des épreuves de vie. Les structures géométriques et mathématiques, les proportions, les perspectives et les cinétiques des mandalas, favorisent naturellement, et grâce au seul effort de notre attention, notre équilibre, notre concentration, notre créativité, notre efficacité, notre mémoire, notre intuition et notre découverte de solutions à nos interrogations.

Ces exercices de dessins, de coloriage et de contemplation passive de mandala, sont pareillement bénéfiques pour tes enfants, qui goûtent encore plus facilement leur aspect ludique, et qui passent un bon, relaxant et instructif moment, en particulier construisant l'équilibre des deux hémisphères de leurs cerveaux. Ce même aspect ludique, qui apporte alors aussi à l'adulte, la valeur de l'innocence retrouvée.

◆

Tu trouveras, en pages suivantes, la graine de vie et l'arbre de vie, recherche-les sur internet, puis imprime les, prend des crayons de couleur et amuse-toi à colorier. Tu peux aussi, t'amuser à surligner certaines formes, ou groupes de forme (pétales ou cercles). Ou encore t'amuser, à joindre des points, pour former puis colorier des triangles ou des étoiles.

Tu pourras donner ces mêmes modes d'emploi, à tes enfants, avant de les laisser libres d'explorer leurs créativités et leurs imaginations.

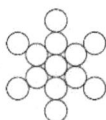

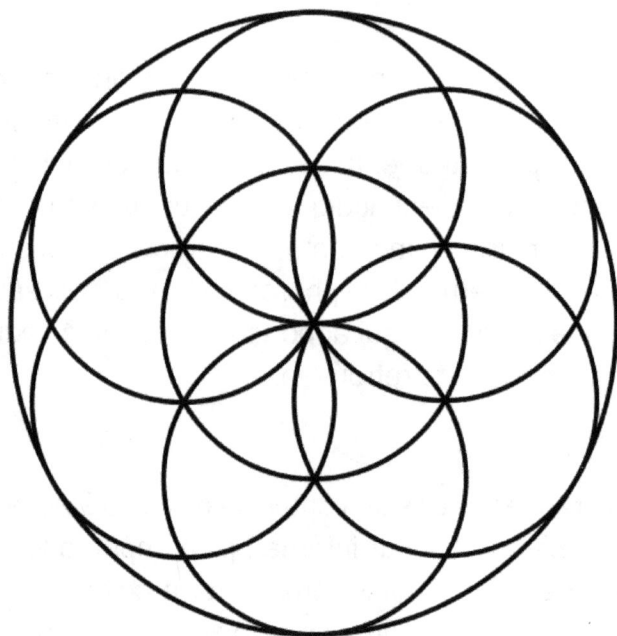

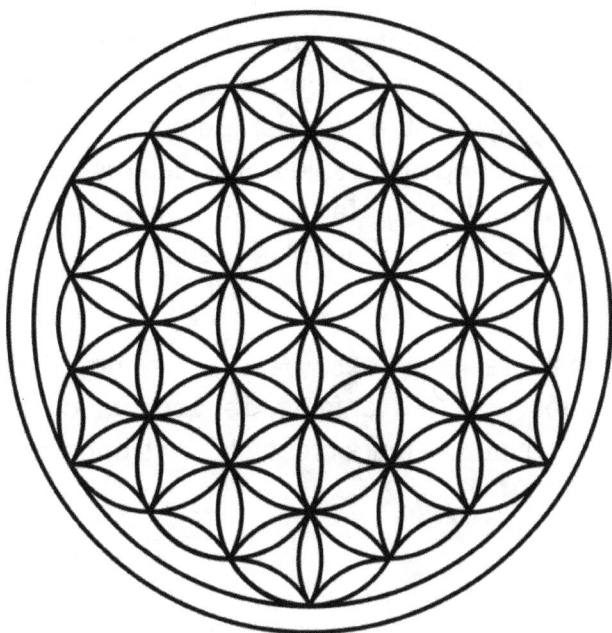

2. Dessine ou colorie la géométrie sacrée

Tu trouveras ci-dessous et en page suivantes, la fleur de vie, et le cube métatron. Prends des crayons de couleur et amuse-toi à les colorier. La richesse de formes est ici encore très grande, et tu peux encore t'amuser à renforcer avec ton crayon et à colorier pétales, cercles, carrés, rectangles, losanges et étoiles. Si tu désires ne pas colorier sur ce manuel tu peux facilement trouver ces formes sur internet, et les imprimer en plus grand.

Ne considère pas ces dessins comme étant trop compliqués pour tes enfants, ils vont au contraire bien s'amuser, exprimer leurs créativités et s'enrichir.

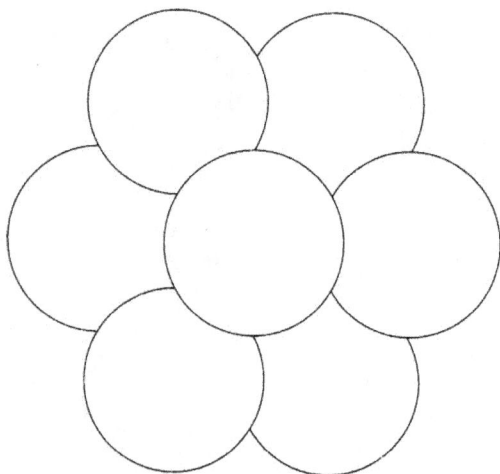

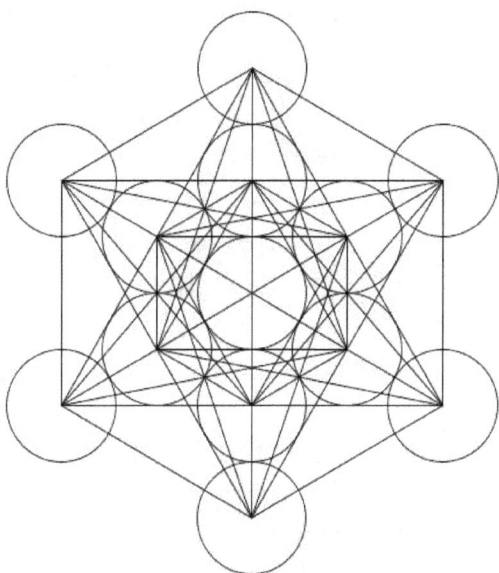

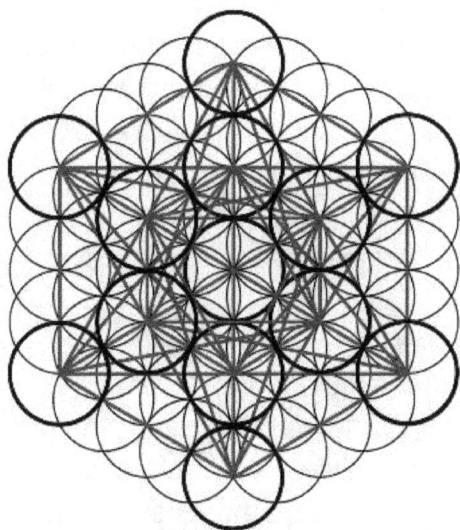

088 - Guide du flot d'Information

Les changements étant de plus en plus rapides, il est de plus en plus important de nous tenir informés. Nous privilégierons les nombreuses informations positives, nous éviterons, ou nous ne ferons que survoler, les informations sur des faits divers, et nous éviterons d'être exposés aux répétitions incessantes de ces dernières.

Profitons de notre accès grandissant à l'ensemble de la connaissance. Profitons des variations de nuances dans différentes cultures et traditions afin d'affiner au mieux possible notre compréhension de concepts fondamentalement identiques.

Engageons-nous dans l'adoption et dans l'application de pratiques qui nous semblent meilleures que celles que nous vivons présentement. Soyons patients, persévérants puis constants. En profitant de la richesse culturelle à notre portée, nos différences disparaissent et cessent des obstacles à notre évolution. Le pauvre et le riche, le noir et le blanc, la femme et l'homme, arrivent, non sans mal, à intégrer leurs équités. La connaissance, la modernité et l'addition de nos améliorations matérialisent nos idéaux.

Lis, regarde des vidéos, discute au sujet des bonnes choses raisonnées qu'apporte le progrès et des bonnes choses qui vont ou devraient arriver prochainement. Elles sont nombreuses. Elles vont changer grandement et prochainement nos engagements et nos modes de vie.

☯☯ Exercice 81 : Moins bête que la veille

Tous les jours assure-toi, dans la gestion de ton temps, que tu as appris quelque chose de nouveau en lisant un livre, un article, des citations, en ayant une discussion, en recherchant à faire des nouvelles choses, de nouvelles activités, en rencontrant de nouvelles personnes, etc.

Tu pourras aussi inclure le souvenir de ces choses nouvelles apprises pendant la journée, lors de ta revue des choses positives advenues pendant ta journée et dont tu es reconnaissant. Tu seras souvent émerveillé de constater le grand nombre de bonnes choses qui te sont arrivées et que tu as réalisées au cours d'une journée.

◆

'La seule chose qu'il faut absolument que vous sachiez, est l'endroit où se trouve la bibliothèque'

'Si je disposais d'une heure pour résoudre un problème, je passerais 55 minutes à penser au problème et 5 minutes à penser aux solutions'

Albert Einstein

◆

'Il est préférable de connaitre quelques-unes des questions plutôt que toutes les réponses'

J. Thurber

Sujets intéressants

Les sujets intéressants sont nombreux. Et on a la chance avec internet d'avoir accès à des informations sur tous les sujets. Voici une liste d'exemples de sujets (tu peux aussi créer, et régulièrement actualiser, ta propre liste de sujets sur lesquels tu aimerais avoir plus d'information).

L'exercice consiste à choisir un sujet, puis un autre, qui t'intéresse dans cette liste et à t'informer :

o Internet super grande vitesse, bientôt des centaines de fois plus rapide qu'aujourd'hui. Alors que nous ne sommes qu'au début de l'utilisation d'internet, qui va prendre une place beaucoup plus grande dans nos vies, dans les toutes prochaines années.

o L'intelligence artificielle. Qu'est-ce que c'est ?

   Pourquoi cela peut être dangereux ?

   Quelle éthique devons-nous établir ?

   Quelles sont les perspectives ?

   Réalisons-nous, par exemple, qu'elle va permettre aux drones une autonomie, afin de pouvoir se poser en tout lieu et dans toutes les conditions atmosphériques ?

o La spectaculaire danse de Venus, montrant le dessin d'une fleur par le parcours de Venus et de la Terre.

o Le modèle du système solaire, que nous apprenons encore à l'école, avec les planètes qui tournent autour du soleil, est faux (comme en d'autres temps, il était enseigné que la terre était plate). Il ne prend pas en compte la vitesse du cheminement du système solaire dans l'espace (70,000 km/heure).

En réalité, les planètes tournent autour du soleil suivant un mouvement hélicoïdal.

(On peut noter ici, que malgré les efforts des enseignants, les programmes scolaires contiennent de nombreuses erreurs, dues à la lenteur d'actualisation des programmes)

o La nanotechnologie et ses multiples applications, en particulier en médecine, mais aussi dans de nombreux autres domaines (dont : cosmétique, vêtements, énergie, ameublement, équipement, environnement (dépollution), réduction des déchets, etc.).

o Les pyramides, que l'on trouve partout dans le monde et qui constituent l'un des plus grands phénomènes à l'échelle planétaire. Leurs emplacements formant un réseau structuré, les mystères de leurs constructions, les propriétés attribuées, les connaissances en astronomie contenues dans leurs constructions.

o La danse des abeilles, donnant à la ruche des informations pour les récoltes de pollen (la direction, la distance et la quantité de pollen), qui permet de définir le nombre d'abeilles qui doivent se rendre sur le lieu de la récolte).

o La suite de Fibonacci. Description. Où la trouve-t-on dans la nature, les arts, notre anatomie ?

o Les civilisations disparues, et leurs avancées technologiques, prouvées par les découvertes archéologiques. Ici encore, ce que l'on apprend à l'école est faux, en particulier la datation de la première civilisation.

o La géométrie sacrée. Description. Où la trouve-t-on dans la nature ? Dans l'archéologie ?

o Les cercles de culture. Photos montrant leurs riches diversités. Plaisir des yeux et mystères (Tentatives non conclusives de reproduire le phénomène, interprétation, etc.).

o La structure fractale des particule élémentaire, objets fractals dans la nature, spirale cosmique.

o Les investissements dans les énergies renouvelables. Constante évolution.

o Le train Hyperloop. 1200km/h. De telles vitesses modifient grandement la notion de mondialisation.

o Les voitures électriques et les voitures intelligentes, dans quelques années elles seront les seules.

- Comment l'imprimante 3D est en train de changer nos vies (production, distribution, consommation, innovation, médecine, etc.).

- Les techniques de désalinisation de l'eau, de récolte d'eau de pluie et d'eau de l'air, progrès et perspectives.

- Quelle sera la place (énorme) des robots dans nos vies ?

  Quels sont les systèmes envisagés pour s'adapter à la diminution du besoin pour l'homme de travailler (dont le salaire minimum qui est beaucoup plébiscité).

- Quelle sera la place (énorme) des drones dans nos vie ?

  (Agriculture, média, assistance humanitaire, environnement, transport, médecine, etc.).

- L'ordinateur quantique. L'information traitée plus rapidement que la vitesse de la lumière.

  Les perspectives de découverte de solution qu'il offre.

- Le travail par projets. Annoncé comme le mode de fonctionnement de demain. Il va falloir s'habituer à ce nouveau mode de travail à courts termes.

Pour certains des sujets, listés ci-dessus, tu pourrais approfondir ta connaissance mais il te suffira de simplement regarder, pendant quelques minutes, avec émerveillement, une vidéo sur U-Tube (c'est le cas par exemple : du modèle hélicoïdal du système solaire, de la danse de vénus, des spécificités des pyramides, de la géométrie sacrée dans la nature, des cercles de culture, des civilisations disparues).

D'autres sujets sont plus techniques, plus spécialisés et demandent plus de concentration. Pour ceux-ci Il sera bon que tu acquières une connaissance basique, car ils vont grandement changer nos modes de vie, dans les prochaines années (c'est le cas par de : l'internet à super grande vitesse, l'intelligence artificielle, la nano technologie, la robotique, l'imprimante 3D, les énergies renouvelables et les énergies « gratuites », et les techniques de désalinisation de l'eau).

Le sujet de l'ordinateur quantique, malgré qu'il fasse l'objet de nombreuses recherches, et malgré que des progrès significatifs peuvent être faits à tout moment, semble, quant à lui plus futuriste. Cependant, lorsqu'il deviendra opérationnel, il changera, lui aussi, de façon extraordinaire, le cours de l'humanité.

Le sujet de l'évolution du mode de fonctionnement du travail, pour un mode de fonctionnement « par projet », est quant à lui particulier. Dans le sens que, d'une part nous sommes tous concernés, et que d'autre part la recherche d'information sur le sujet est plus difficile et demande plus d'efforts. Cette évolution du mode de travail, est une projection, basée sur l'étude de l'évolution actuelle du mode de fonctionnement du travail. Nous sommes tous concernés, car cela va beaucoup changer nos modes de vie. Certains de nous, sont plus concernés que d'autres, comme par exemple, les jeunes personnes qui doivent, maintenant, choisir leurs orientations professionnelles, ou qui déjà engagées dans la vie active, à la période de la vie où l'énergie est au maximum et permet de choisir les meilleures méthodologies pour mener à bien les projets qui leurs tiennent à cœur ; les plus âgés qui se souviennent de comment puiser dans cette même énergie vitale, pour pleinement vivre leurs vies, en effectuant les adaptations nécessaires. Certains d'entre nous, sont moins concernés, (comme par exemple les artisans, les professions libérales et les fonctionnaires), cependant cette évolution du mode de fonctionnement du travail va aussi influencer leurs façons de vivre, de travailler et leurs outils de travail.

Travailler « par projet » signifie que la durée, et le lieu, du contrat de travail correspond à la durée du projet. De nombreux paramètres sont définis avant le démarrage du projet : comme par exemple, la durée, le budget, les acteurs, les sous-traitants, les objectifs, les risques et les solutions pour les atténuer, les résultats, les moyens, le plan d'action, les mécanismes de suivi des progrès, les moyens de control, l'impact environnemental et la durabilité.
C'est un mode de fonctionnement qui permet une motivation plus grande des acteurs, et qui élimine la lassitude routinière du travail à l'identique pendant toute une vie. Ce mode de fonctionnement, va lui-même beaucoup évoluer, au cours des prochaines année,

devenant de plus en plus fonctionnel (simple à utiliser et permettant de meilleurs et de plus rapides résultats) et permettant d'inclure de nouveaux paramètres.

Que pouvons-nous faire maintenant ?
Il nous suffit de penser comment mettre en place, notre vie, nos projets, et nos choix du monde dans lequel nous désirons vivre. En ce qui concerne les moyens pour y arriver, nous venons de voir, une liste de plusieurs des progrès et des découvertes, qui vont grandement nous aider, a ceux-ci s'ajoutent d'autres nombreux progrès qui ne sont pas listés, et les nombreux à venir. Les progrès, que nous sommes en train d'effectuer dans notre transition énergétique (énergie propre, en grande quantités et à un moindre coût de production, rendant l'énergie disponible et à un coût minimal), favoriseront l'optimisation des autres progrès. L'énergie étant la vie, nous pouvons pousser les limites, en choisissant la vie que nous voulons vivre. Nous, c'est-à-dire tous les hommes. Il y a beaucoup de travail à faire et pour chacun d'entre nous. La quantité d'êtres humains sur terre est appelée par erreur par certain « la surpopulation » ; elle n'est en fait, pas un problème, car le confort diminue automatiquement la natalité, et nous avons assez de ressources, et assez de créativité, pour pouvoir faire vivre confortablement un nombre bien plus grand de population mondial que celui que nous ne pourrons jamais atteindre, c'est juste une question de gestion. Donc, les personnes concernées, sont bel et bien tous les êtres humains, et c'est une réalité importante à comprendre et à intégrer.

Commençons donc à réfléchir ensemble, à ce monde dans lequel nous désirons vivre. Le confort, nous pouvons l'avoir, nous avons assez de ressources pour produire ce confort dans le respect de l'environnement. Les guerres, motivées de nos jours par la conquête des gisements de pétrole et de gaz et de leurs routes de transport, et par la vente d'armes, bien sûr, nous n'en avons plus besoin. La santé, nous savons comment l'optimiser et nous avançons à pas de géants pour soigner les incidents. Le seul cap à tenir, est l'intention de faire les choses au mieux. Le bonheur, nous commençons à comprendre comment l'autoriser ; et nous sommes déjà heureux d'être engagés dans ce riche processus.

Nous aurons aussi les idées et les moyens de nous adapter aux changements climatiques.

Peut-être, ne te sens tu pas concernés par tous ces progrès actuels, te disant qu'ils ne peuvent modifier ton mode de vie, ou bien te disant que tu verras bien, ou bien encore qu'il ne soit pas certain que ces progrès voient le jour. Détrompe-toi, tu es tout à fait concerné. Ces progrès font partie d'une évolution qui est en marche. Ils sont rapides. Et, ils vont influencer tes choix.
Dans le nouveau monde, ton mode de vie sera très différent, dans seulement, une dizaine d'année.

Développer ta curiosité, te permettra de mieux vivre ces évolutions, d'y participer et aussi de voir les opportunités. Ta vie sera plus intéressante et plus heureuse ; et tu auras, de plus en plus, de bonnes raisons de t'aimer.

089 - Guide de la Lecture

Ce guide ne t'est peut-être pas destiné. D'autant plus que tu es, en ce moment, en train de lire, et que peut-être tu connais habituellement le bonheur de lire.

La lecture est le moyen le plus efficace pour être informé. Grace à elle, nous enregistrons et nous comprenons beaucoup plus d'information, que par exemple en regardant une vidéo (bien que certaines photos vaillent mille mots). Elle mérite, à ce titre, une place privilégiée dans nos choix d'activités.

Lire c'est voyager, dans d'autres mondes, surfer sur de nouvelles idées. C'est apprendre. C'est stimuler son esprit et éviter qu'il ne s'engourdisse et qu'il ne vieillisse, tandis que, par exemple, regarder la télévision est une activité passive qui ne stimule pas l'esprit. Lire permet de réduire le stress et permet d'arrêter d'avoir des pensées obsessionnelles et de trouver des solutions aux problèmes qui nous tiennent à cœur. Lire permet de développer notre capacité analytique. Lire permet d'enrichir notre vocabulaire, nos conversations et notre écriture. Lire permet d'améliorer notre capacité de concentration. Lire permet de mieux comprendre les autres et offre ainsi des bénéfices sociaux et professionnels. Lire développe l'imagination et la créativité. De nombreux lecteurs témoignent que tel ou tel livre leur a changé la vie.

Il est possible que tu lises très peu ou même pas du tout. Si c'est le cas, il est fortement dans ton intérêt, de gérer différemment ton temps, de faire des choix d'activités, pour y inclure la lecture, puis, de lire régulièrement. Si, par exemple, tu t'engages dans un processus de réduction de ton temps passé à regarder la télévision, la lecture meublera très bien ton nouveau temps libre.

Tu peux alors prendre la résolution, de lire, au moins une page par jour. C'est une astuce intéressante, qui te permettra, facilement, de récolter les fruits de la lecture. Efforce toi de respecter cette résolution.

Il est possible qu'après quelques temps, tu prennes le goût pour la lecture, et que tu aies envie de lire plus longuement. Tu pourras alors, décider de lire pendant au moins 10 minutes chaque jour, et plus tard passer à 15 minutes et augmenter progressivement le temps de lecture. Tu seras étonné de constater que, comme beaucoup, captivé par le contenu d'un livre particulier, tu n'es pas arrivé à t'arrêter avant de l'avoir terminé.

Si tu lis avant de dormir, il est préférable, pour passer une meilleure nuit, et un meilleur lendemain, que tu lises des choses agréables.

090 - Guide de la Curiosité

Personne ne pouvait imaginer, il y a 10 ans, ce que serait le monde d'aujourd'hui. Les changements aujourd'hui sont plus rapides que les changements il y a 10 ans, et ils continuent d'accélérer. Personne ne peut prétendre savoir, comment sera son monde dans 10 ans. Il sera très différent de celui d'aujourd'hui.

Il y a de nombreux signes très encourageants qui animent notre curiosité et nos efforts de réflexion pour se montrer sous leur meilleur jour.

Jusqu'à aujourd'hui, nos jeunes sociétés ont été barbares. Les uns ont dominé, méprisé, enchainé, torturé, exterminé, assassiné, trompé, exploité, volé et corrompu les autres. Cependant, nous avons développé des idées, nous faisons nos révolutions, nous déclarons nos droits, nous apprenons à les connaître, nous les réclamons, nous communiquons, nous coopérons et nos conditions de vie s'améliorent. Déjà nous avons fait de gros progrès. Nous pourrons arriver à comprendre, et à appliquer, que les intérêts de tous, passent par les intérêts de chacun ; nous trouverons les mécanismes adaptés pour respecter ce principe. Grace à notre curiosité, les relations humaines vont continuer de s'améliorer. Notre curiosité nous a déjà fait découvrir des choses étonnantes, que nous étions loin d'imaginer. Avec ce que nous avons déjà découvert, nous pouvons être optimistes. Cet optimisme va se renforcer avec les découvertes futures, que nous ne sommes pas encore capables aujourd'hui, d'imaginer.

J'ai recopié en Annexe l'intégralité de la Déclaration universelle des droits de l'homme, car il est bon que nous connaissions nos droits. Et ils ont le mérite d'exister. Tu remarqueras avec surprise et intérêt qu'aucun des 30 articles n'est encore complètement respecté. Et tu remarqueras que chaque article nous donne des droits de valeur à faire respecter pour résoudre les problèmes que nous rencontrons de nos jours.

(Note : Il faut savoir que, les lois prennent habituellement de nombreuses années, après leurs légalisations, avant d'être respectées de manière satisfaisante. Comme autres exemples, nous pouvons observer les 'récentes' lois d'interdiction de discrimination raciale ou sexuelle à l'embauche et la réalité qui est encore bien différente. Cependant ces lois, elles aussi, ont demandé de grand effort pour être légalisées, elles ont le grand mérite d'exister, et elles font beaucoup évoluer l'humanité).

◆

'Celui qui pose une question risque de passer pour un sot. Celui qui n'en pose pas est sûr de le rester'

Confucius

091 - Guide de l'ouverture et de la critique

La bicyclette a été inventée en 1817. Quand les premières sont apparues dans nos campagnes, certains villageois ont été pris de panique et se sont mis à courir en criant 'Le diable est en train de kidnapper un tel !'.

A cette époque, et dans les campagnes particulièrement, il n'y avait pas d'accès à l'information ; la presse à bon marché, donc abordable pour un plus grand nombre, n'apparaîtra qu'à la fin du XIXe siècle.

Ces villageois ont probablement cru à cette vision diabolique pendant toute leur vie.
Peut-être ont-ils aussi transmis cette croyance à leurs enfants.
Peut-être des villages entiers, frissonnaient à la pensée de cet homme qui se débattait avec le démon, et avec la frayeur d'être eux même subitement enlevés par dans les flammes.
Puis, l'explication de la simplicité de la bicyclette, est arrivée.
Pourtant les esprits récalcitrants sont encore restés, de nombreuses années, en continuant à croire et à souffrir, qu'à chaque instant, ils puissent basculer, dans l'agonie éternelle de leurs peaux crépitantes.

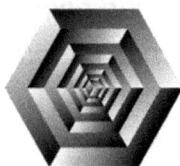

Les croyances et les valeurs que nous partageons avec nos parents et avec nos communautés deviennent nos identités, des certitudes, et parfois même des raisons de vivre. Il est alors naturel que nous puissions résister aux nouveautés, qui changent nos habitudes, nos identités et nos conforts. Mais, le temps où notre environnement restait identique pendant des siècles est révolu. Et grâce aux changements rapides et multiples que nous vivons à notre époque, nous devenons plus nombreux à comprendre que tout change à l'exception du changement, et plus nombreux à avoir la liberté, la capacité et l'amour d'agir pour encore plus changer.

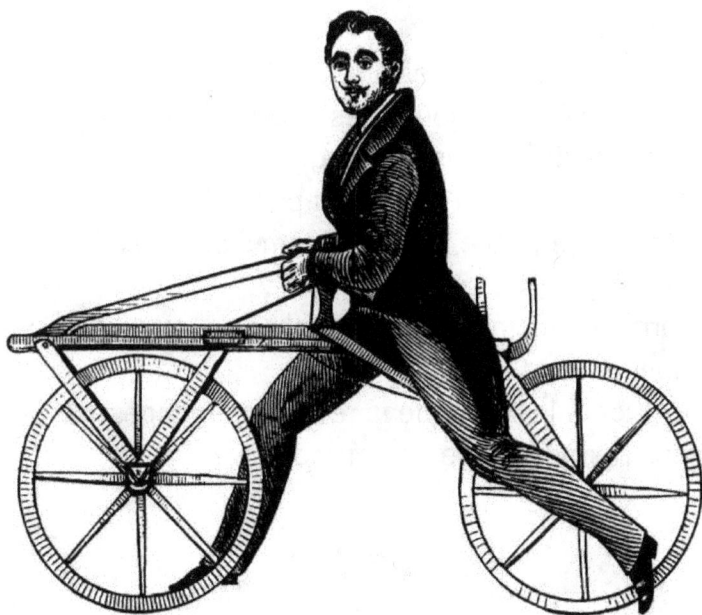

Il est bon de cultiver un esprit ouvert et critique.

o D'élargir nos horizons.
o D'explorer et de mesurer les origines et les limites de nos croyances,
o D'écouter nos contradicteurs avec une attention substantielle. Et, de réfléchir aux origines de leurs idées.
o D'imaginer et d'activer des innovations,
o De saisir les opportunités,
o D'avoir de meilleures relations avec les autres. D'être aussi plus apprécié.
o D'être libre de devenir plus fort en adoptant avec sérénité les nombreux bénéfices de nos erreurs dont le premier est notre désir puis notre résolution de ne pas les répéter.
o D'être plus stable lors des changements heureux ou malheureux.
o De savoir qu'il nous est impossible de tout savoir. Et de savoir qu'il y a toujours des informations qui manquent à nos certitudes. De savoir que la connaissance ultime est de savoir que l'on ne sait pas.
o D'être léger, libre, confiant, amusé, satisfait, curieux, dynamique, tolérant, et aimant.
o D'arriver à maintenir notre bonheur quels que soient les changements.
o De gagner la liberté de faire les expériences, qui seules nous permettent de comprendre.

Nous devenons, chacun, chaque jour, plus forts à exercer ces capacités. Cette flexibilité, cette conscience, cette curiosité et cette habilité, constituent les nouvelles caractéristiques de la personnalité humaine. Ce n'est ni étonnant, ni contestable, mais la simple réalité dont on peut se réjouir (sans apnée).

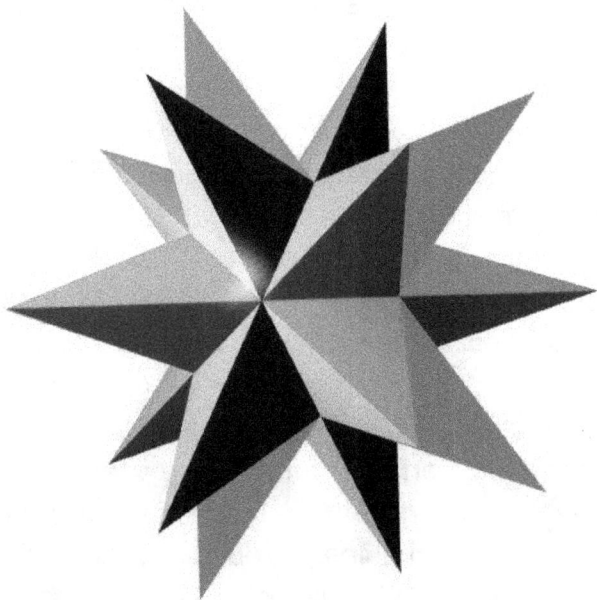

092 - Guide de l'autre langue

J'ai travaillé et vécu plusieurs années en Azerbaïdjan. Les habitants de ce pays disent, que lorsque l'on sait parler une autre langue, on a gagné une personnalité supplémentaire.

Apprendre une langue, nous donne une vision d'une autre culture, nous donne accès à d'autres informations. De plus, les racines, les origines, les subtilités et les histoires des mots, véhiculent, dans une autre langue, des idées spécifiques et amusantes.
En particulier, il est intéressant de noter que chaque langue comporte des mots intraductibles et d'autres difficiles à traduire.

Lorsqu'on connait bien une autre langue, on s'aperçoit que les cheminements des idées sont différents, d'une langue à une autre.

De nos jours il est devenu un gros avantage et souvent une nécessité de parler couramment une ou même deux autres langues. En particulier, du fait d'une avance de 10 ans des Etats-Unis dans certains domaines, et les informations complémentaires et novatrices uniquement disponibles en anglais dans ces domaines. Et, du fait que, chaque culture a d'intéressantes particularités que nous ne pouvons atteindre qu'en connaissant la langue.

De plus, les interactions internationales sont en forte augmentation avec la mondialisation. Et, cette tendance va s'accentuer, dans de grandes proportions, dans les années à venir.

Parler une autre langue offre des opportunités de converser avec de nouvelles personnes, une meilleure appréciation des littératures, des chansons ou des films (tellement plus agréables à regarder en versions originales, pour mieux gouter le jeu des acteurs). Cela permet d'activer et de développer notre esprit, de le garder alerte et d'éviter qu'il ne vieillisse.

Apprendre une nouvelle langue développe notre capacité, nécessaire dans le monde moderne, à être plus efficace dans la gestion de tâches multiples et variées.

Cela permet aussi d'ouvrir notre esprit sur de nouvelles cultures, leurs compréhensions et leurs acceptations. Cela permet de modifier notre focus égoïste et de nous ouvrir les portes du monde.

Connaître une autre langue, augmente aussi les opportunités et les bénéfices des voyages, et même les opportunités de vivres des périodes de nos vies, dans d'autres pays.

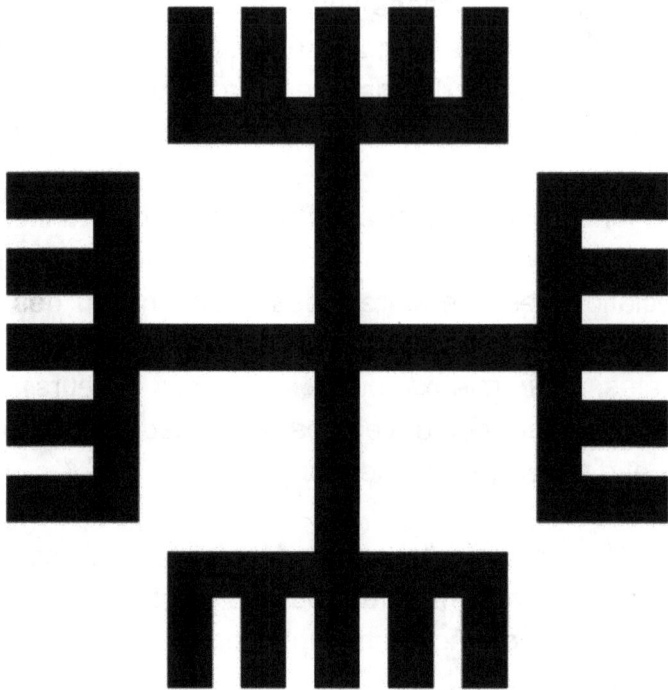

'L'homme qui n'a pas l'habitude de lire est emprisonné dans son monde immédiat, dans le respect du temps et de l'espace. Sa vie tombe dans une routine fixe; il est limité au contact et à la conversation avec quelques amis et connaissances, et il ne voit que ce qui se passe dans son voisinage immédiat. '   Lin Yutang

Lire dans l'autre langue

J'ai été confronté à la barrière des langues. En commençant à travailler pour des Organisations Non Gouvernementales humanitaires internationales (ONGI), j'ai dû, avec seul bagage le bas niveau en anglais acquis dans une filière scolaire scientifique, du jour au lendemain, parler, lire et écrire des rapports en utilisant exclusivement l'anglais.

Cela n'a pas été facile. Mais j'ai pu voir que je faisais des progrès énormes grâce à la lecture, et que cela était la meilleure technique d'apprentissage d'une langue.

Cet exercice consiste pour toi à pratiquer la lecture en anglais (ou dans une autre langue étudiée).

o Sélectionne sur internet un article en anglais sur un sujet qui t'intéresse. Tu peux aussi par exemple sélectionner les paroles (lyrics en anglais) d'une chanson que tu aimes bien, ou feuilleter un magazine.

o Lis maintenant l'article, sans t'inquiéter de ne pas comprendre beaucoup de mots. Continue ta lecture.

o Renouvelle l'exercice régulièrement. Petit à petit tu vas comprendre le sens général puis plus précis de ces articles. Tu vas goûter les mots, les sonorités et les constructions grammaticales. Et finalement, tu réaliseras, avoir fait de gros progrès.

093 - Guide de la Vitesse

Nos actions sont de plus en plus rapides.

De jour en jour, nous faisons de plus en plus de choses, nous recevons plus d'informations, et nous vivons plus vite.

Des études en sociologie, montrent que nous marchons dans la rue, à une vitesse de plus en plus élevée. Nos parents, nos grands-parents, vivaient déjà à un rythme bien moins élevé. Et nos enfants vivent plus rapidement que nous.

Ces mêmes différences de rythme apparaissent d'un pays à un autre, et même d'une région à une autre dans un même pays ; même si, partout, les rythmes s'accélèrent. Ceci fait partie de notre évolution. Ceci est une bonne chose, car nous en avons la capacité, car nos vies deviennent ainsi, plus riches en évènements, en connaissances et en expériences, et que tout ceci nous rend plus heureux.

Il est bien cependant, que parallèlement, nous développions aussi notre capacité de ralentir, pour digérer, traiter et filtrer les informations, pour faire une pause dans le tumulte de nos pensées, et pour accéder à la puissance de notre subconscient. Et, afin de nous rappeler la douceur et la plénitude de la vie, quand elle est simple, et n'est pas ainsi meublée. Pour ensuite, retourner dans l'action, avec la bonification de nos potentiels, une efficacité restaurée et la capacité de cultiver une satisfaction méritée.

👀 Exercice 82 : La marche méditative

Cette technique peut se pratiquer, pendant quelques minutes, ou pendant plusieurs heures, (commence par 10 minutes). Le meilleur endroit est dans la nature, dans une forêt, au bord d'une rivière, dans un parc, ou sur une terrasse. Mais tu peux très bien pratiquer dans ton appartement, même s'il est petit.

o Marche au ralenti (comme dans un film au ralenti), en posant délicatement et lentement ton pied, à chaque pas, et en déroulant lentement tes pas. Si tu fais d'autres gestes, comme tourner la tête, ou prendre quelque chose dans ta poche, fait les aussi au ralenti.

o Pense à respirer (au mieux, la respiration consciente).

o Maintien ton attention sur tes gestes, sur ton équilibre et sur ta respiration, et retrouve la quand elle s'égare. Par conséquent, tu deviens libre de ne pas penser.

o De préférence, marche pieds nus, ou avec des chaussures souples.

o De préférence, n'écoute pas de musique au cours de la pratique. Cela contribuera au calme de ton corps et de ta pensée. Mais si tu te sens plus heureux de l'écouter, ou si la musique facilite ton introspection, tu peux aussi le faire, mais tu bénéficieras, tout de même, de pratiquer aussi l'exercice sans musique.

Pratique plusieurs fois la marche méditative, avant de passer aux exercices qui suivent, afin de te familiariser avec la lenteur, le déroulement des gestes et l'équilibre.

👀 Exercice 83 : La marche 3 points

La marche 3 points, est une technique qui offre de nombreux avantages de grande valeur. C'est une technique très facile, qui est à la portée de tous. Quelles que soient tes croyances, ton âge et ta personnalité, cette pratique te sera, agréable et très bénéfique.

Cette technique est utile pour améliorer le bien-être. Elle produit des sensations en des points spécifiques du corps, et les bénéfices spécifiques qui y correspondent. Par conséquent, elle nous fait aussi bénéficier d'un meilleur ressenti du corps, dans son entier.

Elle nous permet d'avoir plus les pieds sur terre, d'être plus ancré dans la terre (stabilité fondamentale, confortable et nécessaire), d'améliorer notre équilibre (physique et mental), d'améliorer la circulation d'énergie dans notre corps, d'augmenter notre conscience, de nous mouvoir plus facilement, plus aisément et avec plus de grâce, de corriger les défauts d'alignements de nos articulations, d'effectuer, ensuite, les travaux (dont le port d'objet lourds) plus facilement et en réduisant les risques de nous faire mal, permet de corriger notre posture, d'être plus décisif, d'avoir une plus grande confiance en soi, et d'être plus efficaces dans nos actions. La marche 3 points nous permet aussi de nous calmer, de nous relaxer, de respirer consciemment, et de goûter la réalité (ici et maintenant).

Au cours de cette pratique, nous ressentons de nouvelles et agréables sensations de multiples points et de multiples mécaniques de notre corps.

Nous avons alors le désir d'explorer, de connaitre et d'améliorer ces nouvelles sensations ; par exemple notre équilibre est au début incertain, rapidement il s'améliore et l'amélioration nous sert au quotidien. Comme autre exemple, nous réalisons que nous avons l'habitude de marcher le dos courbé, ou bien avec un mauvais alignement des hanches, des genoux ou des chevilles, et nous sommes heureux de ces nouvelles sensations et petit à petit des corrections que nous effectuons ; enfin, comme troisième exemple, nous arrivons à corriger aussi l'alignement de la colonne vertébrale, des épaules et de la tête.

La pratique est si facile et tellement agréable, que nous avons plaisir à la répéter. Elle permet d'imprimer le schéma multipoints dans notre mémoire. La reproduction de ce schéma se fait ensuite, aussi bien lorsque nous sommes animés par le désir de pratiquer l'exercice de manière formelle, que progressivement, de manière automatique. Et nous récoltons ainsi les bénéfices de la marche multipoints à chaque fois que nous marchons. Et comme nous marchons tous les jours, nous pratiquons et récoltons tous les jours.

La marche 3 points, comme la marche méditative s'effectue au ralenti. La pratique au ralenti permet d'enregistrer le ressenti qui suit la visualisation des 3 points. Ensuite, il devient aussi possible de pratiquer cette technique lors de marches plus rapides, on peut ainsi agrémenter nos journées de ressentis conscients qui ont un caractère ludique, et, surtout nous procurent un bien-être général (y compris un plus grand équilibre) par l'intermédiaire de ce ressenti physique.

En pratiquant cette technique nous allons faire un travail sur tous les points d'appui du pied. En particulier nous allons travailler les deux points des reins.

Le point des reins se trouve, sous chaque pied, au milieu de la voûte plantaire, au point d'intersection du mont du pouce et du mont des autres orteils. Le point des reins est le point de départ du méridien du rein qui circule ensuite sous la voûte plantaire, puis à l'intérieur de la jambe, rejoint le pubis, traverse ensuite la région abdominale en passant par l'axe médian, pour enfin rejoindre la région sternoclaviculaire.

Après notre ressenti des points d'appui du pied, et après notre ressenti de ce point particulier des reins, nous allons travailler sur deux autres points, qui correspondent, au point du chakra sacré, et au point du chakra couronne (dont quelques caractéristiques sont rappelées ici, afin de faciliter la pratique de l'exercice). Par extension nous travaillons sur l'ensemble du corps.

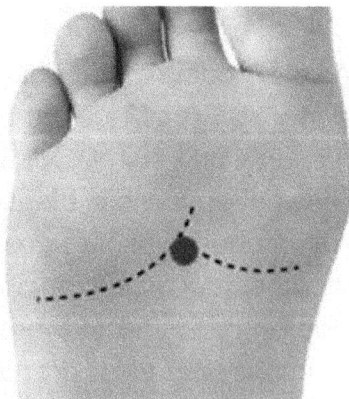

Le chakra sacré, situé trois doigts sous le nombril. Il joue, en tant que centre de gravité du corps, un rôle biomécanique qui est particulièrement important. Ainsi, l'attention portée sur ce point, au cours de l'exercice, va nous donner un équilibre supérieur. De plus, cette attention contribue à la bonification des mobilités et des alignements de toutes les articulations du corps. Rappelons que d'un point de vu énergétique le chakra sacré est la source principale d'énergie pour le corps tout entier.

Le chakra couronne, situé au sommet du crâne, est le point supérieur de l'axe médian de notre corps. D'un point de vue biomécanique, nous concentrer sur ce point, pendant la marche 3 points, nous permet de nous redresser, de nous allonger et ainsi de poursuivre l'alignement de notre corps tout entier. Dans cette technique, il symbolise aussi l'esprit, la conscience. Il a aussi une symbolique céleste, qui peut nous faire dire, que la pratique nous permet d'avoir, les pieds sur terre et la tête dans les nuages.

Avant de pratiquer l'exercice proprement dit, commence par effectuer plusieurs pressions profondes sur le point des reins, ainsi que des massages, avec le pouce de ta main, afin de le sentir et de le repérer. Exerce ces pressions, sur tes deux voutes plantaires, pendant le temps que tu juges nécessaire au bon ressenti de tes deux points des reins. Effectue aussi, pour optimiser leurs ressentis, des pressions et des massages, sur le point du chakra sacré, et sur le point du chakra couronne.

En marchant, porte ton attention successivement, sur les points suivants :

o En posant ton pied droit au sol, visualise et ressens le point d'appui de ton talon sur le sol.

o Puis, visualise et ressens le point des reins.

o Visualise et ressens, les nombreux points d'appui de ton pied sur le sol, situés sur le mont du pouce, sur le mont des autres orteils et sur chacun de tes orteils.

o Continue ta marche, au ralenti, en portant ton attention sur le chakra sacré.

o Continue, en portant ton attention sur le chakra de la couronne.

o Maintenant, en posant ton pied gauche au sol, continue sur les mêmes points d'appui que ceux décrits ci-dessus pour le pied droit.

o Continue, avec le chakra sacré, et avec le chakra couronne.

o Et, ainsi de suite, recommence avec le pied droit.

Recherche l'alignement de ton genou, de ta cheville et de ton pied. Travaille aussi ton équilibre tout au long de l'exercice.

Cet exercice, comme d'autres dans ce manuel, est présenté avec des options. Commence par pratiquer la technique simple de la marche 3 points. Puis une fois que tu es à l'aise, tu peux, pratiquer les options :

Option 1 :

Pendant quelque temps, pratique, en ayant un focus exclusif, sur le rôle de pompe à sang de l'enroulement du pied pendant la marche. Et, par extension, aie un focus, sur la circulation sanguine, de ton corps tout entier (cela sera particulièrement bénéfique aux personnes ayant des problèmes circulatoires, comme par exemple des sensations de jambes lourdes). Tu visualiseras le sens physiologique de la circulation du sang : de tes talons vers tes orteils, en continuant l'ascension de la face antérieure de ton corps, puis en descendant la face postérieure de ton corps.

Option 2 :

Visualise l'énergie de la terre, partant de son centre, et remontant pour traverser le point des reins, remonter le long du méridien des reins, traverser le chakra sacré, continuer jusqu'au chakra couronne.
Visualise ensuite, le cheminement de l'énergie terrestre jusque dans le cosmos, puis le flot d'énergie cosmique pénétrant dans ton corps par le chakra couronne, traversant ton corps le long de l'axe médian, passant le chakra sacré, rejoignant le point des reins, puis traversant la terre, jusqu'à son centre.

◉◉ Exercice 84 : La marche 10 points

La marche 10 points a des caractéristiques et des avantages comparables à ceux de La marche 3 points.

Les avantages spécifiques sont les suivants :

o Tu vas apprendre à connaitre, à localiser et à sentir, tes 2 articulations sacro-iliaques. Tu vas aussi pouvoir sentir au toucher, ces deux articulations.

Les articulations sacro-iliaques, sont les articulations entre le sacrum et les deux os iliaques.
Ces articulations forment la liaison, entre la colonne vertébrale et le bassin, donc, entre la colonne et les jambes. (Voir schéma en page suivante).

Les douleurs ressenties dans le bas du dos, ont souvent leurs origines au niveau de ces articulations, et, sont souvent dues à un manque de souplesse de ces articulations.

Cette technique, va te permettre de travailler cette souplesse ; Et, de localiser l'origine de nombreuses douleurs, afin de les soulager (en t'aidant des techniques de soulagement des douleurs, contenues dans ce manuel).

o Tu vas apprendre à localiser, 2 autres points énergétiques très importants, qui sont les sommets de tes os iliaques.

Tu vas percevoir, le travail sophistiqué de ton bassin, lors de la marche. (Voir schéma page suivante)

Cette connaissance te permettra d'améliorer l'équilibre et l'horizontalité de ton bassin, ainsi que ton équilibre, d'harmoniser ta marche, et de corriger d'éventuels déséquilibres et disharmonies à l'origine de douleurs.

(En dehors de la pratique de cet exercice, il te sera aussi intéressant, d'effectuer des pressions sur ces points)

o 6 points de contact, sur les muscles, de part et d'autre, de ta colonne vertébrale, te permettrons de sentir le travail de ces muscles à chaque pas de ta marche. Ces muscles travaillent beaucoup. Il est intéressant de les connaitre et de réaliser combien ils travaillent, pour harmoniser leurs fonctions, pour harmoniser ta marche, tes postures et l'ensemble de tes mouvements. Et, aussi, pour soulager des douleurs où l'origine s'y situe fréquemment.
Ce sera une occasion d'effectueras un massage de ces 6 points, qui sera agréable et qui contribuera aux soulagements des douleurs.

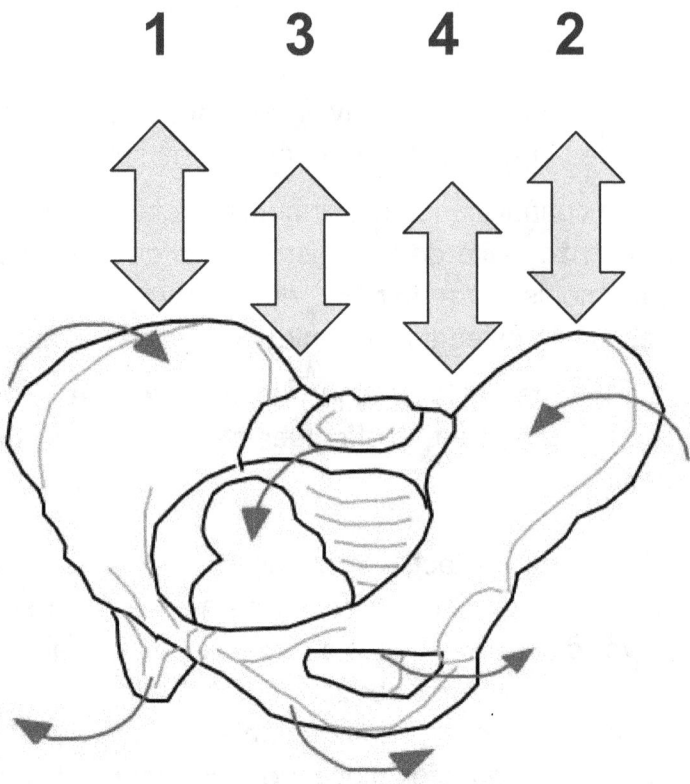

1 **3** **4** **2**

(Source schéma UVMaF)

La Marche 10 points, pas à pas :

o Pose tes mains sur tes hanches.

Place tes deux pouces, aux sommets de tes deux crêtes iliaques (positions 1 et 2 sur le schéma).

En préparation de l'exercice, passe quelque temps à faire des pressions sur ces points importants, pour bien les ressentir.

Pendant la Marche 10 points, tu feras des pressions sur ces deux points, en recherchant exactement les sommets des crêtes iliaques.

o Place tes deux index, aux jonctions des deux articulations sacro-iliaques (positions 3 et 4 sur le schéma).

Ces jonctions sont comme des gorges, entre deux montagnes. Au cours de la marche, tu sentiras ces montagnes onduler.

o Place, de façon naturelle, tes trois autres doigts des deux mains, sur les colonnes musculaires situées, de part et d'autre de ta colonne vertébrale.

Effectue ta marche, en ressentant et en explorant, toutes les sensations qui ont été décrites.

Après avoir pratiqué cette technique quelque temps, tu rajouteras, une attention sur le déroulement du pied (voir, La marche méditative).

Note 1 :

Au cas où, tu sois en surpoids, tu n'arriveras pas à ressentir avec précision, ni les sommets de tes crêtes iliaques, ni les gorges de tes articulations sacro-iliaques, et peut être même, avec difficulté, les muscles de part et d'autre de ta colonne vertébrale. Car les hanches, sont des lieux privilégiés, pour l'accumulation de graisses.

Pratique tout de même la technique, en appliquant de fortes pressions avec tes doigts pour t'approcher au plus près le ressenti de ces points.

Au fur et à mesure, que tu perds ton surpoids, tu auras la joie, de, plus en plus, découvrir ces points, les masser, effectuer dessus des excitations, et, percevoir leurs travaux et mouvements, avec précision.

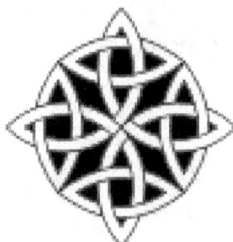

Note 2 :

Observe, quand tu marches, ou quand tu cours, s'il y a un angle latéral, entre tes pieds et tes jambes. Si tes pieds sont « en canard », tournés vers l'extérieur. Ou, s'ils sont tournés vers l'intérieur.
Ces déviations peuvent créer des tensions et des douleurs musculaires, ainsi que des arthroses des genoux et des hanches.

Avec la Marche 10 points, et avec le déroulement attentif du pied, tu peux arriver à corriger cette déviation angulaire. (Si après quelque temps, tu n'arrives pas à effectuer cette correction, elle peut être impossible à corriger en cas de malformation osseuse, ou tu peux avoir besoin de semelles orthopédiques, consulte un Podologue ou un Orthopédiste pour t'en assurer.)

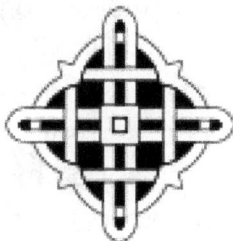

👁👁 Exercice 85 : Le Bassin libéré

Il est fréquent de manquer de souplesse aux niveaux des vertèbres lombaires (le bas du dos), des articulations sacro-iliaques, et des mouvements multidirectionnels de bascule du bassin (voir schéma dans l'exercice précèdent). Les conséquences de ces manques de souplesse sont à l'origine de douleurs.

Ces conséquences sont les suivantes :

- Tes mouvements sont limités ;

- Des blocages se forment, puis ils engendrent des gènes et des douleurs ;

Comme ces conséquences nous affectent tous, et comme il est très facile d'y remédier grâce à cette technique, il est bon de rappeler leurs répercussions sur la dynamique triangulaire corps-pensée-action : ces gènes, douleurs, et limitations physiques, comme les autres le font, se répercutent sur tes pensées et sur tes actions. En pratiquant cet exercice, l'amélioration de la souplesse de tes articulations et de ta mobilité, l'élimination des gènes, des douleurs et des limitations, amélioreront ton bien-être et auront des répercussions positives sur tes pensées et sur tes actions, en supprimant de mauvaises humeurs, et en te rendant, plus, dynamique, entreprenant et résistant.

Tu trouveras la description, pas à pas, en pages suivantes. Ne sois pas effrayé par cette description qui pourrait, à priori, te paraitre compliquée. Un simple et petit effort, te sera nécessaire, mais une fois que tu auras compris les mouvements à effectuer, la durée de la pratique de cet exercice sera d'1 minute seulement.

Il te sera alors bénéfique de prendre l'habitude de pratiquer régulièrement cet exercice, en profitant d'une pose au milieu de ton travail, en attendant l'arrivée du bus ou du métro, ou en l'incluant dans une série d'autres exercices.

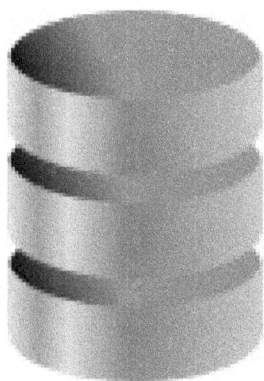

Technique du Bassin libéré, pas à pas :

○ Mets-toi en position debout, avec les jambes légèrement écartées. Garde les jambes tendues. Plie légèrement les genoux de manière naturelle et confortable.

Lors des premières pratiques de l'exercice, tes mouvements seront de faibles amplitudes. Ces amplitudes vont augmenter, lors des pratiques suivantes. Au cours de l'exercice, chaque mouvement sera répété 5 fois, rajoute, progressivement, de l'amplitude à tes mouvements, jusqu'au maximum.

○ Place tes doigts sur les même 10 points que dans l'exercice précèdent (La Marche 10 points). Et ressens, au cours de l'exercice, en premier lieu, le travail de tes articulations sacro-iliaques, lombaires, et bassin, en ressentant tes têtes de fémurs tournant dans ton bassin ; Puis, le travail de tes genoux et de tes chevilles ; Et enfin, la position de ta colonne vertébrale et le ressenti de ton corps tout entier.

○ Mouvement 1a : Penche ton corps à droite, en dirigeant tes hanches à gauche, avec un mouvement régulier (sans saccade), en comptant « 1 ».

○ Mouvement 1b : Penche ton corps à gauche, en dirigeant tes hanches vers la droite.

Recommence 1a et 1b, en comptant « 2 », puis en comptant jusqu'à « 5 ».

o Mouvement 2a : Bascule ton corps en arrière, en dirigeant tes hanches vers l'avant, en comptant « 1 ».

o Mouvement 2b : Bascule ton corps en avant, en dirigeant tes hanches vers l'arrière.

Recommence 2a et 2b, en comptant jusqu'à « 5 ».

o Mouvement 3a : En gardant le corps droit, bascule tes hanches vers l'avant (tes parties génitales pointant vers l'avant), la courbure se faisant aux niveaux des lombaires et des articulations sacro-iliaques.

o Mouvement 3b : Bascule tes hanches vers l'arrière (tes fesses pointant vers l'arrière).
Recommence 3a et 3b, en comptant jusqu'à « 5 ».

o Mouvement 4a : Effectue 5 rotations, sens des aiguilles d'une montre, en formant un cercle, de plus en plus ample, avec tes hanches (combinaison des 6 étapes précédentes).

o Mouvement 4b : De la même manière, fait 5 rotations, dans le sens inverse des aiguilles d'une montre.

Cet exercice est en lui-même efficace.

Une fois que tu es habitué à sa pratique, tu peux, optionnellement, rajouter une coordination avec ta respiration :

Rappelle-toi que ta respiration va conduire ton mouvement.

- o <u>Mouvement 1a</u> : Inspire en penchant ton corps à droite, et expire en ramenant ton corps en position verticale.

- o <u>Mouvement 1b</u> : Inspire en penchant ton corps à gauche, et expire en ramenant ton corps en position verticale.

- o <u>Mouvement 2a</u> : Inspire en basculant ton corps en arrière, et expire en ramenant ton corps en position verticale.

- o <u>Mouvement 2b</u> : Inspire en basculant ton corps en avant, et expire en ramenant ton corps en position verticale.

- o Mouvement 3a : Inspire en basculant tes hanches vers l'avant, et expire en ramenant ton corps en position verticale.

- o Mouvement 3b : Inspire en basculant tes hanches vers l'arrière, et expire en ramenant ton corps en position verticale.

- o Mouvement 4a : Inspire en faisant un demi-cercle, de la position avant à la position arrière, expire dans le demi-cercle de la position arrière au retour à la position avant.

- o Mouvement 4b : Inspire et expire de la même manière que dans le mouvement 4a.

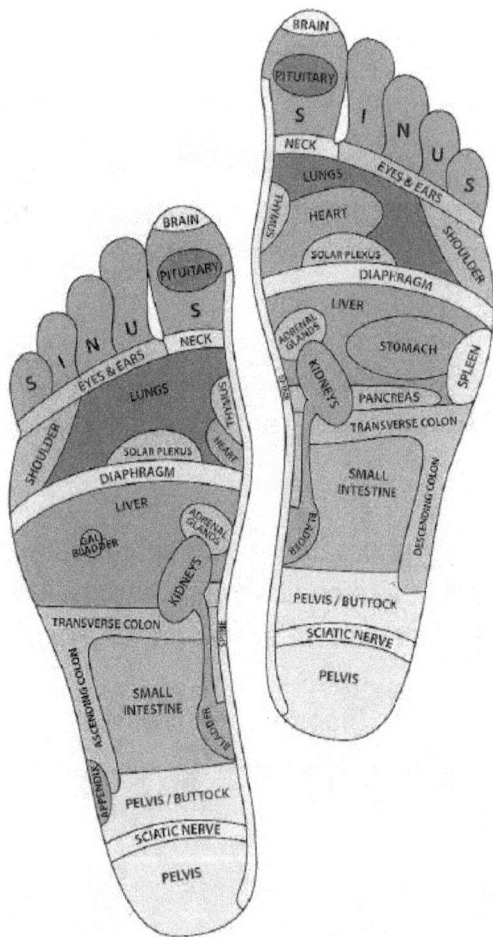

Right Foot (left in image):

BRAIN
PITUITARY
S I N U S
NECK
EYES & EARS
SHOULDER
LUNGS
SOLAR PLEXUS
SPINE
HEART
DIAPHRAGM
LIVER
GALL BLADDER
ADRENAL GLANDS
KIDNEYS
TRANSVERSE COLON
APPENDIX
ASCENDING COLON
SMALL INTESTINE
BLADDER
PELVIS / BUTTOCK
SCIATIC NERVE
PELVIS

Left Foot (right in image):

BRAIN
PITUITARY
S I N U S
NECK
EYES & EARS
SHOULDER
LUNGS
SPINE
HEART
SOLAR PLEXUS
DIAPHRAGM
LIVER
ADRENAL GLANDS
KIDNEYS
STOMACH
SPLEEN
PANCREAS
TRANSVERSE COLON
SMALL INTESTINE
BLADDER
DESCENDING COLON
PELVIS / BUTTOCK
SCIATIC NERVE
PELVIS

☻☻ Exercice 86 : La marche du caillou

Quand il t'arrive de ressentir sous ton pied, un caillou qui s'est glissé dans ta chaussure, considère cet évènement comme étant une opportunité.

Sur la plante des pieds, se trouvent des centaines de points énergétiques, qui correspondent à l'anatomie et à la physiologie du corps humain.

o Considère, que précisément, le point où tu ressens le caillou, correspond à un rééquilibrage énergétique dont ton corps a besoin.

o Marche, quelque temps, en explorant ce point, en profondeur.

o Retire le caillou, quand la douleur devient intense, et risque de provoquer une inflammation qui se transformerait en une ampoule.

o Si tu en a plus tard l'opportunité, continue d'effectuer des pressions et des massages, sur ce point, avec tes pouces. En considérant, qu'ils permettront de poursuivre ce rééquilibrage énergétique.

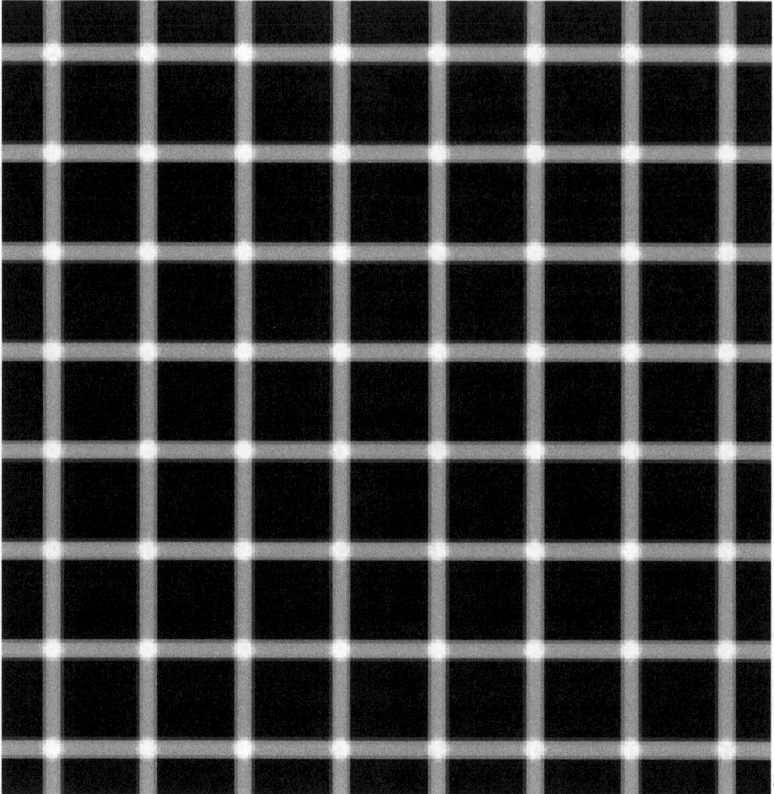

☯☯ Exercice 87 : La Respiration talon

Cette pratique est multimillénaire. On la retrouve dans le Tao Te King écrit (600 av. JC) par Lao Tseu, le sage fondateur du Taoïsme. Elle avait même déjà été recommandée, par le célèbre sage et philosophe chinois Chuang Tzu (IV siècle av. JC)

Elle consiste à marcher en imaginant l'inspiration entrant par le talon, remplissant le corps tout entier, puis ressortant par la bouche.

C'est une technique qui donne toute sa valeur à la respiration, en tant que synonyme de la vie.

Cette technique permet aussi, de corriger la rectitude de la colonne vertébrale.

Cette pratique peut s'effectuer quel que soit la vitesse de la marche. Pendant, par exemple, une marche rapide, l'inspiration et l'expiration seront prolongées chacune pendant dix pas.

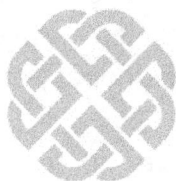

☻☻ Exercice 88 : Actions plus lentes

Il ne faut pas confondre vitesse et précipitation.
La précipitation nuit à la qualité du résultat, et parfois est la cause d'erreurs, de nuisances ou d'accidents.

On peut très bien effectuer nos activités en pleine conscience et avec une efficacité optimale, tout en les faisant à la vitesse qui convient. L'éventuelle sensation de perte de temps quand on ralenti certaines activités est une erreur ; de plus, la pleine conscience nous permet d'optimiser la coordination de nos activités, et nous permet d'éviter les pertes de temps engendrées par les oublis, les erreurs, les accidents et les opportunités manquées.

o **Mange plus lentement**

Le défaut de manger trop rapidement est une réalité pour beaucoup d'entre nous. Cette fréquente réalité, est comme cette autre, vue au début de ce manuel, celle que beaucoup d'entre nous ne boivent pas assez, tout en sachant que nous avons quotidiennement tort, que cela nous pose des problèmes (ici : maux de ventre, troubles digestifs, sensations de pesanteur, ballonnements, nausées et constipation, troubles qui affectent grandement notre humeur et notre joie de vivre, sans que nous sachions que ce sont les causes de notre manque d'énergie et de nos idées noires) et qu'il est pourtant facile de nous corriger.

La digestion débute avec la mastication, qui permet le broyage des aliments et l'intégration des secrétions des glandes salivaires (dégradation de l'amidon). De plus la sensation de satiété est en relation avec le temps, et le fait de manger plus lentement permet d'être rassasié en ayant mangé moins et ainsi d'avoir un meilleur contrôle de son poids de forme. En gardant les aliments suffisamment longtemps dans notre bouche, on permet à un beaucoup plus grand nombre d'informations, délivrées par les papilles gustatives, d'arriver au cerveau. Cela permet d'extraire plus efficacement les nutriments de chaque aliment. De plus, leur l'intégration au sang débute sous la langue. Lorsque que l'on mange trop rapidement, toutes ces fonctions sont utilisées insuffisamment.

Il est important, qu'à chaque repas, tu te souviennes, de manger plus lentement, de mastiquer suffisamment, et d'entretenir une relation avec l'aliment.

o **Déplacements plus lents**

Plus la conduite est rapide, plus les risques d'accidents, la consommation de carburant, la pollution et le stress augmentent. Autant de raisons qui nous encouragent à ralentir la vitesse en la voiture. Conduire trop vite est simplement une mauvaise habitude, qui peut être corrigée, mais qui ne peut être justifiée par le fait d'être pressé parce que le temps gagné est négligeable. Et en cas d'accident, la perte de temps, la perte d'argent et éventuellement la perte de vie sont importantes.

Être pressé est un facteur de stress. Cela va à l'encontre de la priorité que tu accordes à ton bonheur. D'une manière beaucoup plus heureuse, tu pourras faire de ces moments passés dans ta voiture (même coincé dans la circulation), des moments privilégiés, où tu cultiveras le sentiment de bonheur, de disponibilité et de liberté pour pratiquer les exercices de ce manuel.

☯☯ Exercice 89 : Sélection d'activités

Si tu t'observes en train de courir, cherche une meilleure planification et une meilleure gestion de tes activités.

Regarde quelles activités il t'est possible de réduire ou d'éliminer. Ici, est aussi à considérer, la nécessité de savoir dire 'non' que nous avons observé précédemment.
En particulier, certains loisirs, sont de gros mangeurs de temps.

Pour d'autres loisirs et d'autres activités, tu as une impression initiale, qu'ils te sont nécessaires. Observe-les, et juge si ton temps ne serait pas mieux utilisé ; à marcher, calme, serein et heureux plutôt qu'à courir, énervé, anxieux et mécontent ; Et à vivre avec bonheur et efficacité des activités choisie, plutôt que de vivre des activités optionnelles, avec la frustration de ne pas avoir assez de temps pour effectuer correctement tes activités préférées. Une plus grande liberté, te donne aussi des opportunités de découvrir des activités nouvelles.

♦

' Souris, respires et va lentement '   T.H. Hanh

☻☻ Exercice 90 : Un Dimanche sans montre

Fais le choix, que tel dimanche, sera un 'jour sans montre'.

Passe ta journée, en toute liberté, totale relaxation, et sans considération du temps qui passe. Si tu vis en famille, ou en groupe, prévient les autres de ta décision.

Profite de cette opportunité, pour réfléchir au côté hilarant de l'expression 'Je n'ai pas le temps'.

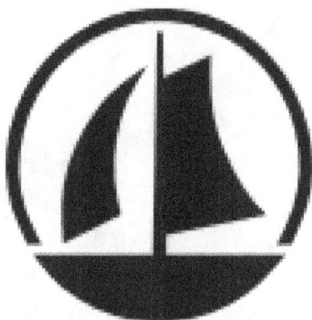

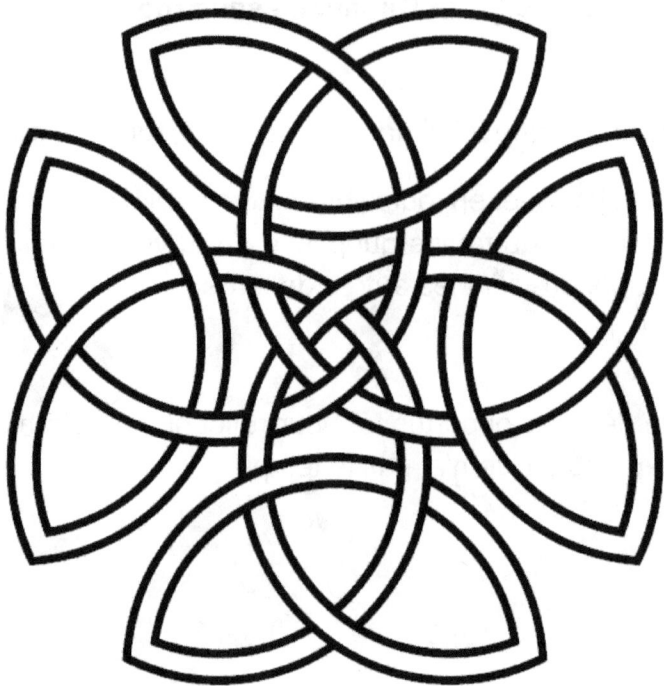

Il m'a fallu du temps, pour comprendre que j'étais beaucoup plus heureux, lorsque je passais tout mon temps, en me concentrant, à faire des choses que j'aimais faire, et à aimer toutes les choses que je devais faire.

094 - Guide Préparation aux catastrophes

Il peut te paraître étrange de voir ce guide apparaitre dans la quête du bonheur. Il y apparait, car nous allons subir, dans les prochaines années, des catastrophes naturelles fréquentes et d'ampleurs inconnues jusqu'à maintenant. Ce seront des inondations, des canicules, des vagues de froid, de longs froids extrêmes, des sécheresses, des raz de marées, et des cyclones. Elles auront un impact, sur la vie de chacun d'entre nous. Et il est préférable que nous soyons préparés, mentalement, suivant nos modes de vie spécifiques, et dans la mesure du possible. Pour ne pas être alors, excessivement surpris et dévastés. La quête du bonheur inclus aussi rechercher à éviter ou à surmonter le malheur.

Cela ne va pas changer l'amour que tu as pour ton bébé nouvellement né, ni ta capacité à prendre du plaisir en faisant de profondes inspirations.

La préparation aux catastrophes, est un sujet que je connais, pour y avoir travaillé pendant plusieurs années. Le débat entre la responsabilité de l'homme dans les changements climatiques et d'autres raisons ne m'intéresse pas. Ce qui est sûr, et malgré des progrès très positifs, c'est que l'homme a énormément pollué la planète. Il y a des points noirs inquiétants et grandissants en matière de dégradation de notre environnement. Cela est inadmissible et nous devons multiplier les efforts pour totalement arrêter de polluer et en faire une priorité.

Ce qui est aussi sûr, c'est que les catastrophes naturelles sont en très nette et régulière progression, en quantité et en intensité, depuis plusieurs décennies. Et que cela va continuer.

A l'époque où je vivais au Bangladesh, un des cyclones, parmi de nombreux, avait affecté sept millions de personnes. Ce nombre de victime, pour un seul désastre naturel, était impressionnant et sans précèdent. Quelques années plus tard, lors d'une rencontre avec une collègue, travaillant dans le même secteur d'activité, je citais ce chiffre. Mon interlocutrice, m'apprit alors que l'année précédente, 60 millions de personnes avaient été affectées par une sécheresse au Pakistan.

Les catastrophes naturelles à venir, vont occasionner des pertes énormes. Les futures victimes directes, si elles ont actuellement la chance de jouir de confort, seront les plus vulnérable, quand elles le perdront. Et nous devrons les assister afin qu'elles puissent rapidement redevenir utiles. Il est important de le savoir et de le prendre en considération dans nos diverses planifications, de nous y préparer et de nous y adapter. On sait très bien qu'en matière de catastrophe, la préparation, permet d'économiser au moins cinq fois son coût, en limitant les pertes. Il est important que dans toute planification nous analysions les possibles risques dus aux catastrophes naturelles.

Nous avons une bonne logistique, et les moyens de nous préparer, puis de nous adapter. Il est préférable que nous anticipions, plutôt que d'être forcés, après de nombreuses souffrances.

Les expériences de grands désastres naturels feront trembler nos indécisions et renforceront nos convictions. Et, une nouvelle vague de prise de conscience, dynamisera encore notre évolution.

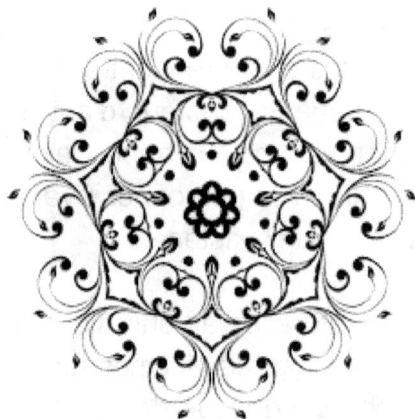

'Le tempérament est derrière l'humeur ; Derrière la volonté, réside le sort du personnage. Puis derrière les deux, l'influence de la famille, la tyrannie de la culture, et enfin, le pouvoir du climat et de l'environnement.

Nous sommes libres, seulement dans la mesure, où nous nous élevons au-dessus de ceux-là'

John Burroughs

095 - Guide : Être prêt pour le changement

L'amour et le bonheur vivent parfaitement bien, dans les pires situations.

Bien sûr nous ne désirons pas être de ceux qui vivent durablement dans les pires situations. Cependant, ces situations font partie de la vie de chacun d'entre nous. Et, si nous avons le confort de ne pas être de ceux qui vivent durablement dans les pires situations, nous en sommes témoins, et nous entendons même, par exemple, de plus en plus souvent, parler de l'extraordinaire possibilité d'extinction de la race humaine.

Nous marchons aujourd'hui, sur le fil du rasoir, avec la chance de basculer dans un possible monde de bonheur et de justice pour tous, et le risque de sombrer avec le system actuel.

Ce système actuel qui, après nous avoir fait grandement évoluer, nous prouve ne pas respecter l'homme et son environnement. Ce système agonisant, qui, par définition, ne peut fonctionner qu'en créant du déficit budgétaire, de la dette, du chômage, de la pauvreté, et la destruction de notre habitat. Car, la valeur motrice qui dirige nos sociétés, est la spéculation du profit, le plus gros possible et le plus rapide possible, même s'il ne nous profite pas au long terme, en créant notre malheur et notre destruction. Ce système, qui nous prouve ne pas être le système que nous voulons continuer à utiliser.

C'est notre histoire. Nous avons vécu les croyances de supériorités des uns sur les autres, de la loi du plus fort, et l'impérialisme. Ces croyances, qui restent puissantes et dirigeantes, définissent nos programmes de propagande et d'éducations.

Il ne s'agit pas ici, de condamner les uns ou les autres, au-delà du système juridique que nous avons développé, et qui nous permet par exemple, de juger puis de condamner les criminels de guerre et les escrocs. Il ne s'agit pas non plus, de nous engager dans une révolution anarchique, sanglante et destructrice.

Car, heureusement, poussés à l'introspection, suite à notre connaissance grandissante des effets désastreux et autodestructeur de notre système, grâce à notre instinct de survivre et d'aimer, nous devenons une majorité à vouloir changer notre système de fonctionnement. Nous avons développé les moyens et la capacité de le faire. Nous sommes nombreux. Nous avons un bon savoir-faire. La nature est généreuse et elle saura demeurer notre habitat, si nous arrêtons de le détruire. Comme nous sommes mécontents, que nous voulons le changement, que nous sommes ceux qui faisons fonctionner le système, que nous nous sommes de plus en plus nombreux à opérer des changements individuels et collectifs, notre système est en train de grandement évoluer. Nous continuerons même à le faire évoluer, en faisant le profit nécessaire à son fonctionnement, car il y a beaucoup de chose à faire et du travail pout tout le monde. Mais cette fois, le profit n'abusera et ne lèsera personne. Il n'engendrera plus d'effets négatifs ni de destruction. Il restera, la marge raisonnable, avec laquelle toutes les parties engagées dans l'action ou dans la transaction sont satisfaites. Une marge qui permet d'évoluer durablement.

En plus de notre notion de profit qui évolue, le volume de nos volontariats et nos bénévolats pour aider les plus faibles d'entre nous est aussi en augmentation. Notre motivation vient de notre compassion, et nous bénéficions, individuellement et collectivement, des faiblesses vaincues et des forces gagnées.

C'est une équation qui ne peut avoir qu'un résultat positif. Les coûts de l'ancien système et de sa transformation, marqueront le début de notre histoire. Il faut s'y habituer. Être prêts, et continuer à s'engager, pour de grand changement et pour de grandes opportunités. Ces changements et opportunités extraordinaires sont en marche. Ils sont visibles autour de nous, il suffit de regarder, de s'assoir dans le train en marche, de participer, de se relaxer et de bien s'amuser.

Il est ainsi grandement probable, que notre accès à la connaissance nous permette de corriger les interférences contre nature de l'égoïsme. Du fait de cette plus grande probabilité de notre progression, vers un âge d'or, nous pouvons légitimement en être heureux et garder le cap en toute confiance. Nous pouvons même conserver le cap, en cas d'incidents de parcours ou de détours.

□

'Je pense, donc je suis'   Descartes

Réalisons la valeur du changement de notre être.

Réalisons, qu'à chaque instant nous devenons une personne différente. Car, à chaque instant, se passe un évènement, qui, même s'il est petit, il est un important agent de changement. Comme le déplacement d'air d'un battement d'une aile de papillon, est à l'origine d'une chaine d'évènements qui inclue un ouragan. Comme une simple pensée nous transforme en une personne différente. Et comme un bref silence fait de même.

♦

Quelques-uns d'entre nous disent qu'aujourd'hui, la quantité d'information est trop grande, que le train va trop vite, ou pas assez, qu'ils ont peur et qu'ils ne peuvent s'adapter. Ils se trompent, car ils oublient qu'il nous a été très facile au cours des dernières décennies, de beaucoup changer en augmentant notre capacité d'absorber une quantité gigantesque d'informations, et en augmentant nos moyens et notre capacité d'action.

Quand nous vivions dans nos villages, le paysage de la colline d'en face était le seul que nous voyons tout au long de nos vies. Et, tout au long de nos vie, nous ne rencontrions que les quelques dizaines de nos voisins. Aujourd'hui, pendant un simple trajet en voiture d'une journée, nous voyons des millions de paysages différents, et des milliers de personnes. Notre nouveau décor, est constitué de galaxies, nous pouvons aussi visualiser le microscopique et l'infiniment petit.

Tous, autant que nous soyons, et où que nous soyons, nous changeons, nous apprenons et devenons plus capables, progressant pour un mieux, parfois en faisant des détours.

Nos changements progressent exponentiellement, en se dynamisant mutuellement.

Être à l'aise, familier et amoureux de la nouvelle personne que nous devenons au cours du changement, est très important. Ce confort facilite la stabilité dans l'état de cette nouvelle personne et dans le suivant.

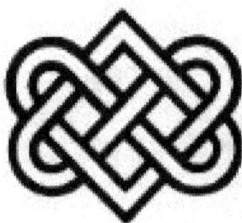

Les exercices de ce manuel t'aident à percevoir ton bonheur intérieur, et t'aident à construire ton bonheur extérieur. Ils te rendent plus forts et ils te soutiennent dans ton adaptation et dans ta participation aux changements négatifs et positifs à venir. Tout en restant confiant, forts, équilibrés et actifs, même dans les moments difficiles, en sachant, qu'individuellement et globalement notre évolution est nettement positive.

Nous avons vu des changements dans notre être en faisant les exercices de ce manuel :

Nous étions quelqu'un qui ne respirait pas bien, nous savons maintenant respirer profondément. Nous étions quelqu'un qui ne mangeait pas bien, notre meilleure nutrition nous rend plus heureux.

Nous étions quelqu'un qui se sentait mal et qui était malheureux quand il était seul, et qui laissait l'amertume diriger notre bien-être, nos pensées et nos actions. Nous sommes maintenant bien dans notre peau, et nous apprécions autant être seuls qu'accompagnés, car nous avons découvert et vécu le bonheur en étant seul, qui était autrefois inconnu ou réfuté. Nous sommes maintenant heureux dans les trois composantes de notre dynamique triangulaire.

Nous étions quelqu'un qui passait beaucoup de temps stressé par des souvenirs du passé, des regrets, des souffrances causées par un accident, une perte, un crime ou une déception ancienne, et par les attentes, les jalousies, les envies. Nous utilisons, maintenant mieux notre temps de vie au présent.

Nous pouvions facilement lézarder, nous apprécions maintenant le bonheur de l'action.

Nous avons également augmenté notre capacité de changement à l'extraordinaire de demain.

Le processus de changement reste un processus difficile, car nous passons d'une situation que nous connaissons à une situation que nous ne connaissons pas. Nous sommes alourdis du poids d'un passé lointain, tout en étant exaltés par les progrès observés dans un passé proche. Nous avons des contraintes au présent, tout en ayant de nombreuses opportunités et le bonheur d'exister. Et nous faisons face à l'inconnu du futur.

Aujourd'hui, tu as trois priorités, qui te permettrons de vivre le changement dans les meilleures conditions :

--1.   De nourrir ton désir d'être heureux, en te souvenant de faire les impulsions d'actions choisies.

--2.   D'observer, l'évidence, que nous sommes en train de vivre de grands et de rapides changements.

--3.   D'observer, le sens dominant du courant du changement. Afin de constater qu'il est positif.

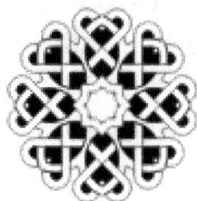

Il te sera utile d'imaginer ton futur heureux. Une fois que tu commences à avoir une image de la personne heureuse que tu veux devenir, tu commenceras à pratiquer l'habitude de te mettre dans la peau de cette personne, et d'y être à l'aise. Dans les premiers temps, tu ne te reconnaitras pas dans cette nouvelle peau. Il te semblera être un acteur de théâtre en train de jouer un rôle. Il y aura un décalage, entre la personne que tu étais et la personne que tu deviens. Ce décalage, te fera ressentir être spectateur de la pièce de théâtre que tu es en train de jouer. Ce sera une sensation agréable mais du fait qu'elle sera nouvelle, tu devras t'y habituer, jusqu'à supprimer le décalage et devenir l'heureux propriétaire de ta nouvelle peau. La connaissance de ce processus de mutation te permettra, par la suite, avec facilité, de changer de costume et de rôle pour continuer à explorer de nouveaux personnages heureux.

Et, une fois que tu connais les changements que tu dois opérer pour devenir cette personne heureuse, tu devras t'habituer au bonheur d'effectuer, puis de multiplier, les actions qui concourent à cet objectif.

Cette méthode s'applique à l'objectif d'être heureux, d'une manière générale, qu'elles que soient les circonstances. Cette méthode s'applique aussi à tous tes objectifs spécifiques, qu'ils fassent partie de tes objectifs à réaliser pour être heureux dans ton corps, dans ta tête, ou dans tes actions (privées et professionnelles).

Suivant ces objectifs spécifiques, les efforts à produire sont, souvent, proportionnels à l'importance des changements que tu désires réaliser. Souvent aussi, des changements importants, peuvent être rapides, à la suite d'une simple décision.

Si, l'image de cette nouvelle personne heureuse que tu désires devenir, est claire, travailles ton bien-être et ta concentration sur les trois priorités citées ci-dessus.

Si, au contraire, tu marches actuellement dans le brouillard des interrogations : Quand vais-je y parvenir ? A quoi dois-je parvenir ? Que dois-je faire pour y parvenir ?, alors, travail aussi ton bien-être. Car, aujourd'hui, peu importe les réponses aux questions Quand ? Quoi et Comment ?
Devenant plus fort et plus attentif, en adressant les trois priorités ci-dessus, tu auras, aux bons moments, les réponses à ces trois questions logistiques, et tu observeras des progrès réguliers dans ta découverte de ces réponses. Et entre-temps, tu auras déjà atteint ton but primordial, être heureux.

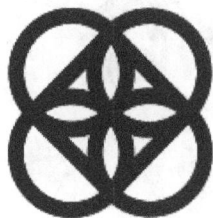

Au cours du processus recherche du bonheur prolongé, tu arriveras aussi, de mieux en mieux, à raccourcir les périodes handicapantes qui suivent les évènements malheureux. Ainsi qu'à, raccourcir et à optimiser, les périodes utiles de décompressions, qui suivent les périodes où tu auras été hyperactif pour achever une action avec succès.

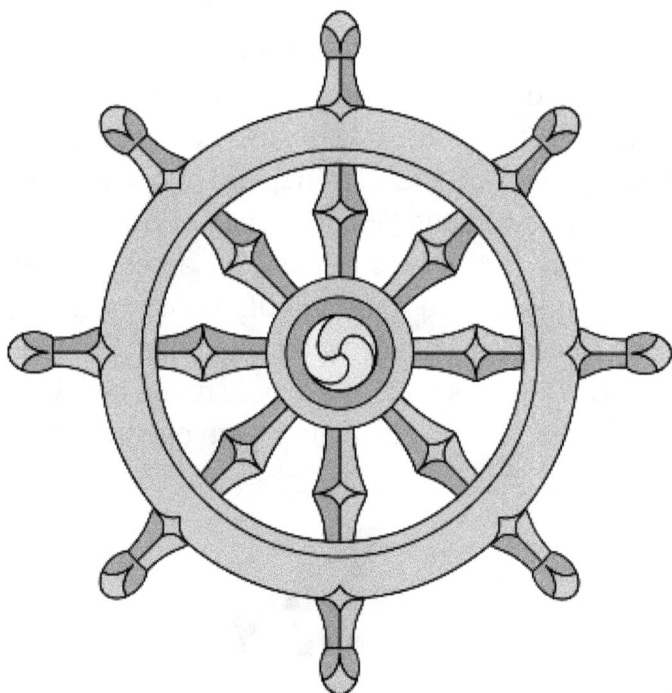

Il est clair que nous avons du mal à changer nos habitudes, car celles-ci définissent notre identité. Pourtant, notre incapacité de changer nos mauvaises habitudes peut s'avérer particulièrement incohérente, quand les habitudes seraient faciles à changer et que leurs conséquences sont particulièrement difficiles.

Pour illustrer ceci, prenons l'exemple, d'un grand nombre d'entre nous souffrant d'acidité gastriques :
Ces personnes savent très bien, que manger plus léger, qui est un petit changement comportemental, leurs permettrait d'éviter de souffrir. Pourtant, elles préfèrent échanger quotidiennement quelques courtes minutes de réconfort émotionnels et identitaire qui s'apparentent à de la boulimie, contre de nombreuses longues heures de souffrance et d'insomnie.

Nous devons nous efforcer d'être raisonnable afin de changer les causes et leurs conséquences. A commencer par nos mauvaises habitudes qui sont le plus facile de changer.

Observe-toi. Accepte de t'aimer, et de devenir la personne que tu souhaites devenir. Et, effectue l'impulsion initiale qui engendre le processus de changement afin d'y parvenir. Puis, continue de t'aimer quand tu rechutes, quand tu te relèves, quand tu progresses, quand tu es différent, et quand tu es heureux d'être parvenu à un résultat stable.

096 - Guide pour Laisser participer l'inaction

Dans notre fonctionnement universel en dualités, chaque chose a sa dualité, complémentaire mais non pas opposée. Les dualités s'assemblent, pour former un système dynamique.

La dualité de l'action est l'inaction. Nous pouvons réaliser le rôle de l'inaction dans l'obtention du résultat, et l'avantage, ainsi que la nécessité, du respect, autant du rôle de l'action, que du rôle de l'inaction. Permettre aux évènements d'arriver aux bons moments, s'apercevoir qu'ils le font toujours, et qu'il ne peut en être autrement, parce que c'est la réalité.

Nous pouvons et nous devons, efficacement savoir nous relaxer, confortablement, sereins et confiants, dans le vide profond de l'inaction, puis revenir plus efficace dans l'action. Nous gagnons aussi en patience, en comprenant que notre temps d'inaction est nécessaire à la réalisation du résultat que nous recherchons, et en admettant le temps nécessaire à la maturité des résultats de nos actions et de celles des autres acteurs.

Percevoir le rôle de l'inaction nous est particulièrement utile, dans ces périodes de temps morts, où, au contraire, dans ces périodes où, nous sommes, très actif, et submergés par les responsabilités et la sensation de nécessité d'agir encore plus ; nous pouvons alors prendre du recul, gagner en confiance et élargir notre champ de vision, pour ensuite revenir, plus efficacement, à l'action.

Nous corrigeons alors, notre tendance, pour beaucoup culturelle et aussi psychique, d'identification à notre action, et nous la transformons en une identification aux couple action-inaction. Nous corrigeons, nos tendances, prétentieuses, erronées et pernicieuses, de nous identifier au résultat de notre action, et, à l'opposé, de croire que l'action n'est pas nécessaire.

De la même manière que nous sommes devenus spectateurs de notre pensée nous nous amusons alors, aux spectacles de notre action et de notre inaction.

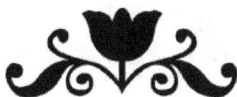

D'autre part, et optionnellement, en nous relaxant et en laissant participer l'inaction, en comprenant la capacité- et l'efficacité de l'inaction, en laissant les choses se faire, nous sommes aussi plus enclins à percevoir un autre paradoxe : que tout en faisant, nous ne sommes pas non plus ceux qui faisons. L'accès facilité à cette nouvelle perception est bienvenu. Car elle n'est pas une perception facile à réaliser, sans prendre le recul nécessaire. Et, au moment où elle est réalisée, elle nous remplit de bien-être et de sérénité, sans pour autant nous faire renoncer à l'action.

Qu'est-ce le libre arbitre ?

Clairement, à chaque instant, nous croyons avoir le choix de nos pensées, de nos sensations, de nos émotions et de nos actions. Cependant, lorsque l'on observe nos vies, peut-on décemment prétendre, que ce sont nos libres choix et décisions qui nous ont menés ici ?

Notre libre arbitre est certainement responsable pour une grande part du déroulement de nos actions. Et, si on ne fait pas le choix d'agir, l'action ne sera ni faite, ni bien faite. Mais, si notre libre arbitre était responsable de la totalité de nos actions, nous arriverions à effectuer nos actions de façon extrêmement bonne, ou, du respectable domaine de l'absolu, exemptes de dualités. Ceci ne correspond pas à la condition humaine. La réalité humaine, est aussi dépendante des circonstances, des évènements extérieurs, des interactions, des accidents, de nos erreurs et de nos impulsions plus puissantes que notre volonté, et de celles des autres.

Il est bon d'avoir l'illusion que nous conduisons nos vies. Il est bon de réaliser que c'est une illusion.

Une autre interprétation de notre libre arbitre, est notre liberté à réagir aux événements de manière positive ou négative, en ressentant de l'amour et de la force vitale plutôt que de la peur et du désespoir. Notre liberté d'accepter ou de refuser les événements de notre vie ; de penser au passé et au futur ou de vivre dans le moment présent ; de regretter ou de valoriser les erreurs du passé; de vivre dans l'amour ou dans la peur; de faire confiance ou de désespérer; de cultiver la pensée ou le vide de l'esprit; etc.

Nos vies sont comme des rivières, nous nageons dans un flot d'évènements. Il est bon de nager dans le sens du courant, en recherchant la sérénité quand le courant nous fait traverser de beaux paysages et aussi quand il nous conduit à travers des contrées escarpées. En souriant et en étant particulièrement heureux de nager et de pouvoir regarder les événements se succéder.

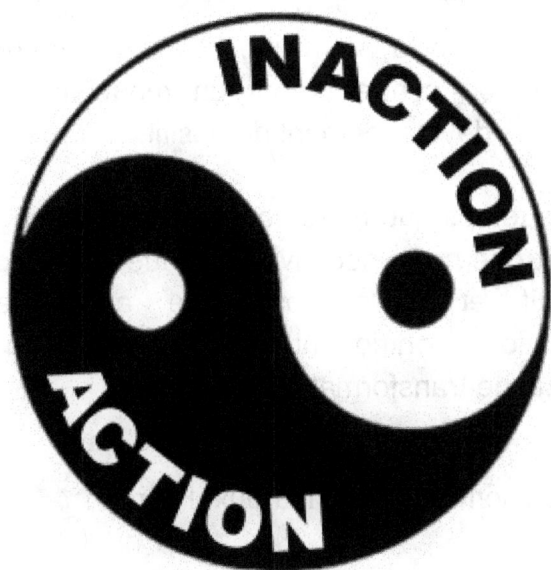

097 - Guide pour Gérer le Positif - Négatif

Notre futur système, aussi positif puisse-t-il devenir, fonctionnera toujours dans la dualité positif-négatif.

Cependant, nous augmentons notre capacité et notre constance à être conscients de la réalité. Nous apprécions la négativité autrement. Nous devenons reconnaissants pour les avantages qu'elle nous apporte, dont celui d'exister et celui d'évoluer. Et nous apprenons à relativiser nos réactions négatives face aux évènements.

Ainsi une grande part de notre négativité devient positive en rentrant dans la normalité. Elle est absorbée par la réalité en son centre créant un mouvement de vrille favorable au développement du positif.

En même temps que notre conscience de la négativité se modifie et que notre négativité diminue, notre conscience du positif et notre positivisme augmentent. Ces augmentations contribuent à l'accélération du système dynamique de transformation positive.

Et ... nous sommes plus heureux. Hurrah !

Ceci est un des systèmes dynamiques du Positif-Négatif. Nous avons vu un autre système dynamique du Positif-Négatif, avec nos bons et mauvais choix qui influencent la dynamique triangulaire Corp-Pensée-Action.

Nous avons entrevu le système dynamique du bien et le système dynamique du mal. Le bien et le mal, est un autre de ces sujets qui nous préoccupe beaucoup. Cependant, il n'est pas nécessaire, et il est même souhaitable, de ne pas tant se préoccuper. Car il est simple d'observer, le bien et le mal, d'un point de vue exclusivement dynamique : la cascade positive engendrée par un évènement positif, et, la cascade négative engendrée par un évènement négatif.

Le bien et le mal, gardent un côté inquiétant. Car le bien, peut-être, vraiment bien. Et le mal, peut-être, vraiment mal. Cependant, en se plaçant du point de vue strictement dynamique qui vient d'être énoncé, il nous est facile, de générer des impulsions positives et de jouir des cascades positives, comme il est facile, d'éviter les impulsions négatives, et d'interrompre les cascades négatives, incohérentes et plus puissantes que notre volonté. En nous concentrant sur ces dynamiques, en plus de bien progresser, nous bénéficions aussi, de le la suppression du côté inquiétant qui était conservé, par le concept du bien et du mal. Et enfin, nous reprenons le contrôle de notre libre arbitre.

098 - Guide pour Être ET ne pas être

Le même système dynamique des dualités, permet de répondre à la question posée par Hamlet le héros de Shakespeare 'Être ou ne pas être ? Là est la question' par 'Être ET ne pas être, telle est la réponse'.

En retrouvant la synergie des parties de cette autre dualité, nous réalisons le rôle de la seconde partie de notre nature. Cela nous permet de corriger, la prétention, l'éventuel malaise, et le handicap du déséquilibre d'identification plus importante à l'une ou l'autre des parties, qui ne peuvent se concevoir l'une sans l'autre.

Notre perception d'être est tangible et naturelle. Et il est important que nous y soyons forts et confortables.
Par contre, la sensation de 'ne pas être' est par définition intangible et subtile. Pour percevoir notre non être, nous devons l'identifier et l'explorer. Nous l'identifions aux moments où nous réalisons être seulement un spectateur de notre existence. Nous l'explorons aussi dans le silence, lors de contemplation, quand nous sommes submergés par le bonheur, ou lors de méditation.

Notre compréhension de non être est, par nature, limitée et éphémère. Elle est aussi précieuse, car une petite quantité produit un grand effet sur notre être. C'est par contre, la nature absolue, de la réunion des dualités, que nous devons accepter ne pas pouvoir comprendre. Mais peu importe, nous n'avons aucun besoin de la comprendre.

La nécessité, évoquée précédemment, du solide ancrage terrestre, prend ici toute son importance. Elle inclut une vie pleinement vécue, avec un maximum possible de conscience d'être. Le solide ancrage terrestre nous procure la stabilité. Cette stabilité est nécessaire pour, d'une part, ne pas avoir à se protéger de nos peurs, en ignorant, sans même nous en rendre compte, la brillance éclatante et intemporelle de notre non-être quand on l'aperçoit, d'autre part, ne pas être déséquilibré quand on est conscient de l'apercevoir. En retour, quand elle est aperçue, cette brillance bonifie le vécu de notre être, y compris sa stabilité.

Notons, que les équations de la physique quantique, démontrent ici, une nouvelle fois, avoir établi un pont entre la métaphysique et la physique, et, entre le non être et l'être. Lorsqu'elles permettent de comparer l'univers à la pellicule d'un film. L'univers existe au moment de la photo et n'existe pas entre les photos. La succession des photos donne la sensation du mouvement. Un mouvement, au cours duquel, encore une fois, il est difficile de percevoir, mais possible d'explorer, l'instant entre les deux photos, qui appartient au non être.

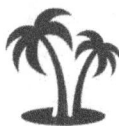

Il est difficile de comprendre qu'à la fois on est et on n'est pas. Cependant il faut y réfléchir. Et employer les techniques (dont celles de ce manuel) qui nous permettent d'approcher cette dimension autant spirituelle que réelle. Une réalité, qui nous est très utile d'utiliser comme axe énergétique, en maximisant notre maitrise de sa compréhension, de son ressenti, et, de l'équilibre et de la dynamique de ses moitiés. Un ancrage ferme dans l'être, la capacité de flotter dans l'océan du non-être, tout en sachant que le cordage nous relie, sans cesse à l'ancre.

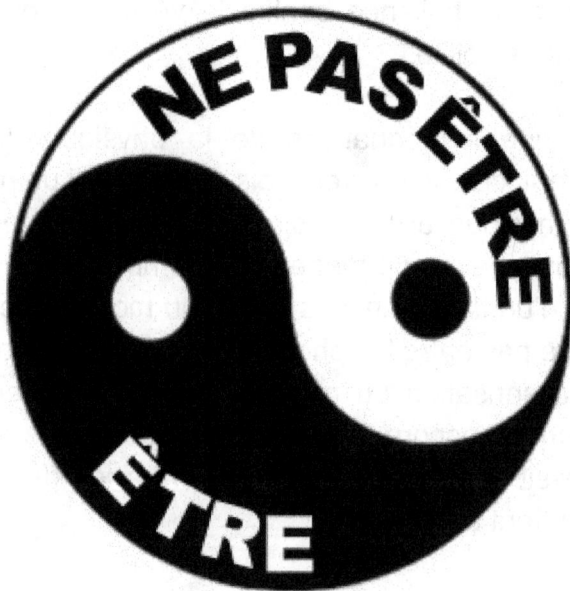

Je sais que je suis et que je ne suis pas.
Je ne peux pas savoir ce que je ne suis pas.

Je ne peux pas non plus savoir ce que je suis,
Car je suis ce que je suis et ce que je ne suis
pas.

Je suis bien content d'être ce que je suis, et
de pouvoir percevoir que je ne suis pas et la
dynamique entrelacée des dualités, pour être
heureux dans mon corps, dans ma tête et
dans mes actions.

Être et ne pas être, c'est notre définition complète. La perception de ne pas être est vraiment intéressante à rechercher (à travers la pensée et la compréhension, la conception, la méditation et le contrôle de la pensée). Ce faisant, nous intégrons le non-être à l'être, et l'être au non-être. Cette recherche est fondamentalement difficile car notre être est fermement déterminé à exister, définissant son existence avec ce que nous possédons et avec ce que nous faisons; il rejette également le concept de non-être, le considérant comme une menace pour son existence, ne comprenant pas que l'existence est incomplète sans l'intégration de l'être et du non-être.

La même chose s'applique à l'univers, avec sa merveilleuse beauté. Nous sommes émerveillés par l'infinité de l'échelle et par la beauté de son être. Et nous manquons souvent de nous émerveiller de la même manière de la même manière face à l'infinité de son non-être.

Le résultat de l'intégration de l'être et du non-être est définitivement plus merveilleux, beau et confortable. Nous apprécions le sentiment d'être complets, comprenant que nous souffrions parce que nous étions incomplets.

Comme nous avons vu d'autres synergies, il existe des synergies entre être et ne pas être. Cultiver les qualités de l'un renforce les qualités de l'autre. Mais encore une fois, cela nécessite l'impulsion initiale de l'effort de concevoir le non-être pour permettre de changer notre vision incomplète. Tu dois rester à l'aise maintenant, car on fait toujours de notre mieux. Mais quel que soit ton niveau actuel de compréhension de l'être et du non-être, cette impulsion est à ton avantage.

Encore une fois, pas de jugement, chacun de nous fait maintenant tout ce qu'il est capable de faire, en fonction de son histoire. Juste pour réaliser que le sentiment fréquent d'être en l'absence du sentiment de ne pas être ne nous sert pas et nous apporte des peurs et des déceptions. De même, certains font le culte exclusif opposé du non-être; par exemple, les personnes rencontrées dans les rues de Katmandou, sans vêtements, ne prenant jamais de bain, ne se coupant pas les cheveux et ne passant pas des heures à méditer; ou ce Zoroastrien dans une cabane s'enchaînant et contemplant une flamme jusqu'à la mort. Ces derniers sont peut-être heureux? Il est impossible de dire quand ce n'est pas notre propre expérience.

Bien que la notion de non-être puisse au départ sembler difficile à concevoir, il y a le fait très réconfortant qu'elle soit confirmée par le physique quantique. Par conséquent, nous pouvons aborder ce concept d'un point de vue matérialiste. Pas même besoin, à la base du concept, d'avoir des considérations mystiques ou philosophiques. Pas besoin de prendre en compte le concept de conscience. De cette manière, le concept de non-être apparaît finalement très simple, accessible et libérateur. Être ne peut pas être sans être, autant que le noir ne peut pas être sans blanc. Ce concept nous apporte une stabilité très puissante et non discutable (donc pas douteuse).

En concevant la réalité d'être et de ne pas être, nous élargissons notre réalité. La conception de notre non-être nous apporte du réconfort, en atténuant les pressions engendrées par nos défis, notre lutte, nos prétentions, nos échecs, nos peurs et nos obsessions. Une fois que nous avons mis l'accent sur l'intégration de ce concept, nous devenons une personne plus riche et plus capable.

Le non-être n'est pas une réalité en soi, autant que l'être n'est pas une réalité en soi. Parce que l'un ne peut pas être sans l'autre. Comme il s'agit d'un simple fait avéré, on ne peut pas dire que ne pas être est une illusion autant qu'on ne peut pas dire qu'être est une illusion.

C'est une réalité très simple quelles que soient nos croyances. Il n'y a pas de mystère dans ce concept, juste une perception qui enrichit notre être. Exercer notre perception nous ouvre des portes et change notre perspective, que nous ne croyions en rien, que nous soyons athées, matérialistes, mystiques ou peu importe notre perception actuelle. En franchissant ces portes, chacun de nous, habilité, poursuivra librement son propre chemin. La somme des pouvoirs individuels ajoutés et la somme du processus de changement individuel, sans la restriction de croyances limitantes accroissent de manière significative et avec des synergies le processus de changement au niveau collectif.

Encore une fois, de mentionner que la réalité d'être et de ne pas être est devenue claire avec la physique quantique ; et de mentionner que la diffusion du savoir est facilitée par la révolution de la connaissance ; par conséquent, nous devons réaliser que nous sommes maintenant les acteurs d'une grande et globale révolution. Encore une fois, en mentionnant que le monde change beaucoup et qu'il va continuer à changer dans les années à venir. Les prévisions de grands changements valent la peine d'être répétées pour nous permettre de nous ouvrir aux changements. Ne t'inquiète pas, ce qui sera sera et sois à l'aise d'être et de ne pas être.

Alors que cette réalité est prouvée par la physique quantique, il est intéressant de souligner que le concept de non-être est abordé par le mysticisme et la philosophie depuis des millénaires, et plus récemment par les recherches sur la conscience, mais parfois en sous-évaluant l'être.

👀 Exercice 91 : Supprimer la pression des peurs

Une application intéressante de notre définition « être et ne pas être » est de libérer les obsessions que nous pouvons avoir concernant l'identification à un personnage.

Cet exercice peut être fait avec toutes les identifications qui nous font pression.

Mais, à titre d'exemple, prenons l'identification obsessionnelle la plus courante à personnage ayant telle ou telle peur.

En réalisant que notre définition est aussi ne pas être, donc ne pas être ce personnage ayant peur, la pression obsessionnelle est naturellement relâchée et nous arrêtons la répétition stérile de la pensée inconfortable.

099 - Guide pour Comprendre l'Unité

On retrouve le concept d'Unité, aussi appelé le Tout, dans des textes mystiques et philosophiques, depuis des siècles. Les mystiques, utilisent ce concept, non pas pour décrire Dieu, qui est n'est pas descriptible, mais pour générer des sensations, de façon délicieusement poétique, comme par exemple dans la poésie Soufi, dans d'innombrables autres littératures, de tout temps et sur tous les continents, ou lors de contemplations de représentations très riches en symboles, comme par exemple les rosaces, les labyrinthes, les calligraphies, les yantras et autres.

A partir du début du siècle dernier, la physique quantique décrit l'univers comme une Unité. La mécanique quantique, observe les liaisons entre toutes les particules de l'Univers, sous les noms 'intrication ou enchevêtrement quantique'. On valide ces équations, lors d'une expérience, où l'on sépare un photon en deux. On place les moitiés dans deux laboratoires, éloignés de plusieurs kilomètres (leur séparation de milliers ou de milliards de kilomètre, produirait le même résultat), puis on effectue une excitation sur l'une des moitiés, on observe alors la même réaction de l'autre moitié. Lors d'une expérience suivante, en plus de montrer l'enchevêtrement de la matière, on montre aussi la relativité du temps : la deuxième moitié du photon réagit avant l'excitation sur la première.

Prenons un autre exemple d'événement de l'Univers, celui du big bang. L'enchevêtrement quantique de la matière, nous montre qu'il existe un lien, entre toutes les particules élémentaires, issues du big bang, même éloignées de dizaines de milliards d'années-lumière. Nous ne sommes pas uniquement constitués de poussières d'étoiles, nous sommes aussi intimement liés à toutes les étoiles de l'univers.

Dans le même registre, Einstein traduit le principe cosmologique, selon lequel, l'Homme n'occupe pas de position privilégiée dans l'Univers homogène et isotrope, c'est-à-dire semblable à lui-même, quels que soient le lieu et la direction. Cette absence de position privilégiée, dans une matrice universelle infinie, nous aide à relativiser notre être. Elle nous montre aussi que l'être, au demeurant bien palpable, n'est pas aussi évident et tangible qu'il n'y parait.

Ces considérations cosmologiques nous soutiennent dans notre réalisation d'appartenance à une matrice universelle, de la qualité des relations entre les individus, et de la qualité des relations entre les individus et leur environnement.

De nos jours, la théorie la plus reconnue par les Mathématiciens, et par les Physiciens, est celle du Multivers, infinis et enchevêtrés. Cette théorie est, par définition, aussi décrite comme une Unité.

D'autre part, leurs nombreuses heures de grande réflexion, et les vitesses de calcul des nouvelles équations, par les super-ordinateurs, pour comprendre l'infini, arrivent seulement à rajouter de nouveau l'infini à l'équation contenant déjà l'infini. Et ici on parle de l'infini grand et de l'infini petit (retrouvé dans la structure des particules élémentaires, donc en nous-même).

A part nous rendre plein d'admiration, de telles dimensions nous sont impossibles à concevoir. Et ceci l'est encore davantage, lorsque l'on se place ' avant ' le big bang, qui conditionne pour nous l'existence du temps et de l'espace. Ou encore, lorsque rien ne nous empêche de penser, qu'il existe une infinité de big bang.

Albert Einstein, une des piliers de la Physique Quantique, a fait connaitre la fameuse équation $E=MC^2$. Où E représente de l'Energie, M représente la masse de la matière, et C représente la vitesse de la lumière (multipliée par elle-même (C^2)).

C   = 300,000,000 mètres par seconde,
       (soit 7 fois le tour de la terre en 1 seconde).
C^2 = 300,000,000 x 300,000,000
     = 90,000,000,000,000,000

Cette équation nous a appris, que la matière est de l'énergie. Elle a causé un tournant de notre histoire.

Ce qui a fait dire à Einstein :
'La matière est de l'énergie solidifiée',
'Tout est énergie', et 'Notre séparation les uns des autres est une illusion d'optique'

Ce qui a fait dire à Max Planck :
'Toute la matière est originaire et existe seulement en vertu d'une force … Nous devons supposer derrière cette force 'existence d'un esprit conscient et intelligent. Cet esprit est la matrice de toute la matière' [34]

---

[34] Voir la très belle représentation de l'Univers par les chercheurs de l'Institut Max Plank : https://www.youtube.com/watch?v=UC5pDPY5Nz4

Et, ce qui a fait dire à Nikola Tesla :

'Nous tourbillonnons dans l'espace infini, à une vitesse inconcevable. Tout autour de nous bouge dans un mouvement de vrille. Partout il y a de l'énergie. Il doit y avoir une certaine manière de se prévaloir de cette énergie plus directement. Puis avec la lumière ainsi obtenue, avec sa puissance obtenue, avec toute cette énergie obtenue sans efforts d'une inépuisable source, l'humanité avancera à pas de géant. La simple contemplation de ces grandioses possibilités élargit nos esprits, renforce nos espoirs et remplit notre cœur d'une joie suprême '

⚛

$E=MC^2$ calcule ainsi, la quantité d'énergie contenue dans une quantité de matière. Comme nous avons vu que la valeur de C^2 est énorme. La quantité d'énergie contenue dans la matière, est confirmée comme étant énorme. Même celle contenue dans une quantité de matière de la taille d'un atome. C'est le principe de la dangereuse, et pourtant remplaçable, production d'énergie nucléaire qui casse les atomes (fission) pour en extraire l'énergie.

Ce qui a fait dire à Richard Feynman :

'Dans un mètre cube d'espace il y a assez d'énergie pour faire bouillir toute l'eau des océans de la Terre'

Cette compréhension te donnera une sensation d'appartenance énergétique à l'Unité. Tu pourras cultiver cette sensation, au cours de méditation, et en la couplant, à ta sensation d'être.

👁👁 Exercice 92 : Ton corps vibratoire

L'analogie, entre notre corps physique et notre corps vibratoire, a déjà été faite dans le 050 - Guide pour demeurer inébranlable, où sont évoquées les vibrations de haute fréquence, quand on se sent bien, et les vibrations de basse fréquence, quand on se sent mal.

En voyant dans les pages précédentes que tout, y compris notre corps, est énergie ; et étant donné que l'énergie est une vibration, on perçoit que l'analogie, entre corps physique et notre corps vibratoire, n'est pas une extravagance, mais une autre forme de notre réalité.

Un repas trop chargé, une agression sonore, une scène de guerre à la télé, une contrariété ou une insatisfaction, sont autant de stress qui alimente nos vibrations de basse fréquence.

Au contraire, les sensations agréables, les rires, les joies, les pensées et les actions positives alimentent nos vibrations de haute fréquence.

Nous commençons à reconnaitre, grâce aux statistiques médicales, les effets du stress et les effets du bonheur sur notre santé. C'est une dynamique, action-réaction entre notre le corps et la pensée, que nous pouvons utiliser à notre avantage.

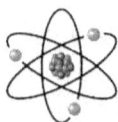

Avec nos émotions, nous naviguons de ces vibrations basses à ces vibrations hautes. Les unes équilibrent les autres. La sérénité, et notre plus fluide circulation d'énergie, se trouvent au point d'équilibre entre ces vibrations basses et ces vibrations hautes. C'est en ce point que se situe notre plus grand bonheur.

◆

Nous optimisons ces bénéfices de l'équilibre de notre corps vibratoire de trois manières :

o En réduisant, le nombre, la durée et l'intensité de nos états de vibrations basses ;

o En augmenter ceux de nos états de vibrations hautes ;

o En cultivant, au moyen du silence (des pensés, des sons et des mouvements du corps), et de la méditation, la connaissance et le ressenti de notre équilibre serein en ce point d'équilibre.

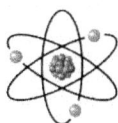

Il arrive facilement que nous reconnaissions et apprécions les avantages et les bénéfices de telle ou telle idée, pratique, projet, concept, activité ou résolution, et que aussitôt, ou quelque temps après, nous oublions. En particulier, après une interruption dans la pratique, pour une raison ou pour une autre, il est souvent difficile de la recommencer.

Tout enseignement et toute technique demandent une pratique pour obtenir des résultats. Et plus la pratique est répétée, plus les résultats s'améliorent. Quand elle est interrompue, ils se flétrissent.
Ce processus n'est ni inquiétant ni fastidieux. Tu goûteras, que le plaisir se trouve dans la pratique, et qu'il donne l'envie de continuer à pratiquer.

En ce qui concerne les guides transmis dans ce manuel et afin d'éviter l'oubli, tu bénéficieras d'établir des routines. Et aussi d'utiliser toutes les opportunités possibles pour pratiquer les techniques (comme par exemple : dans le bus ou tout autre moyen de transport, dans ta voiture en attendant au feu rouge, dans une salle d'attente, dans un moment d'attente, pendant ta marche quand tu te promènes, en faisant une tâche domestique, pendant une pause, quand tu te laves les dents, etc.).

Tu en conviendras certainement, il est préférable de vivre ainsi, en étant vivant, en étant conscient, plutôt que les jours passent, sans vraiment que tu t'en aperçoives, ou en souffrant.

Il ne faut pas te formaliser sur le meilleur cérémonial ou les meilleures conditions pour pratiquer. Comme dans le silence, dans la solitude, assis, debout ou couché. Si les résultats peuvent être meilleurs dans les meilleures conditions, toute pratique produit un résultat. Et tout bénéfice est bon à prendre. Le cérémonial et les conditions qui te conviennent maintenant le mieux, et donc qui te rendent la pratique aisée, sont les meilleures.

On oublie parfois que l'on est vivant.
On oublie d'aimer.
On oublie ce que l'on ferait bien mieux de faire et on continue de faire ce que l'on ferait mieux d'arrêter.
On oublie l'impermanence. On oublie d'espérer.
On oublie de rester en contact avec sa famille ou ses amis.
On oublie tant de choses dont le souvenir nous rendrait plus heureux et dont la somme nous rendrait très heureux.

Pour l'instant, prenons ici, la décision d'être heureux, puis de se souvenir de rajouter progressivement et heureusement, des supports et du vécu à notre décision.

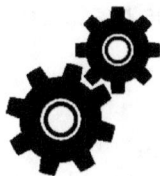

Tu ne pourras adopter un nouveau comportement qu'après avoir perçu, en le pratiquant, qu'il te rend plus heureux que l'ancien.

Petit à petit, tu exerceras ta liberté de choix, de plus en plus, et de mieux en mieux, d'utiliser ton temps (ou plutôt ton présent), ta vie, ton corps, tes pensées et tes actions, des meilleures façons possibles.

Et les choix qui viennent d'être cités, seront complices, pour te permettre de prolonger ta décision.

Tu n'auras qu'une seule contrainte : te souvenir.

Car juste après le démarrage du nouveau comportement que tu as choisi, tu ressens la joie de le vivre.

Ces changements deviendront ainsi, facilement, de nouvelles habitudes.

La contrainte du souvenir disparaitra, car ces nouveaux comportements seront devenus ta nouvelle nature.

Pour d'autres changements de comportements, la joie de vivre qui suit le démarrage sera bien palpable et addictive, mais il te faudra plus d'efforts pour te souvenir de renouveler cette joie de vivre, pour en faire ta nouvelle nature, et pour oublier l'addiction des comportements qui définissent ta personnalité moins heureuse.

Commence par la pratique qui te plait le plus.

Puis rajoute de nouvelles pratiques, toujours en suivant tes préférences.

Pratique régulièrement, au mieux quotidiennement. Recherche à, de plus en plus, ressentir être vivant à chaque instant.

Ces plus grandes difficultés de changement, qui te demandent plus d'effort, sont cependant heureuses et bienvenues, comme toutes les difficultés. Car c'est grâce à elles, que nous pouvons gouter, leurs contraires, la joie de vivre et la liberté.

Toute notre vie nous oublierons et nous devront nous souvenir, comme par exemple de cette fameuse apnée, qui meuble nos vies dans les moments de stress.
L'oubli de respirer est la dualité de la respiration.
L'oubli est la dualité du souvenir.
Seules les existences de ces dynamiques peuvent nous permettre de ressentir l'immense joie de respirer.

Toutes les pratiques de ce manuel, méritent de ne pas être oubliées. Et, pour chacune d'elles, il est souhaitable de mesurer nos réactions, afin de comprendre, combien il est agréable de les pratiquer, combien elles nous apportent du bien-être, et combien il est facile d'oublier de les pratiquer, avant d'avoir, à notre plus grand bénéfice, intégré notre nouvelle personnalité.

Les réflexions ne sont n'est pas bonnes, sans la pratique et sans le ressenti. Il est fondamental de pratiquer afin d'avoir une pyramide, corps-pensée-action, équilibrée.

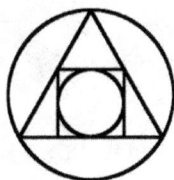

Seule la pratique nous permet de reconnaitre dans quelles dualités nous nous trouvons. Sans la pratique, nous avons beaucoup de chances de nous méprendre, et même d'être emportés, sans vraiment nous en rendre compte, dans une cascade négative plus puissante que notre volonté.

La pratique, nous permet de privilégier, dans ces dynamiques de dualités, celles que nous préférons. Et elle permet de vivre, mieux, plus rapidement, et progressivement à la vitesse d'un éclair, les légitimités et les illégitimités des dualités malheureuses.

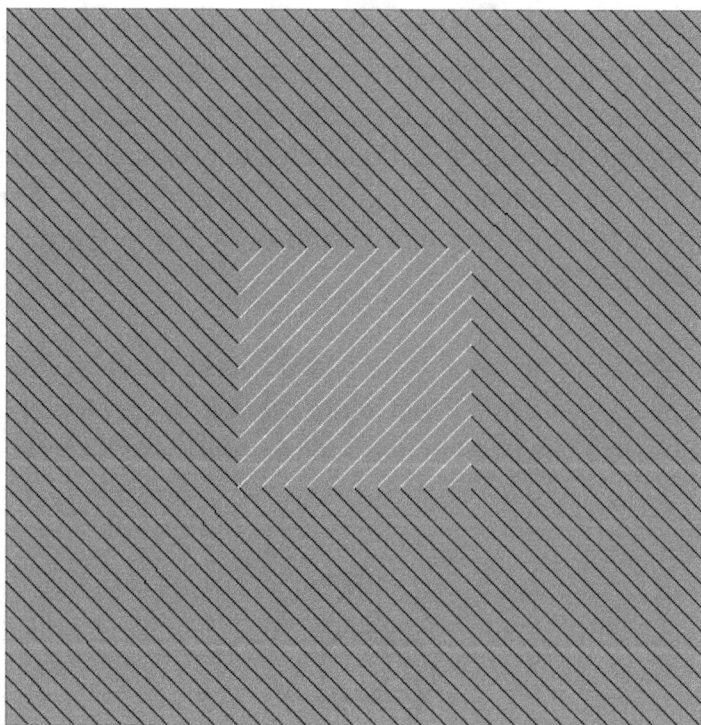

Rappelons-nous, les mots d'Einstein :

'Rien n'arrive avant que quelque chose ne bouge'

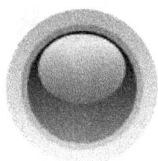

Alors, souvenons-nous de pratiquer, choisissons, vivons, respirons et soyons heureux ! Recherchons à atteindre un état vivant et conscient permanent.

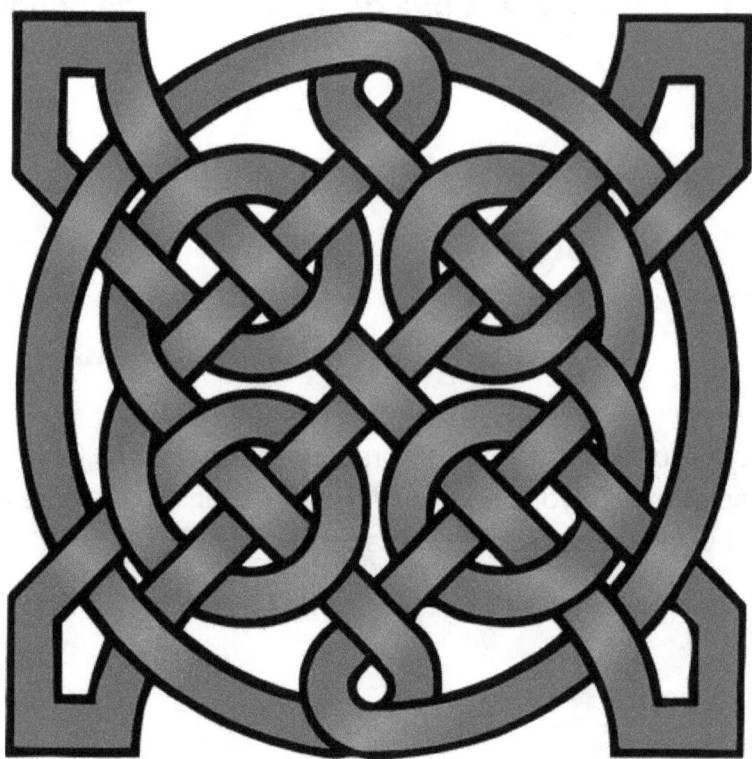

3.4. DENOMINATEUR COMMUN

Le dénominateur commun est la pratique de la méditation.

La méditation a un rôle important dans ce manuel, car elle est le dénominateur commun à la construction du bonheur dans ton corps, dans ta tête et dans tes actions. Elle permet, par exemple, de diminuer l'obsession de trop manger, la tension et les problèmes de santé. Elle permet, d'améliorer les pensées, l'humeur, le stress et l'efficacité, et de nombreux autres avantages.

Et, la popularité grandissante de la méditation, avec ses bénéfices pour le trio corps-pensée-action, contribuent, en les bonifiant, les dynamisant et les amplifiant, aux grands changements positifs que l'on observe de nos jours, et à la construction d'un monde meilleur.

La méditation est aussi un dénominateur commun à toutes les cultures, aujourd'hui, dans l'histoire, et sur tous les continents. Un dénominateur commun pour lequel nous accordons facilement nos violons. Cette popularité grandissante, peut s'observer sur tous les continents, et apparaissent de plus en plus souvent des méditations de masse, dont on mesure les effets de réduction de la violence et de la criminalité. Comme la mondialisation nous permet, d'envisager les perspectives massives de journées du positivisme à l'échelle planétaire, on envisage raisonnablement et joyeusement les perspectives massives de la pratique de la méditation.

101 - Guide de la Méditation - 100 Techniques

On entend de plus en plus parler de la méditation. Tu en as certainement déjà entendu parler, peut-être même avec la naissance d'un désir d'essayer.

La méditation est de plus en plus pratiquée, individuellement, dans des clubs, des centres, des entreprises, et même dans les écoles (dans plusieurs pays, en particulier au Québec, où elle fait maintenant partie du curriculum. Pareillement, des études confirment les effets positifs sur la concentration, les performances et les attitudes des enfants). Il est ainsi facilement prévisible, que l'augmentation du nombre de pratiquants va être importante dans les années qui viennent. Il est probable que tu deviennes l'un d'eux.

Les personnes qui pratiquent la méditation sont heureuses de le faire. D'une part, c'est la méthode la plus efficace pour se relaxer. Et d'autre part, les pratiquants apprécient, rapidement, ses nombreux autres avantages (énumérés en pages suivantes).

Peut-être es-tu déjà un pratiquant régulier ou occasionnel. Peut-être t'es-tu déjà dit que tu aimerais méditer. Ou peut-être penses-tu que la méditation n'est pas pour toi à ce moment de ta vie.

Ses nombreux avantages, et la simplicité de sa pratique, sont à la portée de tout le monde.

Mes expériences de la méditation sont multiples, lors de la pratique d'art martial[35], dans la pratique d'autres enseignements[36], dans l'intégration de concepts comme le silence, l'Unité, le Tout et l'Absolu, et dans mes recherches personnelles. Cependant mon expérience n'a pas, jusqu'à maintenant, consisté en des méditations de plusieurs heures. Mais plutôt dans la simple et facile intégration de la méditation dans mes activités quotidiennes. Et j'ai pu avec cette méthode goûter à ses avantages.

C'est cette méthode simple, que je désire partager ici avec toi, pour que tu puisses facilement bénéficier à ton tour ces avantages.

Tout le monde expérience des états méditatifs passagers. Principalement dans des moments liés à la respiration. Car la respiration est la base de la méditation et plus particulièrement la respiration consciente. Ces états méditatifs que nous vivons naturellement sont par exemple les moments où l'on est rempli de bonheur, de ressentis et d'émotions extatiques ; aussi les moments où l'on se réjouit de remplir nos poumons d'un bon air de forêt, de mer ou de montagne. Si à ce moment, il y a un beau coucher de soleil et un ciel entièrement orangé, alors la contemplation visuelle s'ajoute à la contemplation respiratoire. S'il y a le bruit du vent, des oiseaux ou des

---

[35] Viet Vo Dao: 14 années de pratique avec Maitre André Gazure, et pratique personnelle régulière.
[36] Dont 2 années de pratique du Pranayama (Yoga respiratoire - "Art of Living" Sri Sri Ravi Shankar), Shamanisme, Yoga, Bouddhisme, etc.

vagues, alors la contemplation auditive est de la partie. Tu conviendras que dans ces moments, la pensée n'est ni vagabonde ni tourmentée. Et si la pensée d'un problème surgit, elle est vite oubliée.

Certaines personnes pensent, par erreur, que la méditation correspond à un état d'inconscience. La méditation, au contraire, recherche un état de conscience maximale. Dans l'état de conscience maximal de la méditation, on est conscient que l'on pense et on arrive à suspendre sa pensée. Alors, on n'est plus uniquement identifié à notre pensée, mais on est un être qui pense et qui est capable d'observer sa pensée. Il peut ainsi arriver que l'on se dise, parfois avec amusement, d'autres fois avec étonnement, 'Tiens, je pense à ceci ou cela'. Avec la respiration consciente notre pensée se focalise sur l'air qui va et vient lors de nos inspirations et expirations. Cette concentration de notre attention a de nombreux avantages. L'un des avantages est qu'au moment où notre pensée ou notre attention est concentrée sur la respiration elle ne peut vagabonder ni dans les souvenirs du passé, ni dans les imaginations du futur, ni dans la pièce d'à côté. Plus qu'arriver à contrôler ta pensée, tu arriveras à ne plus autoriser ta pensée à te contrôler. De plus, la respiration peut facilement être identifiée à la vie, d'une part à l'essence de la vie qui pénètre notre corps, et d'autre part la respiration qui nous permet de vivre.

La méditation est une pratique qui est accessible à tout le monde, car elle est simple, facile, elle ne demande pas de croyance particulière, et elle ne contredit aucune croyance. La respiration consciente peut se suffire à elle-même et peut demeurer l'unique technique de méditation et apportant la totalité de ses bénéfices. Si on désire varier les plaisirs, Il y a de nombreuses autres techniques qui peuvent s'ajouter. Ces techniques ne demandent pas non plus de croyances particulières. Ces techniques demandent simplement l'utilisation de la visualisation. La visualisation est notre capacité mentale à nous représenter un objet, une action, un son, une sensation, une situation ou une émotion. Il faut savoir, que l'activité cérébrale est la même, lors de la visualisation d'une action, et lorsque l'on effectue réellement l'action. De ce fait la visualisation est une technique, qui est par exemple maintenant, utilisée par les athlètes sportifs de haut niveau, et qui contribue au travail de précision et de ressenti des mouvements requis. La pratique de la technique de visualisation, te demandera donc seulement, une liberté et une ouverture d'esprit pour laisser voyager ton imagination. Même, si au départ tu es sceptique, tu peux tout de même faire des expériences, puis juger du résultat.

Tu trouveras plus loin dans ce guide des exemples de techniques de méditation utilisant beaucoup de visualisation et d'imagination. Je te recommande alors, de jouer le jeu, en pratiquant ces exercices, de laisser libre cours à ton imagination, sans pudeur, sans à priori et sans réticence, mais avec curiosité.

Tu peux aussi, trouver sur U-Tube de nombreuses et variées méditations guidées, réalisée avec beaucoup de talents. Je t'encourage à les explorer. Tu trouveras alors celles qui te conviennent. Tu pourras remarquer, que souvent ces vidéos te recommandent de renouveler l'expérience, et t'affirment qu'après seulement une semaine de pratique journalière d'une heure (durée moyenne d'une méditation guidée), tu pourras nettement ressentir de nouvelles sensations. Je peux témoigner que cette affirmation est exacte. Ces sensations étant nouvelles, ce sera la première fois que tu les ressentiras ; elles te raviront et elles engendreront des transformations de ton être que tu apprécieras.

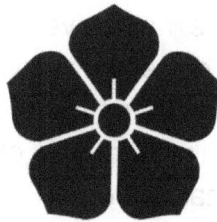

On posa la question suivante à Buddha :

'Quels avantages la méditation vous a-t-elle apportés ?

Il répondit :
'Rien ! Cependant laissez-moi vous dire ce que j'ai perdu : la colère, l'anxiété, le stress, l'insécurité et la peur de vieillir et de mourir'

'Une seule inspiration-expiration consciente est de la méditation'

Eckhart Tolle

◆

'Si tu as le temps de respirer tu as le temps de méditer. Tu respires quand tu marches. Tu respires en étant debout. Tu respires en étant couché'

Ajahn Amaro

◆

'L'essence de la pratique de la méditation peut se résumer en trois points cruciaux : amener l'esprit à la maison, se libérer et se détendre.'

Sogyal Rinpoche

◆

'Si vous avez l'esprit vide, il est prêt à tout ; Il est ouvert à tout. Dans l'esprit du débutant, il existe de nombreuses possibilités, dans l'esprit de l'expert, il y en a peu.'

Shunryu Suzuki

◆

'Sans méditation, on est comme aveugle dans un monde d'une grande beauté, plein de lumières et de couleurs.'

Jiddu Krishnamurti

◆

'Méditer sur le problème du jour, ou même sur ses problèmes personnels, est la dernière chose que désire faire l'individu normal' Henry Miller

La méditation apporte de nombreux avantages :

o C'est la meilleure façon de se relaxer.
o Permet de suspendre et de ralentir la pensée, même si celle-ci est, au départ, agitée.
o Diminue, jusqu'à éliminer les tendances dépressives, à l'anxiété, et au stress.
o Diminue l'irritabilité, la confusion et l'humeur maussade. Permet de mieux gérer les émotions, jusqu'à atteindre l'équilibre de ton corps émotionnel.
o Augmente l'intuition, la capacité d'analyse et la créativité.
o Améliore la capacité de prendre des bonnes décisions et d'éviter les erreurs.
o Augmente la connexion avec la réalité. Affermit l'ancrage des pieds sur terre, l'équilibre et la stabilité.
o Permet d'avoir une pensée plus claire, alerte et serviable. Augmente l'efficacité.
o Développe la capacité, de plus en plus rapide, de retour à la pensée positive et redonne le sourire.
o Augmente la confiance en soi.
o Améliore toutes les relations interpersonnelles.
o Augmente la capacité d'aimer les autres et soi.
o Est plus efficace que le sommeil pour se reposer.
o Améliore la qualité et l'efficacité du sommeil.
o Permet de rester plus jeune de corps et d'esprit, augmente vitalité et longévité en bonne santé.
o Permet d'abaisser la pression sanguine. Réduit les tensions musculaires et leurs douleurs.
o Augmente la sécrétion de sérotonine. Renforce le système immunitaire.

- o Facilite les développements personnels.
- o Aide les personnes en quête spirituelle.
- o Génère des transformations structurelles et fonctionnelles du cerveau.
- o Améliore la mémoire.
- o Diminue les tendances d'oublier.

Des études ont déjà confirmé ces avantages, et d'autres, en cours, laissent entrevoir de nombreux autres bénéfices, en particulier dans les domaines de la santé physique et de la santé mentale.

Il existe de nombreuses techniques de méditation. Nous avons déjà vu la marche méditative, si facile à pratiquer et à intégrer dans nos gestes du quotidien. De nombreux autres exercices de ce manuel, lors desquels notre attention est focalisée, correspondent aussi à des pratiques de méditation. Il y en a de nombreuses autres, originales, attractives et variées, offrant leurs sensations, leurs bénéfices et leurs intégrations pratiques spécifiques. 100 techniques te sont proposées maintenant. La multiplicité et la variété permettent de nourrir ta curiosité, de découvrir de nouvelles sensations et de gagner de nouvelles capacités ; mais ton objectif principal est la pratique quotidienne, durant ta vie entière. Tu atteindras cet objectif plus facilement en pratiquant, pendant plusieurs jours, voir même plusieurs semaines, une technique que tu apprécies particulièrement. Puis, de passer à une autre technique.

☻☻ Exercice 93 : En balayant le sol

Nous avons vu qu'il était possible et souhaitable, d'une part de saisir toutes les opportunités de méditer, et d'autre part de rechercher ainsi de vivre en pleine conscience 24 / 7. Chacune de nos activités peut ainsi être faite en pleine conscience, entièrement concentrés sur l'activité elle-même. En vivant ainsi, on est heureux.

Ton premier pas au sol, en sortant du lit, est ainsi fait en pleine conscience, quand tu prends ton petit déjeuner, quand tu te laves les dents, quand tu fais ta toilette, quand tu sors de chez-toi, et ainsi de suite. Tu commenceras par choisir une activité spécifique. Puis, tu prendras l'habitude de vivre cette activité en pleine conscience. Puis tu pratiqueras la pleine conscience pour une autre activité, et ainsi de suite.

Afin de faciliter cette pratique et ce mode de vie, voici quelques conseils à suivre :

o Avant de commencer une activité, fait 3 longues et profondes respirations conscientes.

o Concentre-toi sur le moment présent, pleinement conscient de ton environnement et des sensations de tes 5 sens, sans souvenir du passé et sans projections dans l'avenir (si ce n'est, à la fin de l'activité pour coordonner au mieux les activités suivantes).

o Sois ainsi, conscient, dans le moment présent de chacun de tes gestes, pendant la durée entière de l'activité.

👀 Exercice 94 : Accepter la réalité

Nous avons vu les avantages d'accepter la réalité. L'acceptation n'est pas la résignation, qui elle peut nous accabler et être chargée d'énergie négative.
L'acceptation de la réalité est, quant à elle, riche de l'énergie positive de la vérité.

Pourtant, même si on croit aux bénéfices d'accepter la réalité, notre mental continue à nous jouer des tours. Les regrets et les peurs continuent de tourbillonner dans notre tête, meublent nos insomnies et nous rendent mal à l'aise.

La pratique de cette méditation nous permet de soulager et d'éliminer ces troubles, de voir les choses comme elles sont et non comme nous voulons les voir.

o   Inspire lentement et profondément par le nez, en ayant une forte attention sur l'air qui passe dans tes narines puis qui remplit tes poumons.

Observe tes pensées et tes émotions, sans exprimer de jugement.

o   Expire lentement et profondément par la bouche.

o   Met une alarme sur ton téléphone pour t'indiquer quand ta pratique, d'au moins 10 minutes, est terminée.

Si tes troubles ne sont pas dissipés, continue pour une période supplémentaire, jusqu'à te sentir bien. Tu pourras, après cela, continuer autant de temps que tu le désire.

👁👁 Exercice 95 : Méditation de l'aliment

Très souvent, nous mangeons d'une manière robotique, sans penser à ce que nous faisons, un peu comme une obligation ou encore comme un réconfort émotionnel, sans penser à ce que nous mangeons, sans tirer profit des aliments et sans être reconnaissants de la chance que nous avons de manger.

Si nous avons des sensations, elles se limitent au goût. Si par exemple nous mangeons un légume, nous ne considérons pas vraiment le légume, seulement son goût. Certes, au mieux, nous sommes gourmets, et nous prenons un grand plaisir avec cet éventail de goûts.

Mais nous ne considérons pas, par exemple, que le légume a été une graine, puis qu'il a poussé dans la terre ou sur une branche, qu'il s'est baigné de l'énergie des rayons du soleil et des gouttes de pluie. Nous, comme seuls au monde, ne considérons pas le fermier qui s'est occupé de la plante, ni les autres acteurs qui ont permis au légume d'arriver dans notre assiette.

Lorsque nous mangeons, être conscient de ce que nous sommes en train de faire, est aussi meilleur pour notre digestion. De plus, en étant conscient et reconnaissant, nous obtenons un plus grand bénéfice de la valeur nutritive des aliments ; et nous pouvons manger moins, ce qui est très utile, pour nous sentir mieux, et pour résoudre un problème de surpoids.

La méditation de l'histoire de l'aliment est une technique au cours de laquelle tu vas avoir une grande considération que tu es en train de manger et pour l'aliment que tu es en train de manger.

Quelle a été son histoire ?

Tu vas regarder et apprécier ses formes, ses couleurs, ses textures, son parfum.

Les pensées pour les acteurs (fermiers, transporteurs, marchands et autres) vont rompre ta solitude et ton isolement, et te faire ressentir l'espace (parfois lointain) entre toi, les différents acteurs et les différentes phases de production de cet aliment. Et tu vas ressentir ton appartenance à cet espace. La pratique de cette technique va te donner de nouveaux repères. Ce sera bon pour ta santé physique et mentale, et pour ton ressenti existentiel.

Les autres bénéfices de cette technique sont nombreux :

Tes sensations de l'Unité et de ton intégration dans l'Unité sont amplifiées. Ta sensation des interactions entre les constituants de l'Unité est amplifiée,

Les amplitudes de ton goût, de ton odorat et de ton toucher sont amplifiées.

Ta digestion est améliorée. Ton bénéfice de l'énergie vitale des aliments est augmenté.

Aux moments où tu focalise ton attention sur ta vie, plus spécifiquement sur la conscience de l'action de manger que tu es en train de vivre, tes pensées obsessionnelles sont oubliées. Il en résulte une réduction du stress et une augmentation de la joie de vivre. Une présence échangée contre une absence.

Cette pratique consiste, pour un aliment, à visionner son cheminement depuis la production jusqu'aux bénéfices gustatifs et nutritionnels qu'il t'apporte.

Faisons avec un exemple (le pain), un exercice qui te fera pratiquer cette technique et qui te donnera des idées pour imaginer tes propres histoires avec d'autres aliments. Pratique cette technique avant de débuter un repas, afin que ton appétit soit un bon acteur. La première fois que tu pratiques cette technique choisis un repas où tu seras seul et tranquille. Garde le manuel prés de toi pour pouvoir le lire pendant que tu fais l'exercice, ou pratique le avec un proche qui lira le texte pour toi.

(Note que la méditation de l'aliment ci-dessous comporte de nombreux détails. Cela te permettra de voir, combien il est possible de beaucoup voyager. Bien sûr il n'est pas concevable d'appliquer autant de détails lors de chacun de tes repas. La démarche à suivre est de choisir un moment propice où tu es libre et disponible pour pratiquer cette méditation détaillée dans son entier. Ensuite il te sera facile de reproduire rapidement le principe de cette technique à chacune de tes repas.)

A chaque étape, explore les sensations que te procurent la pratique des instructions.

o Prends un morceau de pain entre les doigts. Commence par exprimer de la gratitude pour la chance de pouvoir le manger.
Tu sens la texture moelleuse de sa mie, et la texture dure de sa croûte. Tu en imagines le croustillant.

o Tu approches le pain de ton visage et te remplis de la délicieuse odeur du pain frais.

o Tu portes maintenant le morceau de pain à ta bouche. Et tu commences à le manger, en étant conscient que c'est du pain que tu manges. Tu ressens les sensations sur tes lèvres, sur tes dents et sur ta langue. Tu ressens les premières saveurs et tu les explores.

o Tu penses maintenant à la graine (de blé ou autre) dont est constitué ton morceau de pain. Tu la vois plantée dans la terre. Tu la vois germer, la première racine blanche qui creuse la terre et s'enfonce. La tige verte qui commence sa remontée vers le ciel puis qui émerge de la terre et commence à développer ses premières feuilles. Les premières feuilles qui se déploient, comme un cocon qui se transforme en papillon.

o Tu ressens maintenant la lumière et la chaleur du soleil qui nourrissent les premières feuilles. La pluie qui les rafraichit. Le vent qui fait danser les tiges. Les épis qui grossissent.

o Tu vois maintenant un champ entier d'épis. Leurs vagues formées par le vent. Leurs couleurs éclatantes éclairées par le soleil.

o Maintenant la machine agricole qui les récolte. L'agriculteur qui conduit la machine, qui met le grain dans des sacs et qui les transporte. Le grain moulu et la farine blanche. Le boulanger qui travaille la pâte. La pâte qui lève puis qui cuit dans le four. Les pains juste sortis du four, puis transportés dans le magasin.

- Ta visite au magasin, puis ton retour chez toi. Tu te retrouves maintenant devant ton assiette goûtant les saveurs du morceau de pain.

- Tu ressens en avalant les bénéfices que t'apportent les vitamines, les sels minéraux et tous les autres bons constituants.

- Tu ressens la puissance du soleil. Tu vois même le soleil aux portes de l'infini de l'espace.

- Tu trouves maintenant dans ton assiette une des graines qui recouvraient la croûte de ton pain. Tu la prends entre tes doigts et la fait rouler. Tu portes ton attention sur ta sensation de toucher de cette graine. Puis tu fais déplacer cette sensation afin de la ressentir dans toutes les cellules de ton corps. Tu restes quelque temps à jouer avec cette sensation.

- Puis tu mets la graine dans ta bouche et la fais craquer entre tes dents. Le gout de la graine est particulier. Tu portes ton attention sur ce goût. Puis tu déplaces cette sensation afin de la ressentir dans toutes les cellules de ton corps. Tu restes quelque temps à jouer avec cette sensation.

- En mangeant cette graine tu as terminé ton morceau de pain. Tu as fait un beau voyage et tu as ressenti de belles sensations. Tu en es heureux et reconnaissant.

Maintenant que tu as compris cette technique, tu peux de nouveau la pratiquer, en choisissant d'autres aliments pour lesquels tu imagineras et visionneras leurs histoires. Tu peux par exemple choisir des fruits exotiques (ex. bananes, oranges) qui te feront voyager sur les terres africaines, asiatiques et sud-américaines. Leurs goûts riches et intenses te permettront des envolées lyriques de ton imagination.

Après cette première pratique en étant seul, tu peux pratiquer cet exercice dans un restaurant ou en étant accompagné. Tu pourras alors faire des pratiques courtes et rapides en suivant les mêmes principes.

Cette pratique est très efficace. Dès la première pratique ta relation avec la nourriture va changer. Un mécanisme de ressenti méditatif sur l'histoire et la provenance de tes aliments, et les acteurs qui y ont participé, va être imprimé dans ta mémoire. Ce ressenti t'accompagnera quand tu manges. Parfois tu t'apercevras de sa présence, cela te fera sourire et te rendra heureux. La répétition formelle de cette pratique, ou même la simple nutrition consciente régulière, bonifieront les bénéfices que tu vas en tirer. L'augmentation des moments de conscience et de présence, et la diminution des moments d'absence, te permettront de vivre ta vie pleinement. La priorité que tu as maintenant donné au bonheur, te permettra de privilégier ces moments de bonheur.

👀 Exercice 96 : La digestion consciente

(Durée 7 mn) La pratique de cet exercice, nécessite tes améliorations de capacités, gagnées au cours des pratiques des exercices du manuel, de relaxation, de respiration, de ressenti des courants d'énergie, de ressenti du corps, du silence de la pensée, et de la concentration.

L'exercice bénéficie à l'ensemble du corps.
Et du fait, des grandes influences de la digestion, et du système digestif, il améliore aussi la qualité de ta pensée, de tes émotions et de tes actions.
Cette technique démontre parfaitement, les effets des sensations corporelles dans la dynamique triangulaire corps-pensée-action (qui existent pour toutes les sensations corporelles).

Concentre-toi, <u>exclusivement</u>, sur les sensations corporelles que te procure la pratique de l'exercice.

o Installe-toi confortablement, en position couché. Et détend toi. Inspire profondément, 3 fois, en expirant lentement et calmement. Concentre-toi tu ta respiration, avec le désir de la ralentir. En te relaxant, la profondeur et le rythme de ta respiration, diminueront naturellement. Sois libre, de parfois prendre de plus profondes inspirations, si tu en éprouves le besoin. Pendant toute la durée de l'exercice, tu maintiendras cette respiration calme et ralentie.

- Ressens l'air dans tes poumons.

- Ressent ton estomac agrandi après le repas.
  Respire surtout avec ta cage thoracique.
  Gonfle modérément le ventre à l'inspiration.
  A partir de maintenant, et pendant la suite de l'exercice, tu maintiendras le ressenti d'un léger tonus des muscles de ta ceinture abdominale.

- Maintien ta respiration calme et ralentie, et ressent le toucher délicat de ton diaphragme sur ton estomac. Concentre-toi sur ce toucher.
  C'est une sensation délicate, qui est pour toi entièrement nouvelle. Avant la pratique de cet exercice, tu ne l'as jamais ressenti. C'est le moment culminant de cet exercice, profite en et savoure-le.

Termine l'exercice en te relaxant pendant 30 secondes.

Note : Une fois que tu es familiarisé avec les sensations de ton estomac, tu pourras mesurer différentes sensations, en fonction de différentes alimentations. Cela sera très utile pour mieux, apprécier, explorer, découvrir, gérer et réagir, aux sensations, du jeûne, des délices, de la faim, de la satiété, de la surcharge alimentaire, des aliments favorables à ton bien être et à ta vivacité, des aliments perturbateurs, et des envies intuitives.

☻☻ Exercice 97 : 2 Devenir la respiration

Qui sommes-nous ?

Nous nous définissons de multiples manières. Nous bénéficierons de nous définir, aussi, comme étant notre respiration. Ou encore, comme étant l'air que nous respirons. L'air, qui est la vie pénétrant notre corps. L'air que nous respirons à plein poumons. L'air que nous respirons aussi avec notre cœur, et qui oxygène toutes les cellules de notre corps. L'air qui élève notre cage thoracique, qui abaisse notre diaphragme et notre estomac. L'air qui gonfle notre ventre et qui nous fait sentir notre ceinture abdominale, nos reins et notre vessie.

Nous nous définissons de multiples manières conventionnelles. La sensation de devenir la respiration est un point culminant de la connaissance de soi. C'est une sensation à laquelle nous ne sommes pas habitué.

Technique 1

Lors de tes pratiques de méditation, pense à te concentrer quelques instants sur ce ressenti, afin d'apprendre à le connaitre. Ne t'inquiète pas si tu ne ressens rien. C'est tout à fait normal. La sensation est tellement délicate, que, bien plus que dans les autres exercices, il faut apprendre à La ressentir, à la reconnaitre et à l'assimiler. Et, comme pour tout autre exercice, les répétitions de la pratique développent la conscience de la sensation. Ainsi, progressivement, ton ressenti d'identification à ta respiration sera meilleur, et tu arriveras à le prolonger.

Tu peux déjà imaginer la profondeur de cette définition existentielle. Jusqu'à maintenant tu ne savais pas vraiment comment te définir, entre ton corps bien palpable, tes soucis qui te tourmentent, tes idées, ton travail, ton couple, ta famille, tes passions, tes croyances, ton état de santé et de multiples autres manières conventionnelles. Avec cette technique tu vas ressentir être ta respiration, tout simplement de l'air, entre tout et rien. L'air, qui est à la fois l'essence de la vie, et qui ne peut résister au vent. A la fois, tu maximises ta présence et l'énergie qui te fait vivre, tu t'identifies à l'essence de la vie, et tu les laisse s'évaporer.

Pour cette technique, comme pour toutes les autres décrites dans ce manuel, tu trouveras d'autres méthodes pour les intégrer dans ta vie courante. Les sensations, et le ressenti de leurs évolutions, te seront aussi très spécifiques. Car tu es leur seul propriétaire et leur seul Maitre, et parce que tu es unique.

Technique 2

o Assis toi confortablement, relaxe-toi et pratique quelques respirations étagées.

o Visualise que toute la surface de la peau de ton corps est comme la membrane d'un ballon de fête foraine.

o Visualise à l'inspiration que l'air rempli ton corps, et que ton corps est constitué d'air jusqu'aux limites de ta peau. Et ton corps se dégonfle à l'expiration.

o Reste avec cette visualisation pendant quelques minutes d'inspiration-expiration.

👀 Exercice 98 : Méditation Sri Yantra

Sur la page suivante tu trouveras le Sri Yantra.

Sri Yantra est le yantra le plus célèbre. Il est appelé la mère des Yantra car tous dérivent de lui. C'est un diagramme de méditation tantrique. Le Sri Yantra est un support graphique de méditation issu de la tradition hindoue, puis emprunté par le bouddhisme (on parle alors de mandala), et par le taoïsme. Le graphisme dans sa partie centrale est structuré de manière très sophistiquée, avec des figures de géométrie sacrée, des séries (4,5,9,43) de triangles, la suite de Fibonacci, le nombre d'or et le nombre Pi. Cette partie centrale est entourée de deux couronnes de (8 et 16) pétales de fleur de lotus, elles même entourées de cercles. L'ensemble est contenu dans un carré qui possède quatre portes. Toutes ces représentations sont très riches en symboliques profondes, auxquelles le méditant s'identifie, afin de les intégrer.

Au total 111 aspects sont symbolisés dans le Sri Yantra. Les 2 couronnes de pétales de lotus, avec 4 couronnes de triangles, et le triangle central, symbolisent des circuits d'énergie qui correspondent aux 7 chakras principaux. Le point central symbolise le point de création ou bien le big-bang, et l'ensemble représente l'agencement de la matière depuis le big-bang.

Le Sri Yantra est une représentation du macrocosme et du microcosme, une vision d'une multitude d'attributs, de la totalité et de l'Unité, et un aperçu de l'Absolu. Il contient ainsi toutes les potentialités du devenir.

Comme le labyrinthe, Sri Yantra symbolise un pèlerinage, un cheminement initiatique pour une meilleur connaissance de soi, avec ses différentes étapes qui conduisent au centre de la figure, et au-delà de ce point, tout en maintenant la compréhension du tout.

La suite de Fibonacci que l'on retrouve dans le Sri Yantra est un élément fractal de la géométrie sacrée que l'on retrouve aussi partout dans la formation de la matière, de la forme des particules élémentaires à la forme des galaxies en passant par les mesures dans le corps humain. La suite de Fibonacci (dont tu trouveras une représentation graphique en page suivante) est une suite d'entiers dans laquelle chaque terme est la somme des deux termes qui le précèdent (Ainsi les premiers termes sont : 0, 1, 1, 2, 3, 5, 8, 13, 21, etc.). La suite de Fibonacci se retrouve partout dans la nature, et de la manière la plus visible par exemple dans la fleur de tournesol et toutes les fleurs, dans les coquillages, dans les pommes de pin, les ananas, les cactus et les cyclones.

On la retrouve aussi dans les arts comme la musique, la peinture (ex. La Joconde de Leonard de Vinci), et dans l'architecture.

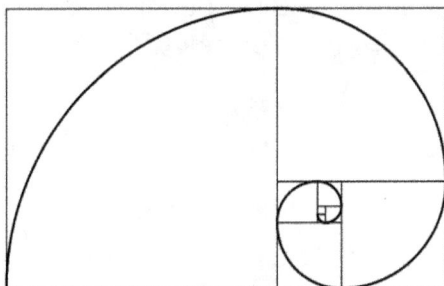

Ecrit 'Sri Yantra' dans ton moteur de recherche internet. Tu trouveras alors de nombreuses Sri Yantra, multicolores, esthétiques et décoratives, en encadrement, en fond d'écran d'ordinateur ou de téléphone portable. Alors aux bénéfices esthétiques s'ajoutent les propriétés du Sri Yantra acquises lors de regards furtifs ou prolongés. Encore une fois ici nous percevons l'intérêt de savourer le plaisir et le bonheur de meubler nos vies d'opportunités de contemplation et de conscience. Ce faisant, notre capital bonheur, notre équilibre, notre bien-être et la qualité de nos réactions augmentent.

Sri Yantra est très populaire, du fait que l'on lui attribue un pouvoir de générer la prospérité. Il est inutile de cultiver cette croyance superstitieuse, comme toutes les croyances superstitieuses sont inutiles à cultiver. Cependant, la prospérité, est une conséquence logique, de l'action de contemplation/méditation bien réelle, de ses effets, et des propriétés attribuées à ses effets.

La méditation Sri Yantra consiste à fixer le point central tout en voyant l'ensemble du Yantra. Tu verras alors les formes en mouvement, cela est normal, spectaculaire et jolie.

C'est grâce à cette propriété d'art cinétique, et aux multiples géométries, que sont attribuées au Sri Yantra les propriétés suivantes :

- Relaxation
- Amélioration de la capacité de concentration.

- Intégrations des aspects féminins et masculins de l'être. (Entrelacés comme dans le Yin-Yang). [37]
- Equilibrage des deux hémisphères du cerveau.
- Expansion de la conscience.

Continue (5 minutes au moins) cette pratique. Il est probable que tu apprécieras cet exercice et que tu auras envie de le faire plus souvent et plus longuement. Tu en bénéficieras.

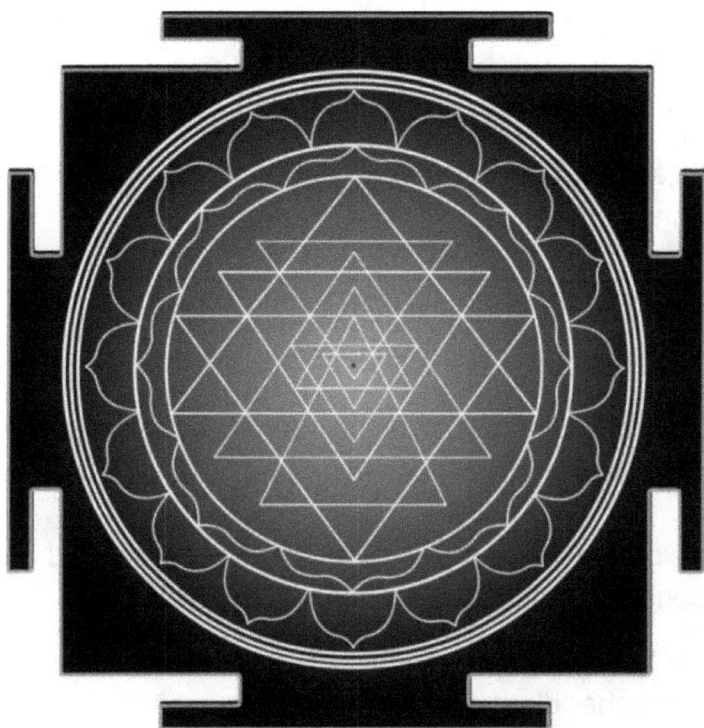

---

[37] Les triangles pointés vers le bas symbolisent les aspects féminins. Les triangles pointés vers le bas symbolisent les aspects masculins.

👀 Exercice 99 : Lors d'insomnie

o Tu dois avoir une seule intention : retrouver le sommeil.

o Ne considère aucune autre alternative (comme par exemple : lire, regarder un film, jouer à un jeu sur ton téléphone, penser, etc.).

o Ne regarde pas ta montre. Qu'il soit tôt ou tard, cela te ferait penser. Et alimenter ta pensée, c'est exactement ce que tu veux éviter, car elle risquerait de s'emballer.

Si quand tu te réveilles tu t'aperçois que ta pensée est déjà très active, ne t'en fait pas, tu vas arriver à l'interrompre.

o La seule chose que tu dois faire c'est :

■ Sentir ton ventre qui se lève à l'inspiration. Et,

■ Sentir l'air qui sort de tes narines, ou qui passe entre tes lèvres, à l'expiration.

Selon tes préférences tu respiras par le nez ou par la bouche. L'important est que tu sois confortable.

Ce focus, sur ton ventre, tes narines ou tes lèvres, va empêcher d'autres pensées de s'immiscer.

Reviens à ce focus dès que tu te mets à penser.

o Continue ce focus, jusqu'à ce que tu dormes.

👀 Exercice 100 : Méditation du gong

Utiliser le son du gong lors de séances de méditation offre plusieurs avantages :

- Au début de la séance il nous permet de nous placer en situation de méditation.

- Des intervalles réguliers de son du gong, au cours de la séance, nous indiquent le temps qu'il nous reste, dans la durée de séance.

- Pendant la séance, les vibrations profondes du son font vibrer notre corps dans son entier, avec les mêmes avantages que dans la pratique du son 'OM'. Ecoute le son du gong du début jusqu'au silence qui suit.

- Au cours de la séance, le son du gong nous ramène au focus sur la respiration consciente.

- 2 ou 3 sons du gong nous indiquent la fin de séance, sans que l'on ait à se soucier de regarder sa montre.

Afin de pratiquer cet exercice, tu peux trouver sur internet des minuteurs de gong gratuits.

Ton initiation à l'utilisation du son du gong, pour revenir à un état de conscience heureuse et efficace, te permettras de t'habituer à utiliser d'autres sons pour le même bénéfice, au cours de ta journée (même une pollution sonore, comme la sirène de la voiture de nos amis les pompiers).

◉◉ Exercice 101 : Méditation dans les infinis

Cette méditation est un voyage dans l'éventail de notre connaissance tridimensionnelle (hauteur, largeur, longueur). C'est un voyage dans le connu.

Rappelons les dimensions de la réalité : jour après jour, nous découvrons des confins du cosmos de plus en plus éloignés. La taille de l'univers est aujourd'hui estimée à une centaine de milliard d'années-lumière (La vitesse de la lumière est de 300 000 km par seconde). Il y a quelques années, nous avons découvert la fascinante structure fractale, mouvante et se reproduisant dans l'infiniment petit, des particules élémentaires.

Cette méditation va donc se situer dans cet espace gigantesque ''connu et palpable'', dans lequel nous vivons, et qui vit en nous. Nous voyagerons aux limites finies, et au passage, nous ferons un clin d'œil à l'inconnu de l'infiniment grand et de l'infiniment petit. Mais, nous resterons dans ce jardin fini, dont la grandeur est très satisfaisante. Maintenant, nous ne nous poserons pas les questions auxquelles nous n'avons pas de réponses concevables (Comme la probable infinité du nombre d'univers, ou la profondeur de l'infiniment petit).

La visualisation de cet espace nous permet de mieux nous connaitre. Ce voyage, comme tous les voyages, est aussi, une opportunité de voir de nouveaux horizons, de nous relaxer et d'interrompre nos pensées préoccupantes.

Tu arriveras à effectuer ce voyage en lisant les lignes qui suivent. Il sera aussi intéressant, qu'un de tes proches puisse te faire lentement la lecture, en particulier cela te permettrait de fermer les yeux, afin de voyager plus librement. Si tu es seul, ferme les yeux après la lecture de chaque instruction, et plonge toi dans chacun des détails de sa description.

Méditation dans les infinis :

o Considère l'espace où tu te trouves actuellement, par exemple ta chambre à coucher. Considère maintenant précisément où tu te trouves, par exemple assis par terre ou dans un fauteuil, ou encore couché sur ton lit.

o Les yeux fermés, regarde toi d'en dessus.
Tu te vois assis sur ta chaise ou couché sur ton lit.
Maintenant ta vision s'élève, et tu vois l'ensemble de la pièce, puis une vue aérienne de ta maison, puis de ta ville, puis de ta région, puis de ton pays. Maintenant, tu vois ton continent tout entier.
Ta vision s'élève encore, et tu vois les mers et les océans, puis les continents voisins.
Maintenant tu vois la planète terre.
Ta vision continue de s'élever, et tu passes à côté de la lune.
Maintenant la terre et la lune deviennent de plus en plus petites, et tu passes à côté des planètes.
Tu vois maintenant l'ensemble du système solaire.

Ta vision continue de s'élever, et le système solaire devient de plus en plus petit. Tu passes à côté des étoiles, puis tu vois l'ensemble de la galaxie. La galaxie devient de plus en plus petite. Il te semble être au milieu d'un immense espace vide. Tu vois passer sur ta droite une autre galaxie. Tu continues à t'élever, et maintenant se sont des milliards de galaxies sous tes pieds, qui forment comme un ciel étoilé.

o Maintenant ces étoiles ont disparu. Tu es confortable, au milieu d'un immense espace vide et silencieux, tu profites de ce bien-être.

o Puis tu commences à effectuer le chemin inverse.

Sous tes pieds commencent à apparaitre des étoiles. Tu repasses à côté des mêmes galaxies.
Maintenant, au loin tu aperçois la voie lactée. Tu passes à côté des mêmes étoiles.
Et tu aperçois au loin le système solaire. Tu repasses à côté des planètes. Tu aperçois la terre au loin. Les continents, les océans et les mers se dessinent. Puis le continent où tu habites, ton pays, ta région, ta ville et ta maison.

o Tu revois la pièce où tu te trouves, et toi assis sur ta chaise. Ton imagination ne voyage plus et tu ressens une grande stabilité dans tout ton corps.

o Tu vois maintenant la surface de ta peau.

Ton regard traverse ta peau, et tu te retrouves dans le courant des globules rouges de ton sang. En t'identifiant à une de ces globules rouges, tu fais un tour entier de ton corps. Ton regard traverse maintenant l'enveloppe de cette globule rouge. Tu vois de plus en plus profondément, et tu aperçois maintenant, au loin, des atomes.

Tu te diriges vers un atome.

Tu passes à côté des électrons en direction du noyau de l'atome.

La sensation que tu ressens en voyageant, est semblable à la sensation d'immensité que tu avais ressentie en voyageant entre les galaxies.

Tu pénètres dans ce noyau, tu vois encore plus profondément.

Tu aperçois des particules élémentaires. Tu en approche une et tu pénètres dans sa structure fractale.

Tu continues de pénétrer à l'intérieur de cette structure fractales, et tu te sens bien au milieu des circonvolutions en mouvement

o Tu effectues maintenant le chemin en sens inverse : les particules élémentaires, les atomes. Tu traverses de nouveau l'enveloppe du globule rouge, les autres globules rouges, ta peau.

o Ton second voyage est terminé. Tu ressens avec bonheur une grande stabilité dans tout ton corps.

Tu restes quelque temps à savourer, les souvenirs des deux beaux voyages que tu viens d'effectuer, ainsi que ton bien être et ta stabilité, au milieu, des immenses espaces dans lesquels ton imagination vient de voyager.

☻☻ Exercice 102 : Méditation de la rose

Pour cette méditation procure toi une rose, une autre fleur, ou bien, alternativement, une bougie, afin de te concentrer sur sa flamme, en adaptant les instructions qui suivent.

o Commence par prendre trois profondes inspirations, suivies de lentes expirations. En même temps relaxe toi complètement.

o Contemple la beauté de la fleur, les courbes de ses pétales, les reflets changeants de ses couleurs, son cœur, etc.

o Pénètre en profondeur dans le cœur de la fleur.

Confortablement, fusionne avec la fleur. Maintenant ton corps tour entier est de la couleur de la fleur. Tu es baigné dans sa pureté. Cette pureté pénètre jusqu'aux cœurs de chacune de tes cellules.

o Prolonge autant que tu le peux, cette fusion avec la beauté, la pureté et le parfum de la fleur.

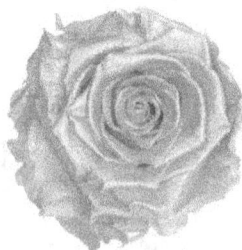

☻☻ Exercice 103 : Méditation de l'écran blanc

Cette technique peut être pratiquée de façon formelle (avec posture, relaxation et respiration) et pendant plusieurs minutes. Mais ce qui en fait sa grande utilité c'est qu'elle peut être pratiquée partout et pendant un temps aussi court que quelques secondes. Ainsi tu pourras pratiquer cette technique, au travail entre deux tâches, quand tu dois arrêter ta voiture car le feu vient de passer au rouge, etc.

Alors, tu "éteins" l'hémisphère gauche de ton cerveau. Ces courtes poses permettent à ton cerveau de se reposer, de prendre du recul et d'augmenter ses capacités d'analyse et de synthèse.

La méthode consiste à visualiser et à contempler un écran blanc. Alors ton esprit se vide de toutes autres idées et réflexion, et tes émotions s'apaisent.
("image: Freepik.com")

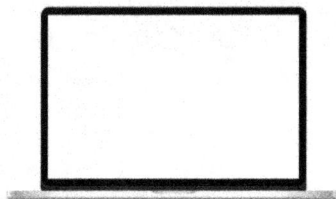

👀 Exercice 104 : 3 méditations amour-compassion

1. Méditation de l'amour 1

○ Commence par trois profondes inspirations.

○ Simultanément :

- Visualise un flot d'amour qui pénètre par ton index droit, puis qui remonte le long de ton bras pour atteindre ton cœur ;

- Pense, ou prononce, un long son de la lettre 'A' ;

- Et, prend une longue inspiration continue.

○ Quand tu es arrivé au cœur, simultanément :

- Visualise ce flot d'amour partant de ton cœur, pour remplir tout ton corps.

- Pense, ou prononce, le son 'MOUR'

- Expire tout du long.

○ Continue cette méditation pendant cinq minutes, ou pendant plus longtemps, si tu en as envie.

Tu as ici, une technique très simple et très puissante sur laquelle porter ton attention.

2. Méditation de l'amour 2

○ Commence par trois profondes inspirations.

Pratique chaque étape suivante pendant au moins 30 secondes :

○ Ressens un sentiment d'amour dans ton cœur.

○ Etend cet amour, à ton corps tout entier.

○ Etend encore cet amour, et inclus dans ce champ d'amour, une personne que tu connais et que tu aimes.

○ Inclus maintenant dans cet amour une personne que tu n'aimes pas.

○ Ressens maintenant, en même temps, l'amour dans ton cœur, dans tout ton corps, incluant ton ami et incluant ton ennemi.

○ Etend maintenant cet amour à la terre entière. Reste quelque temps avec cette sensation, puis étend cet amour à tout l'univers.

3. Méditation de la compassion

C'est une méditation que tu peux pratiquer à chaque fois que tu es témoin de la peine ou même d'une tragédie vécue par quelqu'un. Ce quelqu'un peut être un proche, un inconnu ou même cela peut être au regard de la compassion pour une large population qui est en train de vivre une tragédie (misère, catastrophe ou situation de guerre).

Si tu crois au pouvoir de l'amour, tu apprécieras facilement cette méditation. Mais tu devras rester modeste en croyant en ton pouvoir de modifier l'événement en envoyant ton amour ; parce que ce pouvoir ne peut pas être absolu, sinon le monde serait très différent.
Si tu es incrédule (ne crois qu'en ce que tu vois), cette méditation sera également bénéfique, éventuellement grâce à l'étendue inconnue du pouvoir de l'amour, mais directement en te procurant du bien-être ; car les sentiments d'amour et de compassion vont libérer la pression de la tristesse de ton cœur et de tout ton corps. Et, dans les cas où ton action peut être utile, tu seras plus capable.

Tu peux pratiquer à tout moment de la journée, en tout lieu, et pendant un court moment ou bien pendant un long moment. Ce peut être à l'instant où ton regard croise un évènement, ou bien lorsque tu t'installes en situation de médiation plus formelle pendant un temps plus long.

Pratique :

o Visualise inspirer par le cœur, en absorbant dans ton cœur la peine que tu ressens chez la ou les personnes concernées.

o Visualise expirer par le cœur, en envoyant de l'amour de ton cœur à la ou les personnes concernées.

Variante :

Voici une autre technique que tu peux pratiquer en marchant dans la rue ou lorsque tu te trouves dans un lieu où il y a de nombreuses personnes.
Tu vas introduire plus d'amour dans ta vie.

o Inspire en absorbant de l'énergie vitale.

o Expire en visualisant envoyer de l'amour depuis ton cœur vers le cœur d'une personne que tu croises sur ton chemin. Puis, fait la même chose avec une autre personne, puis une autre, et ainsi de suite.

N'ai pas de regards attendri ou soutenus, des regards furtifs seront suffisants et ils éviteront des malentendus.

☯☯ Exercice 105 : 21 autres méditations chakra

Alors que l'on récolte des bénéfices énergétiques en faisant des exercices sur les chakras, notre concentration ciblée correspond aussi à des méditations. Et en plus des avantages énergétiques spécifiques on récolte aussi les avantages de la méditation.

En travaillant les chakras, il est possible que l'on ressente quelque chose, comme un chatouillement au niveau d'un chakra, ou le bien-être que le travail nous procure. Il est aussi possible que l'on ne ressente rien. Cela n'a pas d'importance. Ce qui est important est d'accorder de l'importance aux exercices et d'avoir confiance en leurs efficacités.

Il est bon de se souvenir que l'énergie passe de chakra à chakra en circulant par les méridiens, et que le méridien principal se situe dans la colonne vertébrale.

Nous avons déjà vu quelques méditations sur les chakras, que l'on peut faire, soit, avec un peu d'habitude, de façon rapide et informelle, soit, au cours de longues et formelles méditations.

En voici 10 autres :

1. Respirer à l'intérieur des chakras

Reste quelque temps en imaginant respirer à l'intérieur de chacun des 7 chakras, en commençant par le chakra racine et en terminant par le chakra couronne.

Si tu le désires, retourne ensuite respirer à l'intérieur d'un chakra spécifique.

2. Méditation chakras et mantras

La pratique de cet exercice demande un peu de temps, car tu vas passer environ deux minutes sur chaque chakra. Et il est aussi possible qu'à cela se rajoute un nettoyage rapide des chakras qui est recommandé pour chaque avant chaque pratique.

Il est aussi possible que ton intuition, associée à une certaine ivresse provoquée par les répétitions, te fassent pratiquer l'un des mantras pendant une longue durée.

Ou bien, tu pourras utiliser cette technique quand tu désires travailler un chakra spécifique.

A chaque chakra est associé un mantra, un son, qui stimule le chakra.

L'exercice consiste à répéter le son en se concentrant sur le chakra respectif et en ressentant les vibrations du son au niveau du chakra.

Liste des mantras :

- Chakra racine :   LAM
- Chakra sacré :   VAM
- Plexus solaire :   RAM
- Chakra du cœur :   YAM
- Chakra de gorge :   HAM
- 3ème œil :   OM
- Chakra couronne :   HAM-SO

3. Méditation chakras et mudras

Notre corps contient de nombreux canaux énergétiques ;
et un grand nombre d'entre eux se trouvent aux niveaux
des mains et des pieds.

La pratique des mudras est une pratique de yoga des
doigts issue de la tradition védique. Elle consiste en des
positions des doigts qui créent des circulations d'énergie et
des vibrations spécifiques. Celles-ci influent, sur
l'harmonisation de nos états physiques, psychologiques et
psychiques.

Il existe de nombreuses mudras. Nous allons ici pratiquer
uniquement les mudras associées aux 7 chakras. Tu
pourras effectuer une pratique de ces mudras seules en
ressentant tes sensations pour chaque mudra (au niveau
du chakra respectif et au niveau des doigts), ou en
association avec d'autres pratiques sur les chakras
(couleurs, sons, rotations). Et bien sûr, lorsque tu désires
travailler un chakra afin d'obtenir ses bénéfices spécifique,
l'utilisation de la position mudra associée facilitera ta
démarche. Les mudras sont très efficaces l'activation des
chakras.

Tu pourras pratiquer l'ensemble de ces mudras lors de
méditations formelles, ou bien pratiquer une mudra
spécifique de façon informelle, quand tu en as l'opportunité
au cours de la journée.

Une autre pratique courante est de sélectionner une
mudra, et de la pratiquer tous les jours pendant 1 mois,
puis de passer à une autre mudra le mois suivant. En plus
de l'avantage de bénéficier pleinement des courants
énergétiques de cette mudra, cette technique te permet
aussi de mémoriser les mudras de manière durable.

Avant chaque pratique de mudra, secoue les mains plusieurs fois.

- **Muladhara mudra**
  associée au chakra racine,

  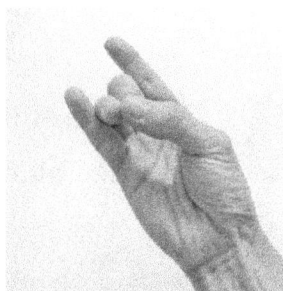

  Couleur : rouge,
  Son : LAM

- **Shakti Mudra**
  associée au chakra sacré

  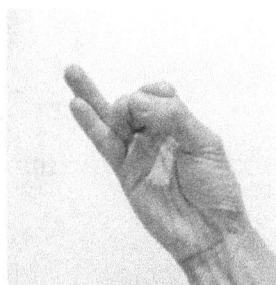

  Couleur : orange
  Son : VAM

- **Rudra Mudra**
  associée au plexus solaire

  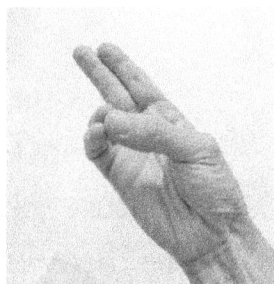

  Couleur : jaune
  Son : RAM

- **Padma Mudra**
  associée au chakra du cœur

  Couleur : vert
  Son : YAM

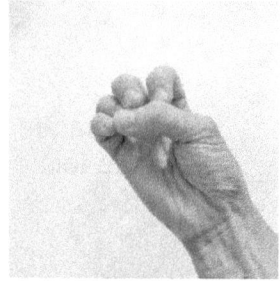

- **Granthita Mudra**
  associée au chakra de la gorge

  Couleur : bleu
  Son : HAM

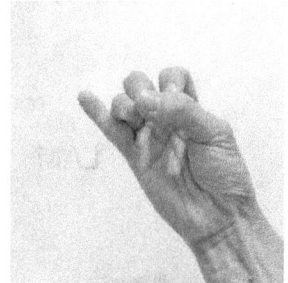

- **Chin Hasta ou Gyan Mudra**
  associée au 3ème œil

  Couleur : indigo
  Son : OM

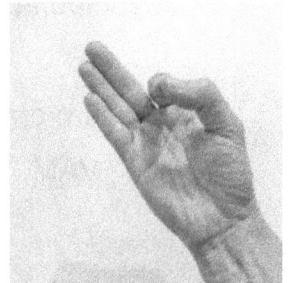

- **Pour le chakra couronne continue dans la position**
  Chin Hasta Mudra
  Couleur : violet
  Son : HAM-SO

4. Méditation colonne vertébrale

Après t'être installé confortablement, t'être relaxé et avoir effectué plusieurs respirations étagées, cette méditation consiste à porter son attention sur les sensations (sortes de frissons) que l'on ressent au niveau de la colonne vertébrale lors de chaque inspiration et lors de chaque expiration. Et de rester sur ce focus pendant toute la durée de la méditation (minimum 5 minutes, et plus à volonté). C'est une sensation subtile, qui sera difficile à ressentir ; essaye de te concentrer intensément et répète ta tentative, mais ne t'inquiètes pas si tu ne ressens rien.

5. Mentalement chanter OM

Après t'être installé confortablement, t'être relaxé et avoir effectué plusieurs respirations étagées, cette méditation consiste à t'attarder sur chaque point chakra (en commençant par le chakra racine), et de chanter mentalement le mantra OM sur ce point.

6. Respiration et chakras

Fait les visualisations suivantes sur chacun des 7 chakras, du chakra racine au chakra couronne.

- o Inspire par le nez et visualise l'air qui inonde ton chakra.
- o Expire par le nez et visualise l'air qui part de ton chakra
- o Fait plusieurs inspiration-expiration, sur chaque chakra, avant de passer au suivant. Et à chaque expiration visualise la couleur du chakra tu travailles devant de plus en plus forte. Tu peux, si tu préfères, ne pas visualiser les couleurs, mais pour chaque chakra, une lumière blanche devenant de plus en plus forte.

7. Chakras et éléments

A chaque chakra est associé un élément, comme suit :

- Chakra racine :   Terre
- Chakra Sacré :   Eau
- Plexus solaire :   Feu
- Chakra du cœur : Air
- Chakra gorge :   Espace
- Troisième œil :   Lumière
- Chakra couronne : Félicité

Il est préférable d'effectuer cette méditation de façon formelle (le dos droit et la position confortable et immobile, une relaxation de tout le corps et une respiration étagée), afin d'optimiser la qualité de la visualisation.

- Commence par te concentrer sur ton chakra racine et visualise l'élément terre.

- Visualise ensuite que ton chakra prend la consistance de l'élément terre.

- Visualise que cette consistance s'élargie autour du chakra, et que petit à petit ton corps se transforme dans la consistance de l'élément terre. Ceci jusqu'à ce que ton corps tout entier soit constitué de cet élément.

- Reste quelque temps avec cette visualisation.

- Continue, en faisant la même chose, pour le chakra sacré et l'élément eau.

- Et fait, en remontant, les autres chakras, jusqu'au chakra couronne.

8. Chakras et organes

Cette méditation se pratique comme la précédente, en se concentrant successivement sur chaque chakra, en commençant par le chakra racine été en terminant par le chakra couronne.

Mais cette fois, tu vas visualiser les organes associés aux chakras.

o Tu visualiseras de l'énergie positive qui rempli chaque organe.

o Et aussi tu visualiseras chaque organe étant en parfaite condition de fonctionnement.

Les organes et anatomies associés aux chakras sont :

- Chakra racine : Gros intestin, rectum et certaines fonctions des reins

- Chakra Sacre : Rein, vessie, ovaires, testicule et tout le système reproducteur

- Plexus solaire : Foie, vésicule biliaire, estomac, rate et intestin grêle.

- Chakra du cœur : Cœur

- Chakra gorge : Gorge et poumons

- Troisième œil : Cerveau, yeux, nez,

- Chakra couronne : Pour le corps tout entier

9. Les affirmations des qualités des Chakras

A chaque chakra sont associées une ou plusieurs qualités. Tu bénéficieras de mémoriser ces qualités, car elles sont des parts importantes de l'identité des chakras, et connaitre ces qualités spécifiques contribue à les optimiser lors du travail sur les chakras :

- Chakra racine : L'appartenance à la terre, L'équilibre

- Chakra Sacre : Vitalité, enthousiasme, créativité, Joie

- Plexus solaire : Volonté, pouvoir, confiance en soi

- Chakra du cœur : Amour, amitié, sociabilité

- Chakra gorge : Communication, confiance en soi

- Troisième œil : idées claires, intuition, créativité

- Chakra couronne : Prise de décision, réalisme

Jusqu'à maintenant, la technique des affirmations n'a pas été abordé dans ce manuel. C'est une technique très puissante.

Nous sommes libres de penser ce que nous voulons. Et nous sommes libres de construire l'identité que nous désirons. L'utilisation des affirmations renforce les caractéristiques que l'on affirme. La répétition consciente des affirmations, s'imprime dans notre subconscient et transforme ainsi notre identité et notre personnalité. On devient naturellement la personne que l'on affirme être.

Tu peux faire une méditation en parcourant tous les chakras et en intégrant les affirmations suivantes. Tu peux aussi pratiquer un chakra spécifique suivant tes besoins du moment.

- **Chakra racine :**
  'Je suis bien, ici et maintenant' - 'La terre me soutien'
  'Je me sens fortement enraciné' - 'Je suis en sécurité'
  'Je me sens bien dans mon corps'

- **Chakra Sacre :**
  'Je respecte mes besoins' - 'Je vis bien ma sexualité'
  'Je suis : plein de vie, enthousiaste, créatif, heureux'
  'Je respecte mon corps et j'en prend soin'

- **Plexus solaire :**
  'Je m'aime' - 'Je respect ma valeur'
  'Je sens ma puissance' - 'Je fais les meilleurs choix'

- **Chakra du cœur :**
  'Je suis aimé' - 'J'aime' - 'Je suis courageux'
  'Je m'autorise à recevoir et à donner de l'amour'
  'La puissance de l'amour rempli mon corps'
  'Je me pardonne et je pardonne les autres'
  'Je suis en paix' – 'Je ressens la connexion avec les autres et aussi avec la nature'

- **Chakra gorge :**
  'Je m'exprime bien, clairement et avec confiance'
  'Ce que j'écris est clair, bien construit et substantiel'
  'Je vis en suivant le courant de la vie'

- **Troisième œil :**
  'Mes idées sont claires, bien construites, et bien argumentées', ou bien : 'Je suis en train de clarifier, construire et argumenter mes idées'

- **Chakra couronne :**
  'J'accepte la réalité telle qu'elle est, et je m'adapte, sans être dérangé par mes émotions' - 'J'appartiens à l'unité de l'univers'

10.1 Chakra spécifique

Lors de chaque exercice des chakras, quel que soit la technique employée, la circulation d'énergie est améliorée pour chaque chakra. Et par conséquence les spécificités de chaque chakra sont améliorées.

Tu peux aussi insister sur le travail d'un seul chakra si tu désires améliorer une qualité spécifique (par exemple : pour soulager des douleurs ou pour faciliter une guérison tu insisteras sur le travail du chakra qui a la correspondance anatomique concernée ; Avant de faire un discours, avant de passer un examen (même écrit), ou avant de faire une présentation à une audience tu insisteras sur le travail du chakra de la gorge, etc.).

Quand tu désires travailler un chakra spécifique, commence (éventuellement avec une relaxation de tout ton corps et une respiration étagée) par travailler (même rapidement) tous les chakras afin d'optimiser le flot d'énergie. Puis, tu peux, par exemple, utiliser une des deux techniques suivantes, auxquelles tu peux optionnellement ajouter l'utilisation des mantras (sons) et des mudras :

Technique 1 : Visualise une colonne d'énergie passant à travers ton corps, traversant le chakra racine et le chakra couronne, et au niveau du chakra choisi tu visualises cette énergie qui diffuse le ou les organes. Tout en continuant de visualiser la colonne d'énergie.

Technique 2 : En pratiquant l'Exercice 46 Tourner autour du corps, tu t'attardes sur le chakra choisi et tu visualise l'énergie qui diffuse les organes.
Ainsi, tu continue la rotation autour du corps, et à chaque fois que tu passes par le chakra sélectionné, tu t'y attardes.

11. Exemples de pathologies

Voici une liste de pathologies qui peuvent être soulagées et dont la guérison est facilitée en pratiquant les chakras :

- **Chakra racine :**

Dépendances, comportement addictif, problèmes de cheville, anorexie, maux de dos, maladies du sang, maladies des os, pieds froids, constipation, colite, dépression, diarrhée, eczéma, mictions fréquentes, Dépendances aux jeux de hasard, glaucome, hémorroïdes, problèmes de hanches, hypertension, impuissance, démangeaisons et calculs, Problèmes au genou, Crampes dans les jambes, Problèmes menstruels, Dépendance à l'argent, Migraines, Obésité, Cancer de la prostate, Cancer du rectum, Problèmes de la colonne vertébrale, Sciatique, Problèmes d'estomac, Cheville enflée, Pieds enflés, Jambes faibles, Problèmes de poids.

- **Chakra Sacre :**

Dépendance à la malbouffe, Dépendance à l'Alcool, Mal de dos, énurésie nocturne, Problèmes de Vessie, Cystite, Peur, Fertilité, Fibromes, Fausses couches, Frigidité, Problèmes de Hanches, Impuissance, Intestin irritable, Problèmes de reins, Problèmes menstruels, Spasmes musculaires, Kystes ovariens, syndrome prémenstruel, maladie de la prostate, problèmes d'estomac, maladie du testicule, fibromes utérins, vomissements, problème d'utérus.

- **Plexus solaire :**

Crampes abdominales, Acidités gastriques, Anorexie, Boulimie, Fatigue chronique, Diabète, Problèmes digestifs, Trouble de l'alimentation, Peur, Allergies alimentaires, Gastrite, Problèmes de la vésicule biliaire, Cailloux biliaires, Brûlures d'estomac, Hépatite, Jaunisse, Problèmes de rein, Déficience immunitaire, Problème de foie, Pancréatite, Ulcère gastro-duodénal, tabagisme, problèmes d'estomac, zona, ulcères, vomissements.

- **Chakra du cœur :**

Allergies, Asthme, Circulation sanguine, Cancer du sein, Bronchite, Congestion de la poitrine, Problèmes de circulation, Toux, Fatigue, Cardiopathies, Hypertension artérielle, Hyperventilation, Déficience immunitaire, Grippe, Pathologies pulmonaires, Douleur au niveau des bras / mains, Pneumonie, Problèmes respiratoires, essoufflement, troubles du sommeil, tabagisme, tremblements.

- **Chakra gorge :**

'Asthme, Bronchite, Rhume, Toux, Infections de l'oreille, Peur, Problèmes auditifs, Rhume des foins, Enrouement, Laryngite, Trouble de la voix, Confusion mentale, Ulcères de la bouche, Douleur dans le haut du bras, Mal de gorge, Cou raide, Dents / gencives, Problème de Thyroïde, acouphènes, amygdales, tube digestif supérieur, vomissements, coqueluche.

- **Troisième œil :**

Allergies, Amnésie, Anxiété, Circulation sanguine vers la tête, Cécité, Tumeur au cerveau, Cataractes, Cancers, Fatigue chronique, Yeux croisés, Surdité, Vertiges, Médicaments, Dyslexie, ORL, Mal d'oreille, Mal de santé, Glaucome, Problèmes de croissance, Mal de tête, Hypertension artérielle, Déséquilibre hormonal, Insomnie, Problème de l'œil gauche, Vision longue, Migraine, Nervosité, Affections nerveuses, Problèmes du cuir chevelu Prévoyance, Problèmes de sinus, Tension, Maux de tête de tension, Fatigue, Tremblement, Vomissements.

- **Chakra couronne :**

Alzheimer, Amnésie, Troubles osseux, Cancers, Dépression, Vertiges, Épilepsie, Peur, Maux de tête, Déficience immunitaire, Insomnie, Difficultés d'apprentissage, Migraine, Sclérose en plaques, Syndrome de personnalité multiple, Troubles du système nerveux, Névrose, Paralysie, Syndrome de Parkinson, Psychose, schizophrénie, démence sénile, fatigue, tremblements, vomissements.

12. Circulation d'énergie

o Inspire en visualisant le courant d'énergie qui descend le long de la colonne vertébrale.

o Expire en visualisant le courant d'énergie qui remonte le long de la colonne vertébrale.

o Fait une trentaine d'inspiration-expiration ;

13. Aux chakras sont associés des couleurs,

car les fréquences hertziennes des couleurs sont en harmonie avec les fréquences des chakras. Tu connais maintenant les couleurs associées aux chakras et il n'est pas nécessaire de les rappeler ici.

Cette méditation s'effectue lors d'une promenade dans la nature. Elle consiste à contempler les couleurs que l'on trouve dans la nature et qui correspondent aux couleurs associées aux chakras. Pour chaque couleur trouvée dans la nature, prend le temps (aussi longtemps que tu le désire pour contempler la couleur, l'harmoniser avec le chakra correspondant, et baigner ensuite tous les chakras de cette même couleur, et enfin, faire de même pour baigner le corps tout entier. Par exemple : contempler le bleu du ciel, le vert d'un arbre, contempler les fleurs de couleurs jaune, orange, rouge, indigo et violet que l'on trouve, ou tout autre couleur trouvée dans la nature. Si tu trouves des pierres de couleur dans la nature, ou si tu en as chez toi, tu peux ainsi pratiquer cette méditation, et si possible de rajouter le toucher des pierres à la contemplation des couleurs.

14. Optimisation par le prana

Notre énergie vitale, aussi appelée prana, nous provient de la nature, et principalement de l'air, de l'eau, de la nourriture, et de l'énergie solaire. Bien entendu de meilleures qualités de ces éléments nous apportent une énergie vitale de meilleure qualité. D'où l'intérêt supplémentaire d'être en contact avec la nature, de manger des produits de qualité et de boire de la bonne eau. Il est aussi un avantage de pratiquer des instants de méditation lorsque l'on se nourrit de sources énergie (air, eau, nourriture et soleil), en visualisant qu'elles nourrissent nos chakras et nos 7 corps subtiles.

15. La boule d'énergie

Assis en lotus ou en tailleur, place tes mains l'une en face de l'autre. Imagine que tu tiens entre tes mains une boule d'énergie de la taille d'une balle de handball. En déplaçant tes mains de haut en bas et de bas en haut autour de cette balle, recherche a sentir cette énergie (avec un peu de pratique tu arriveras très bien à sentir une boule d'énergie). Que tu sois déjà arrivé à sentir cette énergie, ou pas encore, sert toi de ton imagination et imagine intégrer cette boulle d'énergie comme nourriture de ton chakra racine. Place de nouveau tes mains l'une en face de l'autre afin de former une nouvelle boulle d'énergie, puis intègre cette boulle à ton chakra sacré. Continue ainsi pour les cinq chakras suivants.

16. Les mains guérisseuses

Lorsque pendant ta journée tu as vécu un évènement fortement chargé en énergie négative (par exemple une rencontre, la vue d'un accident, une frustration ou un échec) sert toi de ton pouvoir énergétique guérisseur :

o En pensant à cet évènement, place ta main droite touchant ton chakra sacré et ta main gauche touchant ton chakra coronal.

o Eloigne tes mains de quelques centimètres de ces deux points, et visualise le pouvoir guérisseur traversant tes mains qui efface cette empreinte négative de ton corps.

17. Les 7 corps subtiles

Notre enveloppe énergétique est constituée de 7 couches qui se superposent (comme des poupées russes qui s'emboitent. Le premier corps, le corps physique vibre aux fréquences les plus basses, ou encore les plus lentes, ou encore les moins denses, de tous les corps. Chaque corps suivant vibre à des fréquences de plus en plus hautes, de plus en plus rapides et de moins en moins denses. Ces 7 couches sont reliées énergétiquement aux 7 chakras, comme suit :

1. Le corps physique : relié au chakra racine
2. Le corps éthérique : relié au chakra sacré
3. Le corps astral : relié au plexus solaire
4. Le corps mental : relié au chakra du cœur
5. Le corps causal : relié au chakra de la gorge
6. Le corps bouddhique : relié au 3ème œil
7. Le corps atmique : relié au chakra coronal

Comme les chakras sont reliés les uns aux autres et ont des interactions les uns avec les autres, les 7 corps subtiles ont aussi des relations les uns avec les autres.

Beaucoup de nos émotions et de nos sensations ont leurs origines dans les 7 corps subtiles, suite aux relations avec les autres et avec notre environnement.

Méditer sur les 7 corps subtiles va permettre une plus grande connaissance de notre être, un nettoyage des corps subtiles des débris engendrés par les accidents de la vie, et un plus grand bien-être général.

Pratique :

o Mets-toi en condition (position confortable, relaxation, et respiration étagée)

o Commence par te concentrer sur le chakra racine, visualise une colonne d'énergie venant de la terre qui active ton chakra racine. Visualise ensuite cette énergie qui rayonne pour remplir ton corps physique tout entier (Suivant comment tu te sens le plus à l'aise, tu peux visualiser simplement de l'énergie, ou bien de l'énergie de couleur blanche, ou bien de l'énergie de couleur rouge). Imagine cette énergie nettoyant ton corps et lui permettant de fonctionner de façon optimale. Et faire de même pour les chakras et les corps subtiles suivants).

o En continuant de visualiser cette colonne d'énergie qui pénètre ton chakra racine, visualise cette colonne poursuivant son chemin vers le chakra sacré. Et pareillement, visualise cette énergie qui remplit ton corps tout entier, puis qui remplit ton corps éthérique, le nettoie et lui permet de fonctionner de façon optimale.

o Continue ainsi pour les chakras et les corps subtiles suivants, en conservant la visualisation de la colonne d'énergie venant de la terre, traversant les chakras les uns après les autres et remplissant les corps subtiles les uns après les autres.

o Après avoir effectué la pratique sur le chakra coronal et sur le corps atmique, reste quelque temps à visualiser la colonne d'énergie venant de la terre qui s'unifie à la colonne d'énergie venant du ciel, et cette énergie unifiée qui nourrit tes 7 chakras et tes 7 corps subtiles.

Note : Rappelons que la visualisation et l'imagination sont de puissantes forces agissantes qui nous permettent d'atteindre de nouvelles sensations. Alors que la théorie est le premier pas vers la compréhension, vers la connaissance et vers les premières sensations. Seule la pratique nous permet d'explorer ces nouvelles sensations.

18. OM sur chakras et corps subtiles

Tous les sons atteignent nos corps subtiles.   Cette méditation s'effectue avec le son OM car c'est un son avec de puissantes vibrations faciles à ressentir.

Nous avons vu la méditation OM sur les chakras (Exercice 5 ci-dessus), cette nouvelle méditation consiste à effectuer de nouveau la pratique décrite dans cet exercice 5, en rajoutant maintenant, pour chaque chakra, l'extension du son OM au corps subtil qui correspond au chakra travaillé.

Quand tu travail le chakra racine, les vibrations du son OM remplissent tout ton corps physique. Quand tu travail le chakra sacré, visualise les vibrations du son OM qui remplissent tout ton corps physique, puis qui remplissent tout ton corps éthérique. Et ainsi de suite.

19. Chakra du cœur et corps subtiles

Au niveau du chakra du cœur se croisent les lignes énergétiques formant respectivement les 7 corps subtiles.

Après une mise en condition (position, relaxation, respiration), concentre-toi sur le chakra du cœur en visualisant ton corps physique dans son entier. Puis continue en visualisant les 6 autres corps énergétiques.
Imagine te sentir confortable dans chacun des 7 corps subtiles. Et imagine qu'ils fonctionnent bien.
Lors de tes premières pratiques tu auras peu de sensations ; après plusieurs pratiques il t'arrivera de

ressentir le besoin de t'attarder sur un point particulier de l'un des 7 corps (de la même manière que tu as appris à ressentir et à faire passer les tensions dans ton corps physique), alors prend le temps de t'attarder sur ce point jusqu'à ce que tu sentes que la gêne a disparu.

Les 7 corps subtiles font partie de ta nature, ainsi tu ne prends aucun risque à travailler une plus grande connaissance de ces corps. Au contraire, cette meilleure connaissance t'apportera du bien-être et te servira dans de nombreux aspects de ta vie.

20. Relaxation subtile

o Allonge-toi sur le sol, sur un tapis ou sur une couverture, tes bras au sol et tes paumes de main vers le ciel, recherche le confort maximal de ton corps afin de pouvoir ensuite rester immobile, au besoin met un coussin sous ton cou. Ferme les yeux. Effectue une hyper relaxation de tout ton corps. Respire normalement.

o Ressent ton corps devenir de plus en plus lourd à chaque expiration, pendant 20 expirations.

o Ressent maintenant ton corps devenir de plus en plus léger à chaque expiration, pendant 20 expirations.

o Imagine que tu vois ton corps dans un miroir en face de toi, et détails chaque partie, des pieds à la tête.

o Imagine que ton corps est devenu transparent, et tu observes tes organes (intestins, estomac, cœur, poumons, cerveau, etc.). Ils fonctionnent parfaitement bien et ils deviennent lumineux. Cette lumière s'étend et illumine tout ton corps. Tu te sens en parfaite santé physique et mentale.

21. Travail sur les densités

On peut voir combien les pensées négatives, le stress et les émotions se ressentent dans le corps. Nous avons le 'cœur serré'. Nous ressentons une boule dans le ventre. Nous transpirons. Notre rythme cardiaque augmente. Nous pouvons même ressentir ces pensées, ce stress ou ces émotions comme des oppressions dans notre corps tout entier. Nous pouvons même demeurer dans ces situations pendant très longtemps, aussi longtemps que l'on demeure sous l'influence de ces pensées, de ce stress ou de ces émotions. Ils peuvent même devenir chroniques. Notre santé, notre équilibre et notre capacité de réagir se trouvent affectés.

Peut-être n'as-tu jamais vraiment réalisé ces répercutions dans ton corps. Quel que soit les perceptions que tu as déjà ressenties, tu vois très bien ce dont il s'agit ici. Tu comprends aussi très facilement ces nuisances, et l'avantage d'y remédier.

Nous avons plusieurs fois vu qu'il est facile (à condition d'en être conscient) d'interrompre ces pensées et émotions, avec une simple intention mentale et à l'aide de la respiration consciente). L'exercice suivant va te permettre un travail en profondeur.

Pratique cette technique plusieurs fois de façon formelle (position assise, dos droit), afin de ressentir les sensations. Ensuite tu pourras aussi utiliser cette technique de manière informelle.

○ La première chose à faire est de t'attarder sur le ressenti de ces symptômes (tensions à différents niveaux du corps ; oppressions et même douleurs principalement dans le ventre et au niveau cœur ; frissons et sueurs, etc.).

Pour ce faire, conserve ta respiration étouffée, désire conserver ces symptômes et explore-les en profondeur (et l'expression « en profondeur » est tout à fait appropriée, car tu peux ainsi arriver à ressentir combien ces symptômes se répercutent au plus profond de tes tissus, tes os et tes cellules).

Cette meilleure connaissance des symptômes facilitera leur élimination.

En particulier, tu vas arriver à percevoir que ces symptômes, tout en étant diffus dans tout ton corps, sont aussi plus denses et stagnent à certains endroits (comme par exemple : ton ventre, ton cœur, le cou, le cerveau, une ou plusieurs articulations, un ou plusieurs muscles).

○ Après avoir ressenti ces densités stagnantes tu vas rétablir le flot d'énergie dans ton corps en pratiquant l'exercice 46 : Tourner autour du corps.

Continue à tourner autour du corps en ressentant ces densités se dissiper et la circulation fluide d'énergie dans ton corps.

👀 Exercice 106 : Méditation de la pleine lune

Il est bénéfique de prendre l'habitude de regarder la lune. Au fil des jours, elle rythme le temps. Elle est toujours belle, et encore plus particulièrement les jours de pleines lunes.

Pratique :

o Assis toi confortablement, face à la lune, redresse ta colonne vertébrale.

o Pratique une hyper relaxation. (Exercice 21)

o Pratique la respiration étagée (Exercice 5).

o A chaque inspiration : visualise que les rayons de lune traversent ton corps et le remplissent de lumière.

o A chaque expiration détend ton corps tout entier.

Saisi chaque opportunité de faire une promenade les soirs de pleines lunes (tous les 28 jours). Si tu as le temps, contemple ce superbe spectacle, et pratique la méditation de la pleine lune. Si tu n'as pas le temps, tu bénéficieras de visualiser ces rayons de lune traversant ton corps devenu transparent.

Variantes :

Les 3 variantes suivantes ont des ressemblances avec la méditation de la pleine lune. Et ce sont aussi des sujets de méditation très intéressants :

1. Comme tu as visualisé les rayons de lune qui traversent ton corps, tu peux, un jour où il y a du vent, visualiser le vent qui traverse ton corps, lors de profondes inspirations.

2. Et tu pourras visualiser les rayons du soleil traversant ton corps.

3. Et enfin, toujours en pratiquant une respiration consciente et en savourant la joie de respirer, tu pourras visualiser la dissolution de ton enveloppe énergétique dans le vortex d'énergie total.

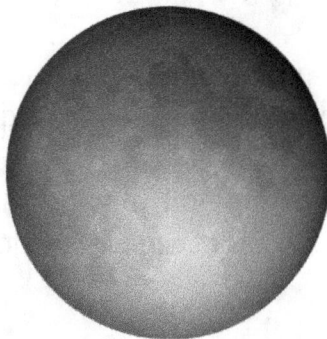

☻☻ Exercice 107 : 5 méditations Qi et Yin Yang

1. Méditation Qigong   (10 minutes)

Le Qigong (littéralement : Qi = Energie vitale et Gong = culture) a des racines dans la culture chinoise ancienne qui remonte à plus de 4000 ans. C'est un système holistique de posture du corps et de mouvements coordonnés, de respiration et de méditation, utilisé à des fins d'optimiser le bien-être, l'équilibre et la santé, d'effectuer une recherche spirituelle et de pratiquer les arts martiaux.

Pratique :

o Assois-toi confortablement et positionne ta colonne vertébrale bien droite.

o Fais un scan complet du corps en hyper relaxation. (Voir Exercice 21 page 90)

o Pratique la respiration étagée. (Voir Exercice 5 page 41)

o Concentre-toi profondément sur ton chakra sacré. (Centre principal de l'énergie vitale = qi - Voir page 185)

o Reste concentré sur ton chakra sacré, et sent ton énergie vitale circuler et remplir tout ton corps.

2. Méditation Qi   (10 minutes)

o En position debout, les bras le long du corps, les pieds restent à plat sur le sol.

o Placer le poids du corps sur l'avant des pieds, automatiquement le corps s'incline légèrement en avant. Alors ressentir le Qi, l'énergie vitale, sur toute la face antérieure du corps : jambes, bassin, ventre, torse, bras, cou et visage.

   Demeurer 2 minutes dans cette position à cultiver le ressenti du Qi.

o Placer le poids du corps sur les talons, automatiquement le corps s'incline légèrement en arrière. Alors ressentir le Qi, sur toute la face postérieure du corps

   Demeurer 2 minutes dans cette position à cultiver le ressenti du Qi.

o Faire la même chose à droite (2 minutes) et à gauche (2 minutes).

o Rester droit, pendant 2 minutes, et ressentir le Qi sur toute la surface du corps.

Notre être est constitué de deux parties énergétiques indivisibles et complémentaires : le Yin, aussi appelé l'énergie féminine, qui domine nos émotions, nos intuitions, et notre créativité ; et le Yang, aussi appelé l'énergie masculine, qui domine notre capacité d'analyse, de planification et de penser.

Les méditations Yin Yang contribuent à équilibrer le Yin et le Yang. Ainsi, elles contribuent aux améliorations : du bien-être, de la santé, de l'équilibre, des émotions, des relations, de l'intuition, des pensées et de l'efficacité. Alors qu'un déséquilibre est la cause des effets inverses.

Toutes les méditations améliorent cet équilibre. Voici 3 techniques qui adressent spécifiquement cet équilibre :

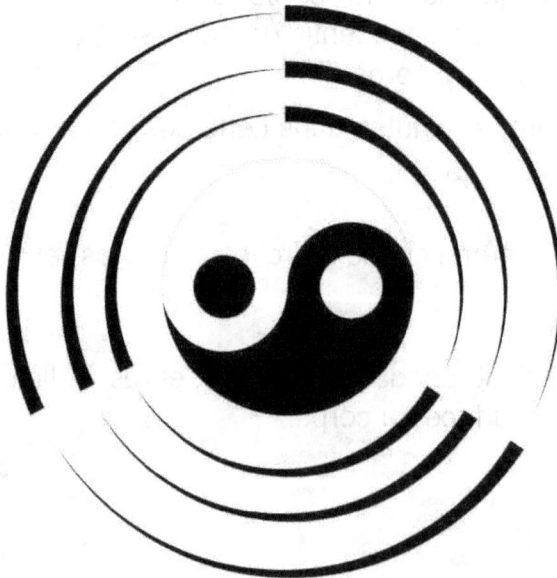

3. Méditation Yin Yang - 1   (10 minutes)

o En position assise, sur le sol ou sur une chaise (en gardant les pieds à plats), ferme les yeux, effectue une relaxation de tout ton corps, et pratique quelques minutes de respiration étagée.

o Concentre-toi sur ton chakra du cœur (en fait, concentre-toi sur toute ta région thoracique).

o Inspire lentement et profondément, en imaginant aspirer et stocker en toi, sous forme d'énergies, tout ce que tu espères obtenir de la vie.

o Expire lentement et profondément, en imaginant libérer dans le monde toutes ces énergies stockées.

o Fait une vingtaine de ces inspirations-expirations.

o Fait une dernière inspiration-expiration relaxante.

4. Méditation Yin Yang - 2   (10 minutes)

o En position assise, les yeux fermés, met toi en condition (relaxation et respiration étagée).

o Met en mouvement l'énergie Yin (l'eau)

Cette énergie à tendance à stagner (comme de l'eau qui stagne) dans la partie inférieure du corps.

- Fait une lente et profonde inspiration en visualisant remplir ton bas ventre.
- Fait une lente et profonde expiration en visualisant expirer dans tes jambes jusqu'à tes pieds.
- Fait 20 inspirations-expirations.

o Met en mouvement l'énergie Yang (la lumière)

Cette énergie à tendance à stagner dans la partie supérieure du corps.

- Fait une lente et profonde inspiration en visualisant l'air comme étant de la lumière qui rentre par ton chakra couronne et qui remplit généreusement tes poumons.
- Fait une lente et profonde expiration en visualisant cette lumière remplir tout le haut de ton corps.
- Fait 20 inspirations-expirations.

o Mélange les énergies Yin et Yang
- Inspire en visualisant l'énergie Yin qui remonte du bas de ton corps, l'énergie Yang qui descend du haut, et les 2 énergies qui se mélangent.
- Expire en visualisant les 2 énergies mélangées qui remplissent la totalité de ton corps.
- Fait 20 inspirations-expirations.

5. <u>Méditation Yin Yang - 3</u>   (10 minutes)

- En position assise, les yeux fermés, met toi en condition (relaxation et 1 série de respirations étagées en sentant ton corps qui devient de plus en plus lourd).

- Fait une série d'une vingtaine d'inspiration-expiration
  - Les inspirations remplissent ton corps.
  - A chaque expiration tu deviens de plus en plus lourd (comme si tu t'enfonçais dans le sol). Tu te sens de plus en plus calme et en paix.

- Fait une série d'une vingtaine d'inspiration-expiration
  - Tu inspires de la lumière, et tu te sens de plus en plus rempli d'amour, de lumière et d'énergie solaire.
  - A chaque expiration tu deviens de plus en plus léger (comme si ton corps allait s'envoler). Tu te sens de plus en plus calme et en paix.

- Recommence une seconde fois ces deux séries, puis une troisième fois, afin de ressentir leurs contrastes.

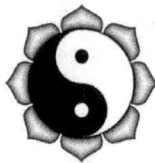

◉◉ Exercice 108 : Méditation Tantra

Le tantrisme constitue l'une des plus anciennes connaissances. Il pourrait être vieux de 5000 ans. Il est intéressant de constater que le tantrisme, comme d'autres connaissance, identifie, bien avant la physique quantique, que tout est énergie dans l'univers et que tout dans l'univers est interconnecté (intrication quantique).

Un des principes fondamentaux du tantrisme est que la connaissance est acquise dans l'expérience. Avec le tantrisme on ne recherche pas le savoir intellectuel (pourquoi) mais la connaissance acquise par le vécu et la pratique (comment).

La connaissance tantrique est très riche. Elle aborde des sujets tels que les circulations d'énergie, le conscient, le subconscient, l'ego et la méditation. Le tantra ne se réduit pas au sexe et à la qualité de l'union, comme on le croit populairement.

La méditation tantrique qui suit utilise un concept mistique du tantrisme qui décrit le corps comme étant constitué de lumière divine. Mais, on peut très bien effectuer cette méditation sans avoir de sensibilité mistique, en utilisant la réalité physique que tout est énergie.

Pratique :

o Assois-toi confortablement et positionne ta colonne vertébrale bien droite.

o Fais un scan complet du corps en hyper relaxation. (Voir Exercice 21)

o Pratique la respiration étagée. (Voir Exercice 5)

o Commence par visualiser que ton pied droit est constitué de lumière. Tu vas ensuite faire remonter cette lumière tout le long de ta jambe droite. Puis passer au pied gauche et remonter ainsi en détaillant toutes les parties de ton corps (comme dans l'hyper relaxation) jusqu'au sommet de ton crane.
Fait ce cheminement tout en inspirant et en expirant de la lumière.

o Visualise ton corps tout entier étant de la lumière et en t'identifiant à cette lumière.

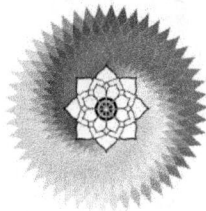

👁👁 Exercice 109 : Méditation Ham-Sa - So-Ham

Cette méditation utilise simultanément la respiration, deux mantras et notre identification   coordonnée à la respiration et aux significations des deux mantras.

Ham-Sa et So-Ham sont comme les sons naturels de notre respiration. Les syllabes Ham et So correspondant à des inspirations. Et les syllabes Sa et Ham correspondant à des expirations.

En Sanskrit, Ham-sa signifie signe. Le mantra Ham-sa est symbolisée par un signe d'un blanc immaculé flottant sur les eaux, signifiant la pureté.
So-Ham, signifie « je suis ». Ce mantra signifie notre identification et notre union à la pureté de Ham-Sa.

सोहम्

38

---

38 Soham mantra

Pratique :

o Assois-toi confortablement et positionne ta colonne vertébrale bien droite.

o Fais un scan complet du corps en hyper relaxation. (Voir Exercice 21)

o Pratique la respiration étagée. (Voir Exercice 5)

o Ensuite, en pratiquant les deux mantras, tu n'as pas à porter ton attention sur ta respiration ; elle se modifiera naturellement, devenant plus ou moins rapide, superficielle ou profonde et en utilisant des combinaisons de respirations simplement thoraciques ou bien étagées. Il est important que la respiration demeure libre et naturelle tout au long de la méditation. Tu effectueras une courte pause entre les inspirations et les expirations.

o Suivant tes désirs et tes intuitions, et en pensants aux significations des mantra, utilise librement, naturellement et confortablement :

   ▪ Soit de longues séries **Ham-Sa** (Inspiration-Expiration),

   ▪ Soit de longues séries **So-Ham** (Inspiration-Expiration),

   ▪ Soit des alternances **Ham-Sa** (Inspiration-Expiration) et **So-Ham** (Inspiration-Expiration).

☯☯ Exercice 110 : Méditation du cœur élargis

Cette méditation va utiliser le mantra OM et ses vibrations, que nous avons vu précédemment dans ce manuel, mais ici en se concentrant uniquement sur La cage thoracique.

o En expirant, prononce OM tout en ressentant les vibrations du son dans ton cœur et dans toute ta cage thoracique.

o En inspirant, ressent ces vibrations qui continuent et élargissent ton cœur.

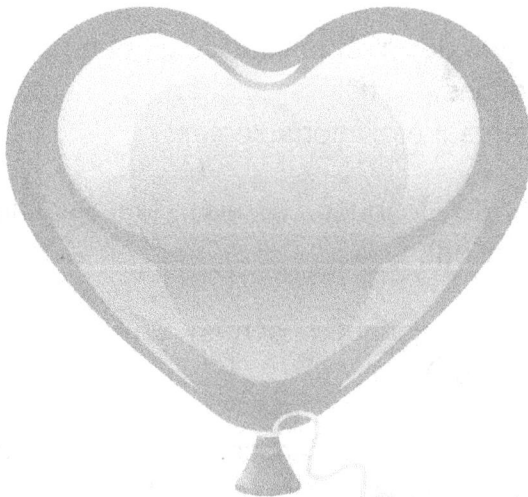

❂❂ Exercice 111 : Méditation du transfère

o Assois-toi confortablement et positionne ta colonne vertébrale bien droite.

o Fais un scan complet du corps en hyper relaxation. (Voir Exercice 21)

o Pratique la respiration étagée. (Voir Exercice 5). Puis concentre toi sur le ressenti de ta respiration dans la partie basse de tes poumons.

o Place la paume de ta main au centre de ton torse. Ton attention est ainsi automatiquement transmise à cet endroit. Et cela va faciliter ta méditation.

o Visualise que ce n'est maintenant plus avec le cerveau que tu penses, mais avec le cœur. Et observe le soulagement que cela te procure.

o Continue ainsi, autant de temps que tu le désir, en gardant ta concentration à la fois sur la respiration dans la partie basse de tes poumons, et sur ton cœur étant ton organe de la pensée.

Tu auras l'opportunité de constater que cette technique t'aidera dans de nombreux autres domaines que le bien-être immédiat. Ton intuition, tes sentiments, tes émotions et tes prises de décision seront bonifiés.

☯☯ Exercice 112 : Méditer sur la journée passée

Tu pratiqueras donc cette méditation en fin de journée.

Au cours de la journée passée, les événements survenus et les rencontres ont eu individuellement une charge émotionnelle, positive ou négative. Peu avaient une charge émotionnelle neutre.

Après le conditionnement et la relaxation habituel tu vas passer en revue, chronologiquement, du matin au soir, les événements et rencontres de la journée.

o Assois-toi confortablement et positionne ta colonne vertébrale bien droite.

o Fais un scan complet du corps en hyper relaxation. (Voir Exercice 21)

o Pratique la respiration étagée. (Voir Exercice 5)

o Pratique une vingtaine d'inspiration-expiration, en ressentant le bonheur de l'énergie vitale à l'inspiration et le confort de la relaxation à l'expiration.

o Continue cette respiration avec ta concentration sur les points susmentionnés, pendant au moins 10 minutes, y compris, chaque 5 respiration, en pensant à un événement de la journée, représenté uniquement avec des mots et sans autre sentiment émotionnel que le bonheur de respirer, de te détendre et d'exister.

👁👁 Exercice 113 : Méditation des entonnoirs

Dans cette méditation, tu vas visualiser deux entonnoirs. L'un avec sa partie large ouverte vers le ciel. L'autre avec sa partie large ouverte vers la terre. Les deux parties étroites se rejoignant au centre de ton torse.

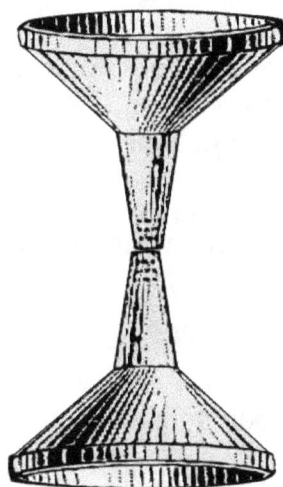

Pratique (pendant au moins 5 minutes)

o A l'inspiration, visualise ton inspiration qui s'élargie, au sommet de ton crane, en remplissant le ciel.

o A l'expiration, visualise ta relaxation qui s'élargie, au niveau le plus bas de ton corps (qui dépend de ta position : la pointe de ton sacrum en position du lotus, tes pieds lorsque tu es assis sur une chaise ou en position debout), en remplissant la terre.

◉◉ Exercice 114 : Ton identité de méditant

o Assois-toi confortablement et positionne ta colonne vertébrale bien droite.

o Fais un scan complet du corps en hyper relaxation. (Voir Exercice 21)

o Pratique la respiration étagée. (Voir Exercice 5).

o Maintenant, observe-toi. Observe ton bien-être (bonheur procuré par la respiration, un corps relaxé, les pensées et les émotions qui sont devenues plus légères).

o Intègre ces observations comme faisant partie de ton identité.

o Affirme le choix d'inclure cette recherche de bien-être dans ton quotidien. Et reconnais ta nouvelle identité d'une personne qui médite.

Note : Nous avons vu précédemment dans ce manuel que rentrer dans la peau du personnage que l'on désire devenir est la clef du succès. Nous avons vu aussi que cela n'est pas facile, car nous nous transformons en une nouvelle personne, une personne que l'on ne connait pas. Et même si on a un sincère désir de devenir cette personne, même si on sait qu'on va être plus heureux, il nous faut pour cela sortir de notre zone de pseudo confort, et une partie de nous même résiste à ce changement.

Ce sont ici les mêmes mécanismes qui rentrent en jeu : on doit faire un effort pour rentrer dans une nouvelle peau dans laquelle on se sentira très bien, et qui nous offrira de grands avantages (voir : avantages de la méditation).

👁👁 Exercice 115 : Le bourdonnement d'abeille

Nous allons voir dans l'exercice suivant 40 exercices de méditation que tu pourras faire avec tes enfants. En faisant ces exercices avec tes enfants, cela te permettra aussi de les pratiquer. Connaissant tes enfants, tu sauras juger quels autres exercices de ce manuel tu pourras pratiquer avec eux. L'exercice qui suit est de ceux qui sont attractifs et bénéfiques pour les adultes comme pour les enfants. Cette technique est très efficace pour devenir calme et serein.

Pratique (5 minutes) :

o   Ferme la bouche, mais garde les dents écartées.
Bouche tes deux oreilles avec tes index.
Place tes coudes à l'horizontal.

o   Inspire lentement et profondément par le nez.

o   Expire lentement par le nez, tout en produisant un son continu « bzzzzzzzzzzzzzzzzzzzzzzzzzzzzzzzz ». Focalise alors ton attention sur les vibrations de ce bourdonnement dans ta tête et dans ta poitrine.

☯☯ Exercice 116 : 40 méditations pour les enfants

On peut initier son enfant à la méditation dès l'âge de 3 ans.

Cela permettra à l'enfant de reconnaitre puis de rechercher la sensation de calme. Cela augmentera sa capacité de concentration. Et cela lui permettra d'apprendre à reconnaitre et à contrôler ses émotions. Les enfants qui pratiquent la méditation réussissent mieux leurs études ; ils ont aussi un plus grand respect envers les autres. Ils gagnent en confiance et en estime de soi. Ils améliorent leurs sommeils et cela favorise leur bonne croissance. La méditation permet aux enfants ayant des tendances à l'hyperactivité de réduire cette tendance. Les enfants gagnent avec la méditation des qualités qui les serviront toutes leurs vies.

Les enfants ayant moins de barrières que les adultes et étant aussi plus curieux de faire des expériences, il est facile de leur enseigner la méditation.

La durée des séances sera très courte au début : moins d'une minute. Après un peu de pratique, il sera possible d'allonger un peu la durée des séances, jusqu'à 10 minutes. Une base de référence est un nombre de minute égale à l'âge de l'enfant.

Ton enfant doit être d'accord et il doit aborder ces séances avec joie. S'il n'est pas d'accord, tu peux réessayer plus tard. Tu laisseras à ton enfant une certaine liberté dans sa pratique, sans le submerger de règles à observer et de théories à comprendre ; ce qui est important est le bénéfice qu'il va retirer de son expérience.

1. Se maintenir en posture du lotus (assis en tailleur) sera un jeu pour ton enfant. Tu pourras alors le guider pour qu'il se tienne avec le dos bien droit, les mains jointes et pour qu'il évite de rire pendant quelques secondes.

2. Couchés sur le dos, mettez tous les deux une peluche sur vos ventres et invite ton enfant à observer la peluche qui monte et qui descend avec la respiration. Puis dit lui de faire aller la peluche plus lentement.

3. Dit à ton enfant de placer sa main sur son ventre pour le sentir qui monte et qui descend quand il respire.

4. Demande à ton enfant comment est le temps à l'intérieur de son corps : Est ce qu'il y a du soleil ? Est qu'il pleut ? Est-ce qu'il y a des nuages ?
   Ne porte aucun jugement sur, ni ne disqualifie, les émotions que ton enfant exprime.

5. Dit à ton enfant de sentir sa respiration, quand il inspire et quand il expire. Lors d'une autre séance tu pourras le laisser compter sur ses doigts jusqu'à 5 à l'inspiration, puis 5 à l'expiration.

6. Dis-lui que sa respiration est comme un chat qui aime se cacher et dit à ton enfant d'observer sa respiration pour qu'elle n'aille pas se cacher.

7. Dis-lui d'utiliser la méditation des doigts pour retrouver son calme et sa sérénité à chaque fois qu'il rencontre un problème. Cette médiation consiste à se concentrer sur le sens du touché, en touchant le pouce avec l'index, puis avec les 3 autres doigts, et de continuer ainsi en revenant au touché pouce-index.

8. Donnes à ton enfant l'image du ballon qui lui est familière, lui disant de gonfler son ventre comme un ballon, puis de d'expirer en faisant avec sa bouche le son du ballon qui se dégonfle (ainsi il ralenti son souffle).

9. Une autre image familière pour un enfant est celle des bougies que l'on souffle sur un gâteau d'anniversaire. Dit à ton enfant d'inspirer profondément et lentement, puis d'expirer rapidement par la bouche en imaginant souffler ces bougies d'anniversaire.

10. En position debout, faites encore l'exercice ensemble : sur les côtés, les paumes orientées vers le ciel, monter les bras en dessinant un large cercle et en inspirant tout au long de la montée des bras. Arrivé au sommet, joindre les mains pointées vers le ciel et bloquer sa respiration un court moment. Redescendre les mains, au milieu du corps, posées l'une sur l'autre en faisant tout du long une expiration lente, jusqu'à arriver en bas. En bas, bloquer la respiration un court moment, puis continuer avec l'inspiration suivante.

11. Dit à ton enfant de décrire en détails, à son ami qui est aveugle, tout ce qu'il voit dans cette pièce ou dans ce paysage.

12. Le tapis magique : cette technique est à pratiquer avec les jeunes enfants. C'est une prise de conscience de la respiration et du ventre qui se gonfle à l'inspiration. C'est aussi un moment câlin privilégié.

Couché sur le dos, prend ton enfant sur ton ventre et dit lui qu'il flotte sur un tapis magique.

13. Marche en tenant la main de ton enfant, en lui demandant de garder les yeux fermés et de seulement écouter tes instructions afin de prendre les virages, descendre une marche, éviter un obstacle, etc.

14. Dit à ton enfant de remarquer puis d'écouter un son (un oiseau qui chante, un chien qui aboie, une cloche qui sonne, un ventilateur, etc.).

15. Lors d'une promenade dans la nature, dit à ton enfant que vous allez essayer de voir des animaux. Alors, vous allez marcher comme des tigres, sans faire de bruits, en posant délicatement et lentement les pieds sur le sol.

16. Dit à ton enfant de fermer les yeux pendant 1 minutes et d'enregistrer tous les sons qu'il entend, pour après te donner une liste.

17. Dit à ton enfant qu'il va observer la pièce ou le paysage puis fermer les yeux et décrire en détails les objets, les couleurs et tout ce dont il se souvient.
A la fin de l'exercice dit lui que c'est bien de s'être rappelé ce nombre de choses. En renouvelant l'exercice les jours suivants, l'enfant s'amusera à vouloir se rappeler de plus en plus de choses. Et tu pourras le féliciter à chaque fois qu'il améliore sa performance.

18. Si tu possèdes un bol thibétain, fait le chanter et invite ton enfant à écouter le son qui petit à petit s'estompe, jusqu'au silence. Invite ensuite ton enfant à écouter le silence. Invite aussi ton enfant à ressentir les vibrations du son qui parcourent son corps.

19. Couchés sur le gazon un jour d'été, invite ton enfant à observer les nuages qui passent, qui changent de taille et qui disparaissent. Puis, les yeux fermés, invite-le à observer qu'il peut faire de même avec ses pensées.

20. Lors d'une promenade dit à ton enfant de trouver, et d'observer, 10 petits cailloux qu'il va utiliser dans une méditation. Les cailloux seront rangés dans une boite pour être réutilisé.
Assis en tailleur, dit à ton enfant de poser le tas de caillou sur sa gauche ;
De prendre un des cailloux avec la main gauche et de faire une inspiration tout en observant le caillou ;
De passer le caillou à sa main droite, en bloquant sa respiration ;
Et, de fermer les yeux, de poser le caillou sur sa droite, en faisant une lente et longue expiration, en revoyant le caillou dans sa mémoire (sa couleur, ses formes, ses cavités) ; De continuer ainsi avec le caillou suivant.

21. En position debout, les yeux fermés, dit à ton enfant d'imaginer être un arbre, et que ses racines s'enfoncent, s'enfoncent et s'enfoncent encore très profondément dans le sol ;
Maintenant il lève les bras au ciel, ses bras étant comme les branches de l'arbre qui s'étendent loin et haut, encore et encore, pour puiser les rayons de soleil.

22. Cette technique empruntée à la sophrologie permettra à ton enfant de canaliser ses émotions : dit lui de se frotter les deux mains jusqu'à ce qu'elles deviennent chaudes, puis d'appliquer ses mains sur son visage afin de ressentir la chaleur et s'attarder sur cette sensation.

23. Deux enfants de tailles similaires s'assoient en tailleur dos à dos, tu leur dis qu'ils doivent rester calmes et sans bouger, et qu'ils doivent se concentrer à respirer en même temps.

24. Fait une mise en scène qui permettra à ton enfant d'imager et de mieux comprendre la gestion des pensées : Met du sable et de l'eau dans une bouteille, agite la bouteille et explique que les pensées dans sa tête sont comme ces grains de sable en suspension dans l'eau ; la méditation permettant aux pensées de se calmer comme les grains de sable se déposent au fond de la bouteille.

    Fait remarquer à ton enfant combien la respiration profonde permet de calmer l'anxiété, et l'avantage d'utiliser une respiration profonde avant de répondre à une question en classe.

25. Les jeunes enfants aiment imiter les parents, alors installe toi pour méditer et laisse ton enfant t'imiter.
    Tu pourras de temps en temps le guider avec un des exemples trouvés sur ces pages, et même avec d'autres pratiques trouvées dans ce manuel.
    S'ils te voient pratiquer la méditation tous les jours quelques minutes le matin et le soir, l'adoption de cette routine sera pour eux très naturelle.

26. Dehors, un jour de grand vent, avec ton enfant, fermer les yeux, écarter les bras, sentir le vent sur le visage et la bouche ouverte faire des sons changeant avec le vent.

    Un jour de pluie, le visage tourné vers le ciel, les yeux fermés, sentir la pluie sur le visage.

27. Dans une pièce sombre, allume une bougie, mettez-vous tous les deux à environ 1 mètre de la bougie.

    Pendant environ 1 minute observez la flamme, puis dis à ton enfant qu'il va fermer les yeux et garder l'image de la bougie en mémoire.

    Après environ 1 minute dit à ton enfant de rouvrir les yeux et de nouveau observer la flamme de la bougie.

    Recommence ainsi 4 ou 5 fois.

28. Assis par terre, les yeux fermés, dit à ton enfant d'imaginer ce qu'est en train de faire une personne qu'il aime (par exemple : son grand-père, sa cousine, un ami, etc.), d'imaginer le lieu où se trouve cette personne et ce que cette personne est en train de penser, ses sentiments.

29. En utilisant un vrai métronome ou une application métronome sur ton téléphone dit à ton enfant de faire un pas à chaque son du métronome, puis dit lui de continuer ainsi alors que tu ralentis le rythme du métronome.

30. Tous les deux en position debout, dis à ton enfant de se concentrer sur sa respiration (inspiration – expiration).
    Puis, tout en continuant de se concentrer sur sa respiration, de se concentrer aussi sur le point dessous son nombril (chakra sacré). Ecarter les bras puis tenir en équilibre sur une jambe, rester un peu en équilibre en maintenant les deux concentrations. Un moment de retour en position sur les deux jambes, puis passer à l'équilibre sur l'autre jambe.

31. Dans cet autre exercice tu vas initier ton enfant à l'exploration de ses sentiments.

Assis par terre, les yeux fermés, dit à ton enfant d'imaginer qu'il est à son école.

Il rencontre son professeur, Qu'est-ce qu'il ressent ?
Comment peut-il décrire ce sentiment ?
Qu'est-ce qu'il ressent dans son ventre lorsqu'il a ce sentiment ?

Puis, il rencontre son meilleur ami, et tu lui pose les 3 mêmes questions.

Puis, encore les 3 mêmes questions avec un autre enfant qu'il n'aime pas.

Puis, les 3 mêmes questions en rencontrant un enfant qu'il aimerait connaitre.

Et enfin, les 3 mêmes questions pour décrire ce qu'il ressent en entendant la sonnerie de la fin des cours.

En faisant cet exercice, ne fait aucun commentaire en entendant les réponses de ton enfant (sauf s'il décrit quelqu'un lui faisant du mal).

32. Assis, dis à ton enfant, qu'après avoir fermé les yeux, pendant 1 minute, à chaque fois qu'une pensée va traverser sa tête il sortira un petit caillou de la boite (voir exercice 20 ci-dessus) pour le placer devant lui.

Dis-lui quand la minute est passée, compter les cailloux, les remettre dans la boite et recommencer la même chose pendant une autre minute.

Puis, le même exercice une troisième fois.

A la fin, faits remarquer à ton enfant qu'il y a eu de moins en moins de cailloux, car il a fait attention à ce qu'il pensait.

33. Les enfants, du fait qu'ils grandissent, ont souvent du mal à connaitre la position de leur corps dans l'espace.

Parcours le corps, des pieds à la tête, de la même manière que dans la technique d'hyper relaxation décrite dans le manuel, mais ici dans le but de ressentir les parties du corps : sent ton pied droit, remonte le long de ta jambe et sent ton genou droit, ... etc., afin de transformer l'exercice en un jeu très amusant pour ton enfant, raconte lui l'histoire de la fourmi (que tu peux amplement détailler) qui monte sur son pied, passe entre ses orteils, puis sur sa cheville, qui fait le tour de son mollet, le chatouille derrière le genou puis viens sur la rotule de son genou, ... etc.

34. Déplacer la tête sous le cœur permet de se calmer. S'il est énervé dit à ton enfant que vous allez faire un exercice. Et, les jambes écartées, rester 30 secondes avec les mains à plat sur le sol.

35. L'enfant entrelace ses doigts sous son menton et place ses coudes à l'horizontal (ses bras sont les ailes du dragon). Il inspire, en levant les coudes et la tête. Les yeux au ciel, il émet le son 'ahhhh' en imaginant être un dragon qui souffle des flammes. A la fin de l'expiration, il abaisse ses bras jusqu'en bas. Puis il recommence à lever les coudes et la tête en inspirant. Il recommence ainsi pour faire 10 souffles su dragon.

36. Dis à ton enfant de sauter en l'air. Après 1 minute, dis-lui de placer la main droite sur son cœur, et de sentir les battements de son cœur ainsi que sa respiration.

37. Place toi avec ton enfant devant le mur, et trois fois de suite pousser le mur pendant 10 secondes.

38. En position couché ou assise, les yeux fermés, tu vas raconter une histoire à ton enfant, faire travailler son imagination et lui permettre d'évacuer son stress.

Imagine que tu es sur une plage, le soleil brille, tu entends le bruit des vagues. Tes pieds sentent un peu de chaleur en touchant le sable puis en touchant l'eau. Tu marches ainsi le long de la longue plage. Il n'y a personne. Tu regardes des mouettes qui volent et disparaissent à l'horizon. Tu ne penses à rien. Tu es seulement heureux d'être dans ce bel endroit, ...

A la fin de ton histoire, dit à ton enfant qu'il vient de faire une belle promenade et qu'il peut imaginer à tout moment retourner dans cet endroit paisible. Qu'il peut maintenant ouvrir les yeux et terminer la méditation par 3 profondes inspirations suivies de lentes expirations.

39. En position assise, dit à ton enfant de placer ses mains à la hauteur de ses yeux, les paumes en avant. Puis il va tourner ses deux mains vers l'intérieur, en allant au ralenti, le plus lentement possible, en essayant que l'on ne puisse pas voir que les mains tournent.

Une fois qu'il a fini de tourner et qu'il voit ses paumes, il recommence dans l'autre sens. Il continuera ainsi pendant 5 minutes.

Dis-lui de penser à respirer. Et, éventuellement, rappel le lui si tu vois qu'il se met en apnée.

40. Couchés sur le sol, effectuer des massages dans le dos avec une balle de tennis.
Faire rouler une balle de golf sous un pied nu.

👀 Exercice 117 : Méditation d'une minute

Peut-être après avoir lu ou entendu parler des avantages de la méditation, tu te dis que tu devrais essayer, et pourtant tu te trouves des excuses pour ne pas le faire, ou bien tu considères ne pas être le genre de personne qui médite. Il est possible que tu franchises le pas plus tard dans ta vie. Tu as aussi, avec cette méditation qui dure 1 minute, l'opportunité de faire maintenant l'expérience.

Peut-être tu pratiques déjà la méditation. Et cette méditation d'1 minute te seras utile. Car tu auras de nombreuses opportunités, au cours de la journée, de la pratiquer.

o En position assise ou couché, ferme les yeux.
  Décide que la minute qui suit sera 1 minute de méditation.
  Tu vas inspirer par le nez, et expirer par la bouche.

o En inspirant sens la fraicheur de l'air qui remplit tes poumons.

o En expirant, relax ton corps et laisse aller tes pensées, ton stress et tes émotions.

  Recommence 3 fois : inspiration – expiration.

o Ouvre lentement les yeux

☻☻ Exercice 118 : La respiration de feu

Tu gagneras beaucoup en pratiquant régulièrement cette technique facile. Et tu pourras le sentir. C'est une de ces techniques à inclure dans tes habitudes.

o   Assois-toi confortablement

Positionne tes mains en Gyan mudra. Ferme les yeux.

Positionne ta colonne vertébrale bien droite. La rectitude de ta colonne ici particulièrement importante.

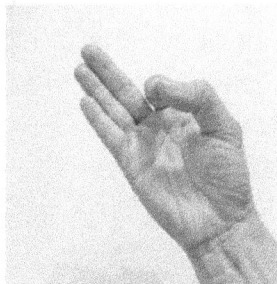

Met les muscles de ton bas-ventre en légère tension.

o   Tes inspirations et expirations peuvent se faire soit par le nez, soit par la bouche, comme tu préfères.

o   Un principe fondamental de cette technique, est que tes inspirations et tes expirations soient égales en puissance et en durée (tu n'y arriveras pas du premier coup, mais avec de la pratique).

o   Tu vas te concentrer sur ton nombril, qui s'éloigne de ta colonne vertébrale à l'inspiration, et qui s'en rapproche à l'expiration. Ton diaphragme monte et descend.

o   Pendant 1 à 3 minutes effectue de rapides inspirations et expirations (2 à 3 par seconde). Repose toi 1 minute et fait une seconde série, repos, puis une troisième.

Contrindication : chez la femme enceinte et les 2 premiers jours de menstruation.

👁👁 Exercice 119 : 2 respirations musclées

Cet exercice, et le suivant, sur originaires du Yoga. Leurs pratiques permettent de muscler et d'avoir de meilleures sensations des muscles respiratoires ; ainsi ils apportent les avantages d'une meilleure respiration. Ces exercices ont aussi une qualité de méditation car ton attention est focalisée sur une action précise.

Une respiration de meilleure qualité t'apporte plus d'énergie vitale et profite à tous les aspects de ta vie.

1. Musculation des muscles servant aux inspirations

o Ferme ton poing.

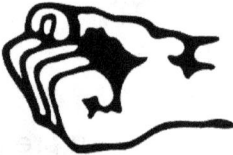

o Pose ta bouche sur ton poing fermé (coté pouce), et inspire en force à travers le poing, en contrôlant la résistance de ton inspiration en fermant plus ou moins ton poing.

o Expire par le nez.

o Fait une vingtaine d'inspirations avec une résistance de poing, puis 2 autres séries de 20 inspirations en augmentant un peu la résistance à chaque fois.

2. La respiration du sac de sable

Cet exercice va te permettre de muscler ton diaphragme, d'avoir de meilleures sensations de ton diaphragme et d'être plus à l'aise dans l'utilisation de la très importante respiration diaphragmatique. Ceci te bénéficiera, au quotidien, à chacune de tes respirations.

o Installe-toi confortablement en position couché sur le dos, avec un petit coussin pour soutenir ta tête et ton cou (ce coussin doit te permettre de garder ton cou en ligne avec ta colonne vertébrale).
Ecarte légèrement les bras et les jambes, les paumes de tes mains sont ouvertes vers le ciel.

o Détends-toi et fait 3 inspirations-expirations en gonflant et dégonflant ton ventre, comme un ballon.

o Place un sac de sable (de 2 Kg pour commencer) sur ton ventre, et fait monter et descendre ce sac avec ta respiration. Place toi en situation détendue et méditative, fixant ton attention sur ton ventre qui monte et qui descend.

o Commence par des séances de 5 minutes et augmente très progressivement jusqu'à des séances de 10 minutes. Pareillement, augmente très progressivement le poids de 2 à 10 Kg.

Tu vas constater rapidement que tu es nettement plus à l'aise avec ta respiration diaphragmatique.

👀 Exercice 120 : Je n'ai besoin de rien

Cette méditation se fait en 3 périodes :

o **1. Mise en condition**

- Assis confortablement, droit et immobile   (1 mn.)
- Relaxation de tout le corps   (2 mn.)
- Respiration étagée   (2 mn.)

o **2. « Je mobilise mes pensées et mes émotions »**

- Maintenant tu vas te poser une série de questions.
  Chaque question est répétée, mentalement, 3 fois à l'inspiration suivies d'expirations libres.
  Alors, tu vas penser une réponse à ta question.

- Pour chaque question, tu dis 3 fois, mentalement, à l'expiration : « C'est ce que … réponse à ta question »

- Note : la même question peut de nouveau être répétée 3 fois si tu estimes avoir d'autres réponses (que tu répèteras aussi 3 fois chacune).

- Voici des exemples de Question / Réponse :

  ➢ Q : Qu'est-ce que je pense de moi-même ?
  ➢ R : C'est ce que je pense de moi : …

- ➤ Q : Qu'est-ce que je désire ?
- ➤ R : C'est ce que je désire : …

- ➤ Q : Qu'est-ce qui me manque ?
- ➤ R : C'est ce qui me manque : …

- ➤ Q : Qu'elle est mon ambition ?
- ➤ R : C'est ce que je veux : …

- ➤ Q : Qu'est-ce que j'aime ?
- ➤ R : C'est ce que j'aime : …

- ➤ Q : Qu'elle est ma résolution ?
- ➤ R : Ma résolution, c'est de : …

- o **3.** Tu reviens maintenant à une respiration consciente calme et détendue.

Et pendant 5 à 10 minutes, lors d'inspirations longues et profonde répète : **« Je n'ai besoin de rien »**

Et tu te relaxe lors de longues expirations. En ressentant la plénitude de la respiration et de l'existence dans le moment présent, sans pensées ni émotions.

☻☻ Exercice 121 : Méditation Tai Chi

Cette technique est très simple. Cette simplicité rend possible sa pratique immédiate. De plus, comme de nombreux autres exercices de ce manuel, cette simplicité facilite la pratique à tout moment de la journée et en tout lieu (comme par exemple de manière informelle : assis à ton bureau, entre deux taches professionnelles).
Cette simplicité n'est pas réductrice de la richesse de l'art martial Tai Chi. De plus, cet exercice permet de travailler un principe fondamental du Tai chi : la coordination de la respiration et du mouvement. C'est pour toi une nouvelle opportunité de travailler cette coordination ; en te rappelant que la respiration conduit le mouvement ; et en te rappelant que tu bénéficieras d'adopter ce mode de fonctionnement pour tout tes gestes de la vie quotidienne.

o Assis toi en lotus ou en tailleur. Redresse ta colonne vertébrale en imaginant une ficelle accrochée à ton crane qui te tire vers le haut.

o Pose tes deux poignets sur tes genoux, les poings fermés et les paumes en en direction du ciel.

o Avec une main, coordonne l'ouverture et la fermeture des doigts (doigts en étoile et poing fermé) avec ton inspiration et avec ton expiration. Les inspirations profondes entrainent les ouvertures amples de l'étoile. Les expirations sont simples et lentes.

o La pratique formelle dure au moins 5 minutes. La pratique informelle peut s'effectuer en 30 secondes.

☯☯ Exercice 122 : Méditation Yoga Sutra

o Mets-toi en condition : position assise confortablement, relaxation, respiration étagée.

o Continue à respirer consciemment et confortablement. Et explore, lors des inspirations et lors des expirations les sensations que tu ressens dans ton corps.

o Laisse les inspirations te conduire vers les endroits de ton corps qui sont tendus ou douloureux.

Remarque comme ton inspiration fait très bien cela. Cette nouvelle perception est un grand intérêt de cette méditation. Savoure cette nouvelle perception et son pouvoir d'autoguérison.

o Reste quelque temps sur chaque endroit découvert, en permettant à tes expirations d'évacuer les tensions et les douleurs et de contribuer à ta relaxation complète.

o Puis, laisse ton inspiration suivante te conduire à un autre endroit de ton corps.

๏๏ Exercice 123 : Méditation des escaliers

Être conscient c'est être vivant. L'énergie positive de la vie qui coule dans nos veines. Nous avons tendance à l'oublier, et à vivre, soit de manière robotique, soit embourbés dans une mélasse de problèmes.

Nous bénéficions de saisir toutes les opportunités de nous souvenir d'être vivant. Monter et descendre les escaliers est une opportunité que nous rencontrons souvent.

En plus de nous permettre d'être pleinement conscient, les escaliers nous permettent aussi de respirer et d'entretenir nos muscles et nos articulations.

Déjà, on peut souvent faire le choix d'utiliser l'escalier plutôt que l'ascenseur ou l'escalier électrique.

Voici ensuite la technique décrite pas à pas :

o   En montant la première marche, concentre-toi sur ton inspiration qui conduit ton mouvement ; inspire par le nez.

o   En montant la deuxième marche, concentre-toi sur ton expiration qui conduit ton mouvement ; expire par la bouche.

o   Fait la même chose en descendant l'escalier, une marche après l'autre.

o   Tu peux pratiquer cette technique quelle que soit la rapidité de mouvement, en adaptant la rapidité de ta respiration.

☻☻ Exercice 124: Méditation « LOVE » et « PEACE »

Pour cette méditation, on va utiliser la coordination de la respiration et d'un mantra. Le mantra que l'on va choisir, est soit le mot « LOVE », soit le mot « PEACE ».

Ces deux mots sont bien sûr riches de sens, mais c'est ici leurs prononciations qui nous intéressent car elles sont très bien adaptées à la pratique de cette méditation. De plus, lors de cette méditation, nous n'allons pas faire de cheminement mental ou émotionnel par rapport à ces mots ; seule nous importe la dynamique coordonnée de la respiration et de la prononciation mentale du mantra.
On va se concentrer sur la respiration qui est la locomotive de la prononciation.

Voici la pratique, pas à pas, de cette méditation, en utilisant le mot « LOVE ». Tu pourras, une autre fois, faire la même pratique avec le mot « PEACE ».

o En faisant une inspiration thoracique lente et profonde, imagine ton inspiration qui aspire le mot « LOVE ». Ressent l'air sur les parois externes de tes poumons qui se gonflent comme un ballon.

o En faisant une expiration lente et profonde, imagine que ton expiration propulse le mot « LOVE »

o Continue ainsi pendant 5 à 20 minutes, ou plus longtemps si tu le désire.

👁👁 Exercice 125 : Respiration de Aikido

La respiration a une grande importance dans nos vies. La respiration c'est la vie. L'oxygène nous donne l'énergie. L'oxygène purifie notre corps, nos pensées et nos émotions. Ainsi, en apprenant à mieux respirer nous bonifions tout cela, nous plus heureux, plus efficaces et moins sujet à la fatigue.

Nous avons vu de nombreuses techniques de respirations conscientes et d'augmentation de la capacité de nos poumons. Les pratiques de ces techniques et les sensations qu'elles nous donnent sont pour nous de grands bénéfices.
Avant de connaitre ces techniques et d'être capables de reproduire ces sensations, nos respirations étaient peu profondes, nous nous servions principalement de la partie supérieure de nos poumons ; en pratiquant ces techniques, nous améliorons chacune de nos repirations, soit environ 30 000 par jour.

Nous avons vu aussi que la respiration permet facilement d'interrompre les flots parfois tumultueux de nos pensées et de nos émotions. Ainsi, 30 000 fois par jour, nos pensées, nos émotions et nos actions sont de meilleures qualités.

Tout cela fait donc de la respiration le fondement de la méditation.

En voici un autre exemple :

Pratique :

Imagine que tes poumons sont divisés en 4 parties : en haut à droite, en haut à gauche, en bas à gauche et en bas à droite.

o Expire lentement et profondément, jusqu'à vider tes poumons.

o Inspire lentement,

  - En te concentrant sur le remplissage de la partie de tes poumons : en haut à droite.

  - Quand tu ressens cette partie comme étant remplie, continue en te concentrant sur le remplissage de la partie de tes poumons : en haut à gauche.

  - En suivant le même processus, remplie la partie : en bas à gauche.

  - Puis la partie : en bas à droite.

o Expire lentement, en te concentrant sur la libération de l'air contenu dans chacune de ces 4 parties, et en allant dans le sens inverse : en bas à droite, : en bas à gauche, en haut à gauche, en haut à gauche.

o Reproduit ainsi 20 inspirations-expirations.

☻☻ Exercice 126 : Méditation en couple

Comme son nom l'indique, cette méditation se fait en couple (partenaires amoureux), à condition que les deux soient appréciatifs des chakras.

Les deux s'assoient face à face.

o Individuellement, ils passent en revue leurs 7 chakras, en incluant les points symétriques des 5 chakras sur la face postérieure du corps, et en finissant par ressentir, chacun, ces 12 points successivement en un mouvement circulaire dans le sens face antérieur – face postérieure.

o Après 5 minutes de ce travail individuel, et si elles s'accordent à dire qu'ils sont prêts, ils vont commencer la méditation en couple.

o Simultanément les deux personnes visualisent une colonne d'énergie pénétrant dans leurs chakras racine. Simultanément, elles visualisent des colonnes horizontales d'énergie qui traversent leurs cinq chakras alignés suivants.

o Elles visualisent chacune leur colonne verticale d'énergie qui traverse leurs chakras couronne.

o Le couple reste ainsi 3 minutes en visualisant ces flots d'énergies verticaux et horizontaux.

o Maintenant, les deux visualisent individuellement les 12 points alignés de la manière suivante (il n'est pas nécessaire que les deux personnes coordonnent leurs visualisations) :

i) Chakra racine,

ii) Chakra sacré postérieur aligné avec celui de son partenaire. Même chose avec chakras postérieurs sacré, plexus solaire, cœur, gorge, et troisième œil.

iii) Chakra couronne.

iv) Chakra du troisième œil frontal, puis les chakras frontaux : gorge, cœur, solaire, et sacré.

v) Maintenant le couple visualise pendant trois minutes cette circulation des 12 points partagés, ensemble dans une communion énergétique méditative.

❂❂ Exercice 127 : La Position immobile

Tout au long de la journée, et même tout au long de la nuit, une bonne position et de bonnes sensations de notre corps, jouent des rôles importants dans notre bien-être et dans notre bonheur.

Une position optimale, est une position dans laquelle :

- Notre colonne vertébrale est dans sa meilleur rectitude, en fonction de la tâche qui nous occupe ;

- Nos os sont dans le meilleur alignement avec nos articulations ; Le basculement du bassin est optimal ;

- Nos muscles et nos tendons, ont la meilleure tension pour effectuer nos taches avec la plus grande efficacité, en soutenant notre squelette et nos organes. Au repos, ils gardent un tonus minimaliste et confortable, qui continue de soutenir notre squelette et nos organes dans leurs positions optimales pour éviter qu'ils ne s'affaissent ;

- Nos organes, sont dans la meilleur rectitude pour la meilleure circulation des fluides, et sans les pressions, causées par les tensions ou les relâchements excessifs.

- La fluidité de circulation d'énergie dans notre corps est optimale, au travers des alignements et des équilibres, des canaux d'énergie, des méridiens et des chakras.

Nous avons précédemment vu, la position optimale pour dormir. Une position optimale, nous est aussi utile, quand on est assis, quand on marche, quand on porte quelque chose de lourd, et finalement, lors de toutes nos actions.

La bonne position de notre corps et son équilibre, influencent aussi, grandement, la bonne position et l'équilibre de notre pensée et nos émotions.
Les qualités de nos pensées et de nos émotions, se reflètent dans les qualités de la position de notre corps.

Nous avons ici encore, un parfait exemple de la synergie pour le bonheur, avec l'optimisation de l'équilibre et du bonheur dans notre corps, influençant les équilibres et le bonheur dans notre tête et dans nos actions, et vice versa.

Les positions optimales de notre corps, font l'objet d'études, dans les pratiques des arts martiaux, du yoga, des sports et de la méditation. Car les pratiquants jouissent de nouveaux, plaisirs, et de nouvelles sensations, confiances et perspectives, la connaissance par l'action, quand ils améliorent leurs positions.

L'étude de la position immobile optimale, est la plus intéressante de toutes. Elle correspond à un silence du corps, sans les rappels et les distractions des gênes, des douleurs et des tensions. Notre attention sur le silence du corps, favorise le silence de la pensée, libérée du tumulte des réflexions, des sentiments et des émotions.

Voyons maintenant, les effets de la position immobile, sur notre corps et sur notre pensée :

Effets sur le Corps :

- Nous augmentons notre connaissance de la position de notre corps dans l'espace. L'importance de cette connaissance a été évoquée plusieurs fois dans ce manuel. Nos mouvements sont plus précis et plus dynamiques. Nous nous sentons mieux dans notre corps, dans ses postures et dans ses actions.

- Nous apprenons à reconnaitre dans quelle position se trouve notre colonne vertébrale. Et, nous devenons capables, de la garder en position droite, et de la contrôler dans tous nos mouvements.

- Nous arrivons à localiser, les tensions dans notre corps, pour pouvoir les relaxer.

- Nous arrivons à reconnaitre, les muscles qui nous sont nécessaires, pour nous maintenir dans la meilleure position.

- Nous optimisons, la fluidité de l'énergie dans notre corps et par conséquent notre vitalité.

Effets sur la Pensée :

En étant immobiles, les mouvements de notre corps ne viennent pas distraire le silence de notre pensée. Le silence de notre corps, en partenariat avec le silence de notre pensée, nous permettent d'atteindre, de plus grandes profondeurs du silence. Où, nous découvrons, de nouveaux bénéfiques niveaux de relaxation et de sérénité, aux sorties desquelles, nous découvrons de nouveaux niveaux de vivacités et de clarté d'esprit, ainsi que de nouvelles pensées.

La position immobile, est ainsi réjouissante. Sa pratique, qui sera décrite dans les pages suivantes, est utile d'être effectuée de façon formelle et dans la position la plus favorable. Nous apprenons alors, à nous approcher du point optimal d'équilibre de notre corps et de notre pensée. Nous apprenons à connaitre de nouveaux niveaux de notre esprit.

Une fois reconnus, le meilleur équilibre et les nouvelles sensations, seront possible à retrouver, de manière informelle, à tous moments de la journée, et quelles que soient les circonstances de nos vies.

✡✡✡✡✡✡✡✡✡✡

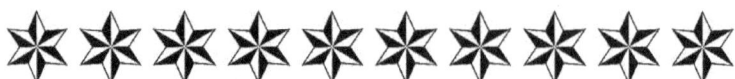

En pages suivantes, la pratique de la position immobile, sera décrite pas à pas. Cette pratique, pourrait, comme il a été répété plusieurs fois dans ce manuel, être comme les autres techniques, pratiquée de façon informelle. Afin, de faciliter son utilisation et la régularité de sa pratique. Cependant, maintenant, tu vas faire l'expérience du rituel cérémonial stimulant. Dont nous voyons les avantages et la pratique dans cette parenthèse.

Ce stimulant va permettre d'obtenir plus rapidement les résultats de cette pratique de la position immobile. Il pourrait aussi être aussi utilisé pour stimuler les résultats des autres techniques vues dans ce manuel.

Quel que soit l'histoire de ta vie, tu as déjà vécu le stimulant du cérémonial. Par exemple, aux moments où tu as mis tes plus beaux vêtements pour participer à un évènement.

Dans l'exemple des Arts martiaux, le cérémonial permet, le respect de soi, le respect des autres élèves, et le respect du Maitre pour sa connaissance et pour son enseignement. Chacun, entre sur le tatami, en saluant le lieu privilégié, dans lequel, il va donner le meilleur de lui-même, et être réceptif à l'amélioration de ses aptitudes.

Au moment, où tu revêts tes beaux vêtements, ou ton kimono, en veillant, à la position de ta ceinture, et aux autres ajustements de ton habit, tu te places en situation optimale pour vivre l'évènement qui suit.

Pendant l'évènement, ce cérémonial du vêtement, facilite le maintien de ta concentration optimale.

Pratique du rituel cérémonial stimulant :

o Choisi un moment, où tu es sûr de ne pas être dérangé. Considère ce moment, comme t'appartenant complètement.

o Prend une douche, au cours de laquelle tu commences ton cérémoniale de mise en condition pour la pratique. Puis, met des vêtements propres.

o Choisi un endroit, que tu désignes comme le lieu privilégié de ta pratique. Ce peut être un coin de ta chambre, que tu pourras, plus tard, décorer cet endroit avec par exemple une bougie.

o Installe-toi confortablement, relaxe-toi et concentre-toi sur l'évènement qui suit, avec joie et disponibilité.

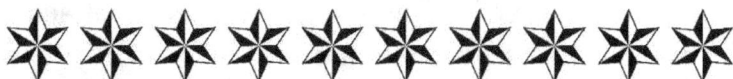

�֎ ✶ ✶ ✶ ✶ ✶ ✶ ✶ ✶ ✶

Pratique de la position immobile :

Arriver à conserver une position immobile, demande de la pratique, afin de connaitre et d'optimiser, la position de ton corps, les muscles nécessaires au maintien dans cette position, et la souplesse de tes articulations.

Mais ne te fait aucun souci, même si ta musculature et ta souplesse sont très faibles. Car les bénéfices, sont ici, comme toujours, dans le cheminement qui mène au résultat, et non dans un résultat idéal qui ne sera jamais atteint, mais seulement approché.

Maintenant, porte ton attention sur la pratique, sur tes sensations et sur la perception de tes progrès.

o Effectue, les quatre étapes de la pratique du rituel cérémonial stimulant, décrites en page précédente.

o La position optimale académique pour la pratique de la position immobile est la position, dite du lotus. Mais cette position est le privilège, de nombreuses années de pratique, ou de rares personnes particulièrement souples. Contente-toi de t'assoir sur le sol, en tailleur.

o Place tes mains sur tes genoux, ou jointes devant toi, de façon naturelle. (Il existe plusieurs positions de main, tu pourras les étudier si elles t'intéressent).

o Place ta colonne vertébrale en position bien droite. Etire ta colonne en imaginant qu'une corde attachée au sommet de ton crane te tire vers le haut.

o Bascule légèrement ton menton vers le bas, afin d'aligner les vertèbres cervicales (ton cou).

o Pratique l'équilibre respiratoire que maintenant tu connais :

- La respiration bloquée, pendant 3 secondes, à la fin de 3 inspirations de plus en plus profondes,

- 3 lentes expirations,

- Puis une constante concentration sur le confort d'une respiration régulière.

o Recherche, à la fois, la relaxation de ton corps, et le maintien, d'un léger tonus des muscles qui te maintiennent dans cette position optimale. Tu vas, maintenant, chercher à maintenir cette position, tout en recherchant le silence de ton corps.

Ne ressent aucune frustration ou impatience lorsque tu ressens le besoin de bouger, car au contraire ce besoin fait partie de ton apprentissage, et tu bouges afin de te placer dans une position plus confortable.

Après avoir travaillé, quelque temps, ton confort dans cette position, ne tarde pas à ajouter le travail du silence de ta pensée, car silences du corps et de la pensée sont synergiques, et l'un facilite l'autre.

☯☯ Exercice 128 : Eteindre ou faire disparaitre

Voici deux autres techniques pour t'endormir :

Aujourd'hui ton corps a beaucoup bougé, il a beaucoup pensé et il a ressenti de nombreuses émotions.

Maintenant que tu as décidé qu'il était temps de te reposer et de dormir, voici deux techniques qui vont t'aider à t'endormir paisiblement.

Ces deux techniques se ressemblent. Tu pourras essayer les deux, et adopter celle qui te convient le mieux.

La première technique consiste à se concentrer sur des parties de ton corps, en partant des pieds et en remontant jusqu'à la tête, et à imaginer que tu éteins cette partie.

La deuxième technique consiste à faire le même cheminement, mais cette fois, en imaginant que les parties de ton corps disparaissent l'une après l'autre.

Ainsi les pieds sont éteints, ou disparaissent.

Puis, les chevilles, les mollets, les genoux, les cuisses, le bassin, le torse, les bras, les mains, les épaules, le cou, le visage, le cerveau et toute la tête.

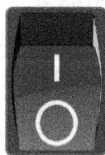

◉◉ Exercice 129 : Les craquements

Cet exercice est placé, en fin de manuel, car sa pratique demande une connaissance approfondie des sensations et de la relaxation de ton corps. Aussi, parce qu'il se marie très bien à la pratique de la position immobile, en particulier à la recherche de position optimale de la colonne vertébrale.

Maintenant que tu as de meilleures perceptions de ton corps, tu pourras plus facilement remarquer le moment où un craquement se produit au niveau de ta colonne vertébrale.
Il se produit, après que tu ais ressenti une gêne et que tu changes de position, afin de soulager cette gêne.
Il correspond au déblocage de l'une des 142 articulations, entre tes vertèbres, entre les côtes de la cage thoracique et les vertèbres, et entre ton bassin et ta colonne vertébrale.
Et c'est le blocage de cette articulation qui te causait la gêne.
Ce blocage, plus qu'une simple gêne, peut souvent être à l'origine de futures fortes douleurs.

Mais, maintenant que tu arrives à remarquer ces craquements, tu vas approfondir ta connaissance des craquements, des gênes qui les ont précédés, des mouvements qui ont permis de débloquer les articulations, et des soulagements qui les ont suivis. Cette connaissance, te permettra de parvenir à débloquer les blocages naissants, avant qu'ils n'engendrent des douleurs et des inflammations aigues.

Accessoires intéressants pour méditer :

La méditation peut très bien se pratiquer sans accessoires, n'importe où et à tous moments. Cela dit, certains accessoires sont opportuns pour faciliter la pratique :

o **Le lieu :**
Si cela t'est possible, utilise une pièce pour la méditation. Sinon utilise un coin de pièce qui est lumineux et bien ventilé. Tu peux décorer ce coin de pièce avec une plante, une représentation mantra encadrée (par exemple Sri Yantra), des cristaux choisis pour leur beauté, les diverses vibrations des couleurs et éventuellement afin de les toucher.
Prend soin de toujours avoir de l'eau à disposition afin de saisir l'opportunité de boire.

o **L'encens :**
Ses puissants parfums provoquent de forts états de conscience.

o **Les pyramides :**
aux proportions de celles de l'ancienne Egypte ont des vertus esthétiques ainsi que des vertus vibratoires dont les effets sont mesurables. A utiliser celles de petites tailles en décoration, ou pour méditer sous une de grande taille.

o **La position de la langue :**
collée au palais est considérée par certains yogis comme très importante. Tu peux t'attarder à ressentir les sensations. Et tu peux faire l'expérience de pratiques d'exercices de respiration avec la langue collée au palais.

CONCLUSION DU GUIDE DE LA MEDITATION :

La méditation est une technique qui est aussi simple à pratiquer qu'il est simple de respirer. Les seules difficultés dans la méditation, sont de se souvenir de la pratiquer et de se souvenir régulièrement, au moins quelques minutes, tous les jours, pour commencer. La méditation nous apporte tellement de bénéfices perceptibles, ainsi que d'autres moins perceptibles, que l'on passe un bon moment et que l'on a envie de le renouveler. Plus on la pratique, plus on récolte de bénéfices, dont ceux que l'on a appris à ressentir.

Si tu pratiques la méditation, quelques minutes tous les jours, pendant seulement une semaine, il est garanti que tu sentiras déjà des sensations nouvelles très satisfaisantes. Il n'est pas garanti, que ces nouvelles sensations de bien-être, à la fin de cette première semaine, te conduisent automatiquement à poursuivre ton intégration quotidienne d'expériences méditatives et conscientes. Ton intention, tes choix, dont celui de te sentir bien, et ton initiative d'action seront, comme toujours, nécessaires.
Comme elles le font toujours, tes sensations corporelles, te permettrons de faire des découvertes mentales. Rapidement, tu percevras aussi, devenir plus efficace dans tes actions.

◆

'Si tu as le temps de respirer
Tu as le temps de méditer '   Ajahn Chah

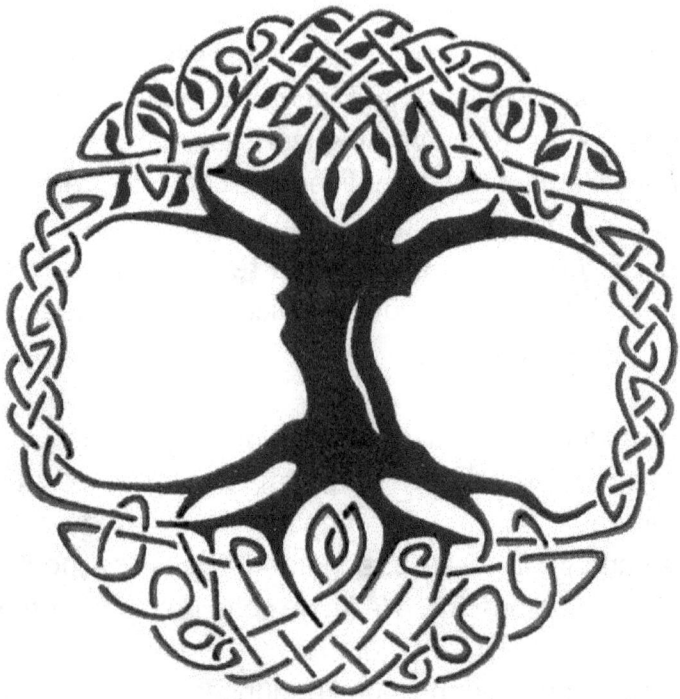

CONCLUSION DES 101 GUIDES :

<u>CULTIVE L'ARBRE DU BONHEUR</u>

Imaginons que l'être humain est un arbre fruitier. L'homme devient ainsi un 'homme-arbre'.

Afin d'avoir une bonne récolte, de beaux fruits, et un arbre qui s'épanouit, avec de belles racines, un beau tronc, et des branches qui reçoivent bien le soleil, notre arbre, nous allons nous en occuper, le nourrir, le soigner, le tailler. Et cela tombe bien, maintenant, est le bon moment, pour commencer la taille des arbres et pour les soigner.

Tout d'abord pensons aux racines.
Elles puisent notre nourriture dans le sol. Et elles nous donnent à boire. Elles nous ancrent fortement dans le sol, nous permettant de ne pas être arraché par le vent. Nos racines ont une symbiose vitale avec la terre car en retour elles captent l'excèdent de pluie, l'enrichissent de sels minéraux puisés dans la terre, et alimentent la nappe phréatique avec une eau pure et minéralisée.

L'homme-arbre aura comme priorité de s'assurer un solide ancrage dans le sol. Il embrassera sa terre nourricière. Il se souviendra de cette union symbiotique.

Lui étant un arbre. L'humanité étant la forêt. Il se rappellera qu'il est relié par ses racines à tous les arbres de la forêt. [39]

Observons maintenant le tronc.
Très important le tronc. Il est comme la colonne d'énergie de l'arbre. Derrière son écorce circule la sève nourricière enrichie par la terre et par les feuilles qui travaillent avec la lumière du soleil. Il est important pour qu'un arbre puisse atteindre son espérance de vie optimale que le tronc soit en bon état, que l'écorce ne soit pas blessée et empêche la sève de circuler. Si la blessure de l'écorce est trop profonde et ne peut cicatriser alors la vermine progresse dans le tronc et le fait pourrir. Les blessures profondes peuvent être colmatées. L'homme-arbre se souviendra qu'il est une colonne d'énergie dans un champ d'énergie. Il se souviendra que dans son corps circule l'énergie de la terre et du soleil, ses pieds sur terre et sa tête dans le ciel. Il se souviendra qu'il est bon que la circulation soit fluide dans sa colonne d'énergie.

Observons maintenant les branches.
Chez l'homme-arbre les branches sont les pensées. Les bonnes branches qui pensent positivement à la fonction qui leur est attribuée. Il y a les branches maitresses qui forment la charpente de l'arbre. Parmi ces pensées maîtresses il y a penser à vivre dans l'instant présent, à

---

[39] Le record de longueur de racines est 622 km, 387 miles. En rajoutant les longueurs des radicelles et des poils absorbants on arrive au réseau d'un arbre d'une longueur totale de dizaines de milliers de miles ou de kilomètres.

bien respirer, à bien boire, à bien manger, à bien dormir, méditer, aimer, se relaxer, être actif, être patient, être humble, être curieux, pardonner, écouter, accepter, rigoler, étudier, dire la vérité. Parmi les plus petites branches qui portent les fruits il y a les autres guides de ce manuel. Les mauvaises branches, elles, nous allons les tailler, donnant place aux bonnes branches de se manifester. De manière simple et décidée, ce sont toutes les pensées négatives que l'homme-arbre une à une va supprimer.

Puis il y a les feuilles, puisant tous les jours l'énergie du soleil, soumises aux pluies et aux vents.
L'homme-arbre se souviendra de l'énergie sans cesse à sa portée, et au bonheur inconditionnel malgré vents et marées. Les feuilles qui en tombant permettent à l'arbre de se régénérer. L'homme-arbre se souviendra que tout change et que les pertes se transforment en profits. Il se réjouiras de l'abondance et de la croissance optimale de ses fruits. Il se souviendra du plaisir d'exister. Serein et heureux, il contemplera son feuillage verdoyant, fortement immobile ou dansant avec le vent.

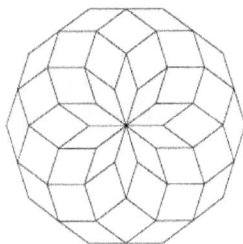

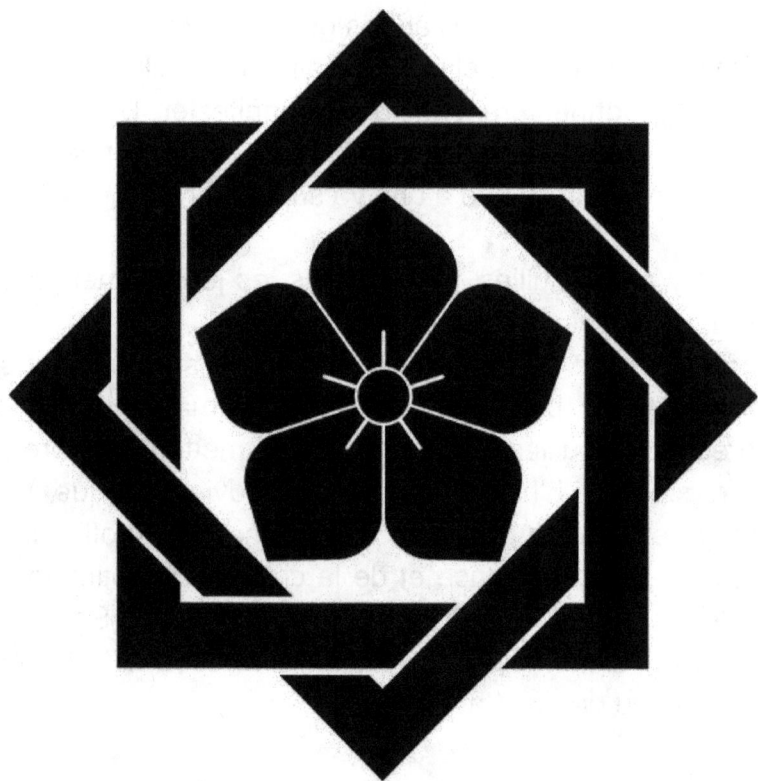

4. Postface

Voilà, le manuel est terminé. Nous avons passé de bons moments ensemble !

Nous avons appris à mieux nous connaitre. Nous avons eu de nouvelles sensations, interactives, de bien-être au niveau de nos corps : physique, énergétique, mental, dynamique, magnétique, quantique, vibratoire et cosmique.
Tu es heureux lorsque ces corps sont alignés.

Tu peux augmenter ta capacité d'observation de l'origine d'un éventuel déséquilibre. Et,

Tu peux instantanément transformer le malaise en le bonheur d'être plus performant dans cette capacité d'observation et dans ce rééquilibrage.

Guide   100 : Te souvenir, est le plus important.
Exercice   04 : La respiration consciente, est la clef
                du bonheur.

Le reste de ta construction de ton bonheur se fera, de façon naturelle, et dans la joie. Rappelle-toi, Le bonheur se trouve ici et maintenant.

Amitiés, et beaucoup de bonheur, en construisant le monde meilleur.

                                        Stéphane

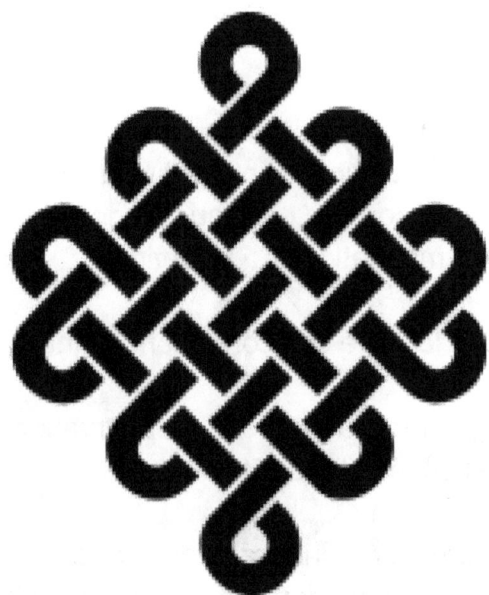

Je t'invite à joindre la page Facebook crée pour ce Manuel, où tu pourras faire un commentaire, partager ton expérience, demander une clarification, ou donner, amicalement et sans prosélytisme un avis contraire ou concomitant, et où seront prochainement, présentées des vidéos illustrant des exercices.

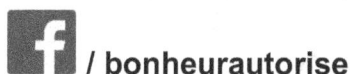

f / bonheurautorise

Si le manuel t'a effectivement apporté du bonheur et rendu plus fort dans ta participation à la construction d'un monde meilleur, merci de partager tes commentaires et ton enthousiasme à son sujet, afin que, plus rapidement, plus de monde puisse aussi devenir, plus heureux, plus fort, et plus participatifs.

5. Recueil de Poésies

- J'ai fait un rêve
- Messages de l'Univers
- Changements climatiques
- Ici et Maintenant
- Funky Tic Tic
- De l'or dans les mains
- Ma vie a-t-elle un prix ?
- La grande lessive
- C'est pour moi
- Quelque part dans ma tête
- Etre ET ne pas être
- Dans le bois mort
- Pourquoi tu fais ça papa ?
- Bird
- Corruption
- Je vis en enfer

- La liberté
- Respire
- Chocolat
- Lumière amour vérité
- C'est ça qu'vous voulez
- Je n'me pose plus la question
- Enfin elle revient
- Donner pour recevoir
- Mon arbre
- C'est bon
- Zen
- Ce n'est pas mon truc
- Un voile retiré
- Lili ou Jimmy
- Communautés
- Planète Terre réunie

J'AI FAIT UN RÊVE

J'AI FAIT UN RÊVE. J'marchais dans le désert, pas
d'eau, pas d'arbre, pas de vie. Même pas un scorpion
pour me piquer. Pas d'peur de mourir.   Il semble que ce
soit la fin. J'commence à perdre la raison, ...,
en léthargie. Quoi ? Est-ce un mirage ? Oh mon Dieu !
Un vrai arbre ! De l'eau pure, énergie propre, graines en
vie, des frères et des sœurs, un arc en ciel, de quoi
construire un toit, des chaises et des bancs,
Et même avoir un coin privé, dormir, rêver,
les enfants sur le Wi-Fi.
Prendre la vie comme elle vient et puis toujours avancer.
On ne subit plus maint'nant on vit. J'AI FAIT UN RÊVE
La fin de la pauvreté de façon durable.   N'est
plus une utopie. On réalise même qu'c'est la solution. La
pyramide resplendit. Utilisant pleine énergie.
Allons-y tous à la fête, puis ce sera l'intimité.
Dormir, rêver, les enfants sur le Wi-Fi.
Prendre la vie comme elle vient et puis toujours avancer.
On ne subit plus maint'nant on vit.
J'ai fait un rêve. Amour, Amant, Aimable, Aimé.
J'ai fait un rêve. Amour, Ami, Amoureux, Aimant.
J'ai fait un rêve. Aimer, être aimé, Amitié.
Non les enfants vous n'allez pas mourir bientôt.
Mettez donc WI-FI sur pause. La pluie passe à travers le
toit. On risque de perdre nos rêves, notre intimité.
Avec WI-FI on pourra les r'trouver.
Dormir, rêver, les enfants sur le Wi-Fi

MESSAGES DE L'UNIVERS

Un mot. Une scène. Une pub sur un bus.
Ou venant d'la télé.
Réponses claires et sans équivoque.
Et tellement adaptées.
Messages de l'Univers.

J'ai 10 ans.
Effrayé ébahi par l'évènement.
Que faire si c'n'est oublier ?
Qu'est-ce que c'est ?
Qu'est-ce qui se passe ?

Maintenant 15 ans.
Cela arrive toujours fréquemment.
Suis-je stupide ou bien fou ?
Qu'est-ce que c'est ?
Qu'est-ce qui se passe ?

Devenu adulte.
Ni fou ni stupide, enfin je sais.
Normale Synchronicité.
Messages.
M'encourageant à poursuivre.

CHANGEMENT CLIMATIQUE

Le niveau des océans monte.
Sais-tu qu'il te faudra nager ?
Et les glaces polaires s'évaporent,
Sais-tu qu'il faudra t'adapter ?
Changements climatiques

Je s'rai toujours à tes côtés,
Changements climatiques
Mon âme sœur, ma tendre aimée.
Changements climatiques
Sais-tu qu'il te faudra changer ?
Changer d'travail, ce que tu manges,
Et la manière de t'habiller.
Changer de toit, changer d'endroit,
J'ai tel'ment envie d't'embrasser

Changements climatiques
Je s'rai toujours à tes côtés,
Changements climatiques
Mon âme sœur, ma tendre aimée.
Changements climatiques

Sais-tu qu'il te faudra changer ?
Les tornades se mettent à twister.
Sais-tu qu'il te faudra changer ?
Les villages encore inondés.
Quoi qu'il arrive je t'aimerais.
Changements climatiques
Quel bonheur d'avoir ce bébé !
Changements climatiques
La nouvelle maison à meubler.

Changements climatiques
Sais-tu qu'il te faudra changer ?
Les capacités essoufflées.
Sais-tu qu'il te faudra changer ?
Nationalismes à éviter.
Je s'rai toujours à tes côtés,

Changements climatiques
Mon fils va bientôt se marier.
Changements climatiques
Je suis grand-père d'un nouveau-né !
Changements climatiques

Sais-tu qu'il te faudra changer ?
Les pays pauvres les plus touchés.
Sais-tu qu'il te faudra aider ?
Ce sont tes voisins de palier.
Viens mon amour allons danser.
Changements climatiques
Le bonheur de te cajoler.
Changements climatiques
Le devoir de te protéger.
Changements climatiques

Sais-tu qu'il te faudra changer ?
Tant de choses à réinventer.
Sais-tu qu'il te faudra changer ?
Le monde doit se mobiliser.
Mon âme sœur, ma tendre aimée.

Changements climatiques
Sa première dent vient de tomber.
Changements climatiques
La petite souris va passer.
Changements climatiques

Changements climatiques
G-Huit, G-Cent soixante-dix-huit
Changements climatiques
Industriels et commerçants
Changements climatiques
Changements climatiques
Individuels, Consommateurs,
Changements climatiques
Les Associations, les écoles
Changements climatiques
Artistes, Universités
Changements climatiques
Aussi les organisations
Changements climatiques
Dites-moi êtes-vous au courant ?
Changements climatiques

Changements climatiques
Mobilisation Générale
Changements climatiques
Notre survie est en danger
Changements climatiques
Changements climatiques
Dès cet instant, il faut penser
Changements climatiques

Changer nos habitudes, et puis
Changements climatiques
Changements climatiques
Utiliser mieux les ressources
Changements climatiques
Trouver de nouvelles idées
Changements climatiques

Changements climatiques
Changements climatiques
Changements climatiques
Changements climatiques
Changements climatiques
Notre survie est en danger
Changements climatiques
Mobilisation Générale
Changements climatiques

Changements climatiques
Je suis confiant nous allons le faire
Changements climatiques
Ce dont je me, mets à douter
Changements climatiques
Changements climatiques
C'est quand allons-nous commencer
Changements climatiques
Ne pas attendre, être forcés,
Changements climatiques
Changements climatiques
Prendre au sérieux notre destin
Changements climatiques

ICI ET MAINTENANT

J'étais heureux puis ils m'ont dit.
Pour être heureux fais comme il suit.
Riche et célèbre.
Il faut que tu ais beaucoup de choses.
Que tu ais un job, une famille, une patrie.
La télé, l'micro-onde.
Amis, longue vie, santé, Dieu, Spiritualité.
Que tu fasses ça et ça aussi,
ces vêtments, boire ce whisky.

J'étais heureux puis ils m'ont dit.
Pour être heureux fais comme il suit.

Rongé du désir d'y arriver.
J'ai eu l'bonheur de l'avoir.
Et la peur de le perdre.
Et le bonheur après l'avoir perdu.
Vivant le présent, la réalité.
Voir, être libre.
Je trouve le bonheur en toutes choses.
Car je suis libre ... amoureux
De ci de ça et du contraire.

Car je suis libre ... amoureux
Car je suis libre ... amoureux
De ci de ça et du contraire.
Vivant maintenant le présent, la réalité.

FUNKY TIC TIC

Ah ah ah ah,   Y'a plus d'éthique
TIC TIC   TIC TIC
Ah ah ah ah Y'a plus d'éthique
HIC HIC   HIC HIC
Ah ah ah ah Y'a plus d'éthique
En voici une, ... mouse click,
CLICK CLICK CLICK CLICK CLICK CLICK

Ah ah ah ah Y'a plus d'éthique   TIC TIC TIC TIC
Et je m'en fous, ..., zombique
TICK TICK TICK TICK TICK TICK
Pourvu qu'ce soit, ..., ludique

Ah ah ah ah Realpolitik
Y'a plus d'éthique   TIC TIC TIC TIC
Ah ah ah ah Comme amnestic   TIC TIC TIC TIC
Ah ah ah ah et pas logique   TIC TIC TIC TIC

En voici une, ... Anecdotic
CLICK CLICK CLICK CLICK CLICK CLICK

Ah ah ah ah Y'a plus d'éthique   TIC TIC TIC TIC
Et je m'en fout, ..., zombique,
TICK TICK TICK TICK TICK TICK

Pourvu qu'ce soit, ..., ludique

LUMIERE AMOUR VERITES

Tant d'vérités. Jeu passionnant
Multivers, infinité, néant
Tant d'vérités. Jeu passionnant

Et là, et là aussi. Ici, ici aussi
Et ça, et ça aussi.
Cette solution, Celle-là aussi
Multivers expansion
Toutes les directions.
Je choisis la mienne.
Merci mes erreurs pour progresser
Et mes succès pour progresser.
Respirer et avancer
Je crois en l'amour.
Et suis heureux de ce karma

Et là, et là aussi. Ici, ici aussi
Et ça, et ça aussi.
Cette solution, Celle-là aussi
Ma vérité là et maintenant
Poussière d'étoile
Et d'l'émotion
Merci mes erreurs pour progresser
Et mes succès pour progresser.
Toujours content ce nouveau jour.
Je crois en l'amour. Et suis heureux de ce karma

DE L'OR DANS LES MAINS

NOUVEAUX PROJETS ALLONS Y !
Que vais-je faire d'une telle fortune ?
Que faire au mieux de la fusion nucléaire ?
Gérer cette masse d'informations, bloquer les pirates.
Vais-je prendre ma place dans la révolution de la
connaissance ? Contrer les escrocs.
Où vais-je limiter l'intelligence artificielle ?
Gérer au mieux Super-High-Speed Internet ?
La meilleure qualité de vie possible – interconnecté ?
Quels changements avec la Nanotechnologie ?
Les médias sociaux et l'éducation ?
Quelle sera ma vie, mon espérance augmentée ?
Je désire cette nouvelle vie, maintenant le mieux
possible. Que dois-je faire ? Je crois que j'ai une idée.
Le mieux que je puisse faire.
FAIRE DES PLANS ET M'ENGAGER
Bien boire et manger, la santé, m'épanouir,
un monde propre, la paix, l'éducation, les arts, les
sciences, la philo, le sport, la nutrition. Libertés, égalité
des sexes, écosystèmes et végétation, Les éléphants, les
abeilles, les baleines, et tout préserver.
Les abeilles et tout s'qu'on peut sauver.
Et tant d'autres choses à dire et à inventer.
Que dois je faire ? FAIRE DES PLANS ET M'ENGAGER
Lien internet, voir une vidéo,
parler à eux et puis à ceux-ci.
Un concert, un blog, jouer avec les enfants ou les amis.
Lire un livre, une BD, a l'ombre d'un arbre ensoleillé.
Me concentrer sur une idée, étudier, communiquer.

MA VIE A T'ELLE UN PRIX ?

QUI SUIS-JE ?   QUI SUIS-JE ?   QUI SUIS-JE ?
QUI SUIS-JE ?   QUI SUIS-JE ?   QUI SUIS-JE
QUI SUIS-JE ?   QUI SUIS-JE ?

Qui suis-je donc pour faire ça ?
Ma vie aurait-elle donc un prix ?
Plus ou moins chère que l'océan,
les rivières, les forêts, la terre ?
Ais-je vraiment le droit de les tuer tous ?
Jetant la bouteille en plastique.

Jetant la bouteille en plastique.
Un milliard tous les jours.
J'vais en faire un océan.
Billes de plastique vertes, bleues, jaunes.

Jetant la bouteille en plastique.
Jetant la bouteille en plastique.
Jetant la bouteille en plastique.
Je veux à tout prix maintenir mon standing.
Jetant la bouteille en plastique.
Même s'il il est plus cher que l'océan,
Je veux y plonger. De plus en plus profond.
Dans les vagues de billes rouges, oranges, jaunes,
vertes, bleues, et indigo.
Le dernier rayon d'soleil, dans les bleus et les jaunes,
puis le vert et le gris profond.

C'EST POUR MOI

Je regarde la lune. Là pour moi !
Le soleil qui se lève. C'est pour moi !
Me sentir bien. Tout à moi !

Plus que le bonheur. C'est pour moi !
L'obstacle sur la route. C'est pour moi !
Tomber pour me réveiller. C'est pour moi !
L'intention et le vécu. C'est pour moi !
La sensation.
Le Plaisir d'être. C'est pour moi !

L'endroit, le moment, exactement.
J'aime ma route, ce que je suis.
Quel grand bonheur d'être avec vous !
J'me sens si bien, plein d'énergie.

Passées les peurs. C'était pour moi !
La mer et les vagues. Elles sont moi !
Chacune lavant mes peurs, mes envies.
Tout à moi !
Elles m'ont enseigné et libéré.
J'ai le choix !
Me sentir bien.

LA GRANDE LESSIVE

Maman a dit ça.
Papa fait ceci.
Mon ami m'a trahi.
Obsédé par l'envie.
Tellement de peine !
Pourquoi n'ais je pas gagné à la loterie ?
Pourquoi donc je suffoque en pensant à cette nuit ?

STOP !

Les vagues de la mer balayent les points noirs de ma
mémoire.

STOP ! STOP !
Tellement de peine !
STOP !

Je peux maintenant danser et puis rire.
Je pourrai même te revoir.
Les incidents sont pardonnés.
Il ne peut y avoir de vie sans erreur.
La vie est tellement belle !
Savourons chaque seconde.
La plus intense vie que j'ai maintenant choisie.
Quoi qu'il en soit, le meilleur.
Disant-écoutant toutes nos fantaisies.

J'aime ma mère. Mon père aussi
Même l'ami pourri
Obsédé
Finies les peines
Le bonheur à chaque instant
Je n'ai plus besoin de ton accord pour vivre ma vie.
Les vagues de la mer balayent les points noirs de ma
mémoire.

LESSIVE !
LESSIVE !
Tellement de peines
LESSIVE !

Je peux maintenant danser et puis rire.
Je pourrai même te revoir. Les incidents sont pardonnés.
Il ne peut y avoir de vie sans erreur.
La vie est tellement belle ! Savourons chaque seconde.
La plus intense vie que j'ai maintenant choisie.
Quoi qu'il en soit, le meilleur.
Disant-écoutant toutes nos fantaisies.

QUELQUE PART DANS MA TÊTE

Tu es quelque part dans ma tête.
Ton visage ne m'est plus familier
Tu es quelque part dans ma tête.

Je me rappelle notre amour. Un souvenir énervant.
Tant de tendresses, de souffrances.
Notre amour nous a donné
Ton visage ne m'est plus familier
Je me rappelle ma détresse. Puis j'lai oubliée
Je me rappelle notre amour. Ce qu'il nous a donné

Tu es quelque part dans ma tête.
Ton visage ne m'est plus familier
J'ai ressenti de la peine. Puis j'lai oubliée.
Je me rappel notre amour. Ce qu'il nous a donné

Encore une fois sur les chemins.
Clopin clopan - cahin caha
Ce p'it caillou dans ma chaussure.
Combien de temps vais-je le garder ?
Il srait pourtant si facile d'lenlver.
Et'd recommencer'à marcher

Tu es quelque part dans ma tête
Ou plutôt ma personnalité
Pourtant aucune mémoire ne m'inquiète
Ça j'ai oublié
Quelque part notre amour. Ce qu'il nous a laissé

DANS LE BOIS MORT

Dans le bois mort il y a le vers,
le charpentier et le banquier.
Dans le bois mort, il y a la terre, la graine,
la sève de l'arbre, le soleil, la pluie, la hache
et … la cire à lustrer.

Dans le bois mort les cicatrices, un millier de flèches dans
mon cœur. Et … notre baiser à l'ombre du chêne.
Mon souffle sur tes lèvres.
Dans le bois mort mon souffle sur tes lèvres,
et le pivert qui vient jouer.

Le vol de l'abeille, la fleur, la ruche, l'apiculteur,
le miel, la cire, la boutique, le marchand, toi et moi.
Dans le bois mort il y a hier, aujourd'hui, demain
et tous ceux qui l'ont touché.

Dans le bois mort il y a les champignons, l'omelette, le
verre de Beaujolais.
Dans le bois mort, le coquillage, le grain de sable,
le trou noir. Dans le bois mort, les océans furieux, le
bateau, le pêcheur, la tornade, la peur …
L'hélicoptère qui vient sauver.

Dans le bois mort il y a les vagues répétées dans le
temps tourbillon. Et … le Photon, le boson, le fermion.
De retour les pieds sur terre, le pivert n'a cessé de jouer.
Dans le bois mort il y a le champignon, l'omelette, le verre
de Beaujolais.

ÊTRE ET NE PAS ÊTRE

C'était mon choix.   Vraiment ?
Je n'étais qu'un pion dans ton jeu.   Ton jeu !
Te soulageant de tes peurs.
Les absorbant dans mon cœur.
Cassant tes jouets, cherchant les miens.
Tes peurs, pas les miennes,
Comme tes trahisons, tes fantômes, tes bombes.

Laisse-moi répondre à ta question.
Être ET ne pas être, telle est la réponse.
Surfant sur la vague, en haut et en bas.

C'est mon choix.   Vraiment ?
Mon jeu est plus intéressant.   Est-il ?
Être ET ne pas être, telle est la réponse.
Beaucoup d'situations difficiles.   Relax.
Trouve alors de nouveaux jouets.

J'ai bien fait tous ces choix.   J'assume.
Tu m'as fait rentrer dans ton jeu.   J'ai joué.

Ais-je besoin d'nouveaux problèmes ?
De nouveaux mais différents.
Cassant tes jouets, trouvant les miens.
Tu n'as plus peur.
C'est bien qu't'ais trouvé la paix, moi aussi.

Un bonheur fait pour durer.
Je vais y rester quelque temps, planant et rampant.
Surfant la vague du jour, en haut et en bas.

Mon meilleur choix.   Vraiment ?
Relax.
Tu trouveras de nouveaux jouets.
Telle est la réponse.
En haut ou en bas.

Il gèle à pierre fendre.
La météo prévoit meilleur temps.
Restons au coin du feu.   Relax.
Tu trouveras de plus beaux jouets.

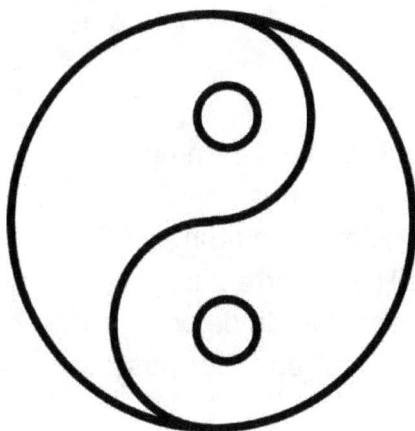

POURQUOI FAIS TU ÇA PAPA ?

Pourquoi fais-tu ça papa ? Et en quel nom ?
Que fais-tu de moi ? Quel est mon nom ?
Que faire de toi papa ?
Meurtre de sang c'est la prison
Dans quelques cas c'est le pardon.
Parfois aussi la rédemption.
Peut-être aussi à l'unisson.

Désolé mon cher tonton
Un va-t'en guerre ?
Scientifique fou ? Est ce ton nom ?
Mais que faire de toi tonton ?
Meurtre d'sang-froid c'est la prison

... On va s'en sortir
Trouver les lois, trouver les rires
Content de soi au pied de l'arbre

Tu dois le savoir papa.
Quel est mon nom ?
Prince de l'erreur, c'est ça mon nom
Un jour je vais en changer
Est-ce Dormeur, Joyeux ou Simplet ?
Diamants dans l'peu d'terre que
vous m'avez laissé, bande de son: → guitare
Mon nom sera Amour-bonheur-passion.

BIRD

Bird, oh combien j'aime te voir voler,
te voir sautiller et chanter,
Le soleil naissant, brillant ton rouge, orange, jaune, vert,
bleu, indigo, violet.
Flottant sur les vagues, symphonie de joie.
Bon voyage, grand merci ton goût de liberté.
M now free singing, in full control,
on the spirals of my DNA.

This makes me feel I can also fly on infinite oneness
to love, return home and have time,
Safe surfing on what you say.
We are safe here. Notre jardin secret.
Qu'il est beau, ce rayon de lune, sur ton visage doré.
Surfing on the moon ray.

I know now. Bird, combien j'aime te voir voler, te voir
sautiller et chanter,
Le soleil naissant, brillant ton rouge, orange, jaune, vert,
bleu, indigo, violet.
Bird, au cœur des vagues t'évaporer,
merci de ton air singulier,
Le soleil éblouissant, brillant ton rouge, orange, jaune,
vert, bleu, indigo, violet.
Flottant sur les vagues, l`éternité.
Bon vent, grand merci ton goût de liberté.

CORRUPTION

Corruption! J'accuse.
Dirigeants de tel et tel pays, vous vous reconnaîtrez.
Corruption! J'accuse.
Des milliards de gens volés.
De leurs parts, de leurs routes, de leur électricité.
Corruption! J'accuse,
Transactions faussées, dessous de table qui financent la
criminalité.

Corruption! J'accuse.
Responsabilités bafouées, sous la table aussi, La note à
payer. Tant d'argent, de luxure, des milliards détournés,
du confort pour chacun, mais pour une seule poignée
de corrompus pourris, qui faussent le marché ;
Qui faussent la logique, d'un bon pain bien gagné.
Milliards de gens volés. Fortune pour une poignée,
chiens vivant dans la peur, de se faire pincer.

Tremblez les corrompus, il vous faudra payer.
Voyez le peuple en face, bientôt révolté.
Les criminels derrière, ceux qui vous ont aidé,
à voler cette fortune, vont vous en faire baver.
Vivez dans la crainte, qui vient avec c't'argent.
Du dessous de la table, la terreur associée.

On vous a fait confiance, vous nous avez vendu.

Pourtant vous auriez dû, pourtant vous auriez pu,
une gestion honnête, une croissance saine,
des transactions justes, entreprises florissantes
et ressources partagées. Une part plus grande pour tous,
honnêtement gagnée.

Arrêtez dès ce jour, vot commerce frelaté.
Commencez dès ce jour.
Corrigez la balance, elle est vieille et faussée.
Et goutez au plaisir, du travail bien mené.
Une machine qui tourne, des peuples épanouis, des
écoles, la santé, de l'eau fraîche, du travail, de la bonne
énergie.
Pour l'Un, pour le chacun, une vie bien remplie.
Le soleil qui se lève, sur une terre fleurie,
sur l'amour d'une vie.

JE VIS EN ENFER

Je vis en enfer. Quelle drôle d'idée !
Mon corps suspendu, Au-dessus des flammes.
Ma chair qui crépite.
Je brûle. Brûle, brûle, brûle, brûle, brûle.
Le feu me brûle. Brûle, brûle, brûle, brûle.
Les flammes. Brûlent, Brûlent, Brûlent, Brûlent, Brûlent.

Ma jalousie me consume.
Mes remords sont en fusion.
La flambée de mes faiblesses.
Je vis en enfer. Quelle drôle d'idée !
Mes jugements me carbonisent.
Mon arrogance me calcine
Je me pavane sur les braises

Le feu entoure mes désirs. L'envie me réduit en cendres
Je ne vis pas, je flambe.
Je flambe en enfer. Quelle drôle d'idée !
Grand feu de mes souvenirs. Incendié par mes pensées
Embrasé par mes regards

Je vis en enfer.   Quelle drôle d'idée !
Mensonges au fer rouge
Colères sur le grille. Inaction brûlante.
Je brûle, brûle, brûle, brûle, brûle, brûle.
Le feu me brûle, brûle, brûle, brûle, brûle.
Les flammes, Brûlent, Brûlent, Brûlent, Brûlent, Brûlent.

Quelle drôle d'idée !

LA LIBERTE

La liberté,   qu'est c'que j'en fais ?

T'assassiner,   qu'est c'que j'en fais ?
Et te violer,   qu'est c'que j'en fais ?
Et t'escroquer,   qu'est c'que j'en fais ?
Te molester,   qu'est c'que j'en fais ?
Et t'harceler,   qu'est c'que j'en fais ?
Et te juger,   qu'est c'que j'en fais ?

Pourtant il devrait être si doux,
De savourer l'amitié,
Ne pas payer sa malhonnêteté,
Et ne pas si longtemps souffrir,
Pour un si court instant de plaisir.

Et puis encore recommencer.
Et toujours laisser la monnaie.

La liberté,   qu'est c'que j'en fais ?
Et m'asphyxier,   qu'est c'que j'en fais ?
M'empoissonner,   qu'est c'que j'en fais ?
Et me haïr,   qu'est c'que j'en fais ?
Et me morfondre,   qu'est c'que j'en fais ?
Me torturer,   qu'est c'que j'en fais ?
Me souvenir,   qu'est c'que j'en fais ?

Quel mauvais karma je me fais.
Et puis encore recommencer.
Et toujours laisser la monnaie. STOP !

Pourtant il devrait être si doux,
Trouver de nouvelles idées,
De parcourir ensemble le chemin,
Trouver chacun son bénéfice,
Ensemble gérer les difficultés.

Et puis encore recommencer.
Vous pouvez garder la monnaie.

La liberté,   qu'est c'que j'en fais ?
Te mépriser,   qu'est c'que je fais ?
Te lapider,   qu'est c'que je fais ?
Te faire souffrir,   qu'est c'que je fais ?
Aussi te battre,   qu'est c'que je fais ?
Et t'enfermer,   qu'est c'que je fais ?
Me souvenir,   qu'est c'que je fais ?

Quel mauvais karma je me fais.
Et puis encore recommencer.
Et toujours laisser la monnaie. STOP !

Pourtant il devrait être si doux,
Se promener avec toi,
De partager ensemble le silence,
Aimer à rire et à chanter,
Comprendre, aider, aussi pardonner.

Et puis encore recommencer.
Vous pouvez garder la monnaie.

La liberté,   qu'est c'que j'en fais ?

Me corriger,	c'est c'que je fais.
Et respirer,	c'est c'que je fais.
Me souvenir,	c'est c'que je fais.
Savoir t'aimer,	c'est c'que je fais.
Et t'écouter,	c'est c'que je fais.
Te faire rire,	c'est c'que je fais.

Et puis encore recommencer.

C'EST CA QU'VOUS VOULEZ

Entre la joie et la misère
Arrêtez vos guerres. C'est ça qu'vous voulez! Murs et fils
barbelés. C'est ça qu'vous voulez!

Nous sommes à un croisment d'not histoire
Entre la paix le désespoir. Entre la famine et la fin
Entre l'air pur et la nausée. Entre savoir et ignorer
Nous sommes à un croisment d'not histoire

C'est ça qu'vous voulez!
Entre le marteau et l'enclume
C'est ça qu'vous voulez!
Ou bien celui qui aide à forger
Entre l'solaire et l'équinoxe
Entre la haine et l'amitié

Nous sommes à un crois'ment d'not histoire
Entre légal illégalité
Entre le loyal et l'enfant gâté
Entre l'amour et l'prématuré
Entre la ronde et le mort-né
Nous sommes à un crois'ment d'not histoire

Arrêtez vos guerres. Murs et fils barbelés
C'est ça qu'vous voulez !
Un jour il faut bien arrêter.

RESPIRE

Respire!
Aime la vie   Respire!
De tout on corps   Respire!
Chaque cellule   Respire!
Sens l'air couler   Respire!
Une pensée vient   Respire!
Laisse-la passer   Respire!
Ne pense a rien   Respire!
Juste l'air couler   Respire!

Bien trop souvent, nous sommes coincés
Revivre un moment du passé
Ou le futur imaginé. Pourtant seul le présent existe

Respire! Respire! Et sois présent!   Respire!
Et ton intuition se développe.   Respire!
Tu trouves enfin la solution
Du problème mille fois ressassé.   Respire!
Et la sérénité grandie. Et la vie remplace l'asphyxie
Et aussi l'esprit s'élargi
Le nombrilisme s'évanouit.   Respire!

Cherches tu un sens à ta vie?   Respire!
Et sois présent.   Respire!
A chaque instant.   Respire!
Chaque bouffée, Chaque cellule Oxygénée
Expire! Et la douleur évaporée   Respire!
Torrent d'énergie libérée   Respire!
Aime la vie   Respire!

CHOCOLAT

Parfois, j'aimerais mieux, aucun choix, aucune décision.
Me délecter sans limite, n'avoir aucune désillusion.

CHOCOLAT ! ... Pas vraiment développement durable
CHOCOLAT !   Eruption de ma pensée

Aucune envie de t'partager. Je te veux plus, à l'infini
Aucune cause, aucun effet. Seuls plaisirs et voluptés
Juste feu d'artifice et confettis

Parfois j'aimerais mieux, aucun choix, aucune décision.
Me délecter sans limite, n'avoir aucune désillusion.

CHOCOLAT !   Je ne peux trouver la paix,
Tant que la boîte n'est pas finie

CHOCOLAT !   Je suis si bien avec toi.
Je te veux plus, et plus encore
N'arrêter à aucun prix. Qu'importe quand, et où, et qui.

CHOCOLAT ! Te désire avec moi pour l'éternité.

Parfois j'aimerai mieux, aucun choix, aucune décision.
Me délecter sans limite, n'avoir aucune désillusion.

CHOCOLAT !   ... Je pourrais te donner ma vie !
CHOCOLAT !
Seul dans mon esprit. ni mon corps ni ma bouche,
Je te désire encore et encore.

Comme un bébé qui pleure
Fondant dans ma bouche, puis plus un cri
Chocolat, seuls toi et moi, maintenant
Ni temps, ni espace, ni énergie

Parfois j'aimerai mieux,
Aucun choix, aucune décision.
Me délecter sans limite,
N'avoir aucune désillusion.
CHOCOLAT !
Je veux que le temps s'arrête,
A ton moment le plus fondant

CHOCOLAT !
Je suis si bien avec toi.
Je te veux plus, et plus encore
Arrêter à aucun prix
Qu'importe quand, et où, et qui.

CHOCOLAT !
Être avec toi au paradis.
I LOVE YOU CHOCOLAT !

JE N'ME POSE PLUS LA QUESTION

Je n'me pose plus la question
La vie est tel'ment simple !
Bien manger, respirer et aimer.
S'aimer soi et ce qu'on fait
Toujours le mieux, être rassuré
Le tapis va se dérouler
Cœur sain et grand nettoyage
La vague salutaire efface mes peines.
L'oxygène est pure énergie.
Dans mon champ d'énergie,
Je deviens fort et amoureux.
Dans ton champ d'énergie,
Je t'y rejoins si tu souris
Tous les autres modèles s'effondrent
Seule reste l'énergie d'l'amour
Arrivederci mes chères toxines.
Bonnes nourritures, bonnes énergies.
Ce matin l'soleil s'est l'vé.
La pluie a fait monter le blé.
Dans mon champ d'énergie,
Je deviens fort et amoureux.
Dans ton champ d'énergie,
Je t'y rejoins si tu souris
Respire profond, pas d'asphyxie.
Un souffle sain dans un corps sain.
Je n'me plais plus dans l'carbonique.

ENFIN ELLE REVIENT

Mon intuition enfin revient
Idées claires, flot d'mes pensées.
J'me sens serein dans l'immensité.
Je me sens libre et puis motivé.
Amoureux de tout, de moi aussi.

Infini et âmes, retrouvés,
Dans l'absolu, dans la quantité
Tellement heureux d'être avec vous
En accord et en fraternité
Un bain de Bonheur partagé.
Dans l'absolu, dans la quantité.
Sentir en paix en singularité.
Individualité décontractée.

Mon intuition enfin revient
Idées claires, flot d'mes pensées.
J'me sens serein dans l'immensité.
J'me sens bien, oh oh oh
Je me sens libre et puis motivé.
Amoureux de tout, de moi aussi.

Un bain de Bonheur partagé.
Dans l'absolu, dans la quantité.
Sentir en paix en singularité.
Individualité décontractée.

MON ARBRE

Mon arbre
Tu vis avec la pluie
Tu vis avec la terre, Le soleil et le vent
Mon arbre
Je n'veux vivre sans toi
Ta beauté m'émerveille
J'aime dormir sous ton ombre
Dès que tu pars, j'étouffe
La saveur de tes fruits
Sucrée ou bien amère
Toujours m'ensorcèle
Les courbes de ton corps
Balancées par le vent
Tes brillances, tes couleurs

Je n'veux vivre sans toi

Ecoute !
Je te fais la promesse
De mieux savoir t'aimer
et de te protéger
Je veux sentir tes fleurs
Je veux peindre tes couleurs
Te regarder danser

Mon arbre, ne me laisse pas tomber

C'EST PAS MON TRUC

Vos guerres C'est pas mon truc
Vos vices   C'est pas mon truc
Aucune envie d'vous parler.
Vous pourriez arriver à me tenter.
Ce que je sais, vous m'pourrissez la vie avec toutes vos
conneries. De la manière infâme dont vous vivez.

Changez !   Trouvez d'meilleures inspirations.
Changez !   Sachez goûter la compassion.
Dehors !   Je n'ai pas besoin d'validation.
Ni de vos bottes, critiques et oppressions.
J'ai tout pour être heureux. Laissez-moi vivre.

Vos guerres C'est pas mon truc
Vos vices   C'est pas mon truc
J'ai d'jà mon histoire, mes guerres, ma compassion.
Dehors !   Je n'ai pas besoin d'validation.
Ni de vos bottes, critiques et oppressions.
J'ai rêves, liberté et passions.

Vos guerres   C'est pas mon truc
Vos vices   C'est pas mon truc
Vot' stress   C'est pas mon truc
Votre air   C'est aussi l'mien
Ma liberté   Sans compromis
J'ai rêves, liberté et passions.

DONNER POUR RECEVOIR

La vie est simple
Donne-le moi, Donne-le moi,
Donne-le moi, maintenant
Facile comme faire, Une addition.
Donne-le moi, Donne-le moi,
Donne-le moi, maintenant

Même chose pour tout
Une règle simple
Donne-le moi, Donne-le moi,
Donne-le moi, maintenant
Pour recevoir, Il faut donner

Donne-le moi, Donne-le moi,
Donne-le moi, maintenant
Donne-le moi, Donne-le moi,
Donne-le moi, maintenant

Tu veux de l'amour, Faut en donner
Donne-le moi, Donne-le moi,
Donne-le moi, maintenant
Oui au partage, A l'unité

Tu veux de l'argent, D'abord donner
Donne-le moi, Donne-le moi,
Donne-le moi, maintenant

Et le succès, est assuré.

De l'amitié, D'abord donner
Donne-le-moi, Donne-le moi,
Donne-le moi, maintenant
Pour recevoir, Il faut donner

Et du respect, D'abord donner
Donne-le moi, Donne-le moi,
Donne-le moi, maintenant
Puis de l'estime, Se régaler

Est-ce l'attention, Que tu recherches ?
Donne-le moi, Donne-le moi,
Donne-le moi, maintenant
D'abord apprends, A écouter

Même chose pour tout
Une règle simple
Donne-le moi, Donne-le moi,
Donne-le moi, maintenant
Pour recevoir
Il faut donner

C'EST BON

C'est bon, c'est bon, c'est bon,
Finies les peines, passées. Vib retrouvée, c'est bon,
Sentir l'énergie maximale, c'est bon.
Heureux d'c'que je fais, c'est bon,
M'aimer, c'est bon. T'aimer, c'est bon,
La souffrance, passée. CHOCOLAT !
Le meilleur que je puisse faire
En m'aimant, En t'aimant, Continuant le miracle de la vie
Ce que tu fais ne me blesse plus, ...,
Encore parfois, un instant. En m'aimant, En t'aimant,
J'ai visité l'paradis. J'aime bien merci.
J'vais même y rester longtemps. CHOCOLAT !
Un grand merci. Mille peines rencontrées, j'ai survécu.
Et même grandi. J'irai te voir encore, mais en coup d'vent.
De meilleures vib à présent.
L'hiver enfin fini, place au printemps.
Voir et ressentir tes couleurs.
On continue, Dans l'bien être.
De c'que je n'voulais pas j'ai pu apprendre ce que je veux
En m'aimant, En t'aimant,
J'continue maintenant.
J'apprends de ta voie. Et de la mienne.
En m'aimant, En t'aimant,
J'apprends d'mes erreurs, aussi des tiennes
En m'aimant, En t'aimant,
J'ai trouvé tes clefs, aussi d'autres.
En m'aimant, En t'aimant,
Heureux d'c'que je fais, c'est bon.
Le meilleur que je puisse faire.

COMMUNAUTES

Retire ta carapace. Un brin d'amitié
Retire ta carapace. Un pas de côté.
Retire ta carapace. Je vous en prie, passez.
Retire ta carapace. L'air est bon de l'autre côté.
Je vous en prie. Merci à vous.
C'était un plaisir. Et à bientôt

Communauté d'un soir.   Communauté d'quartier
Communauté d'un bar. Communauté de jeu d'réflexion,
de pensée. Communauté d'un art Communauté d'région.
Communauté d'passion Communauté de prière.
Et de méditation.

Je vais sortir ce soir. Les week-ends programmés Samedi
la patinoire. Et Dimanche le ciné.
Une ballade dans les bois. Vous restez pour diner.
J't'envoie ça par mail. Envoie-moi les photos.
Tu trouves ça sur le web. Tiens voilà l'adresse

Communauté mondiale. Communauté d'village
Communauté d'métier. Communauté d'lycée.
Et d'Université. Communauté d'entraide.
Communauté d'soutien. Communauté d'bonheur
Communauté pour rire. Bavarder et chanter

ZEN

Toi et moi, sans distinction.
Comme les mailles d'un pull.
Toi et moi, ici, là-bas.
Ensemble une seule énergie.
Une vie, un monde, un être.
L'individu dans le tout.
Le tout dans l'individu.

Zen !

Toute chose n'est en soi
Ni bonne, ni mauvaise
Je veux qu'elle soit bonne. Elle l'est.
Je veux qu'elle soit mauvaise. Elle l'est.
L'Univers ainsi persiste
Les meilleures choses arrivants.
Tu es bien plus qu'un accident

Toute chose qui m'arrive,
Elle m'arrive pour mon bien.
Zen ! La source du bonheur,
Est à découvrir en moi.
Et non pas à l'extérieur.
C'est mon choix et c'est ma vie.
JUSTE ! Gérer ma réaction
STOP ! D'penser à l'événement.
JUSTE ! Gérer ma réaction
Événement bon ou mauvais ?
En soit ni mauvais ni bon.

JUSTE ! Gérer ma réaction
Libre face à l'événement.
Le bien émerge du pire.

Toute chose qui m'arrive,
Elle m'arrive pour mon bien.
ZEN ! Énergie positive.
La joie vient de notre esprit.
Non des choses, des événements.
La peine vient de notre esprit.
Non des choses, des événements.

Zen!

Chaque pensée se traduit.
Par la réaction qui suit.
Pensée négative, je meurs.
Pensée positive, je vis.
Négative ou positive.
Ma pensée remplit mon corps.
Ma pensée construit ma vie.

UN VOILE RETIRE

Aujourd'hui je discutais avec un héron, en sa qualité,
que je découvris au cours de notre conversation,
de représentant angélique de la nature.

Nous nous émerveillions. Savourant la beauté dévoilée.
Le fourmillement de vie, à marée basse,
Le vert des algues,
Le vol triangulaire des mouettes
se mêlant au loin au blanc des vagues,
La lueur argentée des poissons
que savourait mon frère le héron
et son ami l'intrépide petit oiseau qui l'accompagnait.

Puis nous en sommes venus à regretter.
Les effets destructeurs de la nature par l'homme.

Avec une immense joie partagée,
le héron a alors reçu de l'Univers,
pour la nature le droit d'un peu plus dévoiler
à l'homme son immense beauté.
Ainsi savourez mes amis
ce nouveau regard qui vous est donné.

Puis je ramassais sur la plage des cailloux et coraux,
et je m'émerveillait de leur richesse esthétique et de leur
démonstration grandiloquentes de vie.
Dans une des multiples cavernes de ces pierres
précieuses, je trouvais l'une de ces recharges plastique
de mine de crayon,
belle au demeurant,
ressemblant à un phare au milieu des falaises, permettant
au bateau de ne pas s'échouer,

Comme signe de notre pollution de la nature
et me disant de t'écrire ces quelques mots.

LILI OU JIMMY

Lili iiii - Différemment mais j't'aime toujours

Jimmy iiii - Plein de bonnes choses sur ton parcours.

L'amour te soutiens tous les jours.

Mon nouveau-né, quel heureux jours!

Lili iiiii - Tous les enfants sont pur amour.

Jimmy iiii - Différemment mais j't'aime toujours

J'ai des étoiles tout autour.

Lili iiiii - Quelle rigolade l'autre jours !

Grandir ensemble dans l'jeu d'l'amour

Jimmy iiiii - Tu réussis si bien à ton tour.

Le mien aussi cet autre jour.

Voir le soleil. Tourner autour.

Lili iiiii - J'aime ta maison, ses alentours.

J'y passerai te donner le bonjour.

Te savoir heureuse sans détours.

Jimmy iiiii - Quelle rigolade l'autre jours !

Lili iiiii - Pour un chacun un meilleur parcours.

Jimmy iiiii - L'amour te soutiens tous les jours.

Un jour, une vie, toujours glamour.

J'm'aime mieux ici dans d'aut z'atours.

Lili iiiii - Nouvelle direction au carrefour.

Jimmy iiiii - Pour toi aussi nouveau parcours.

Que l'on y arrive tous a not' tour.

Lili iiiii - Ardeur passée, mon Cœur est sourd.

Différemment mais j't'aime toujours

Jimmy iiiii - Tu y arrives si bien à ton tour.

Pour moi aussi c'est tout velours.

Voir le soleil. Tourner autour.

Lili iiiii - J'aime ta maison, ses alentours.

J'y passerai te donner le bonjour.

Te savoir heureuse sans détours.

Jimmy iiiii - Quelle rigolade l'autre jours !

PLANETE TERRE REUNIE

Argentine, Brunei, Namibie, Paraguay,
Turquie, Madagascar, Népal, Cape Verde,
Suisse,   Tunisie,   Arménie, Brésil,
Algérie,   Suriname, Allemagne, UK,

Afghanistan, Benin, Niger, Panama,
Thaïlande, Martinique, Norvège, Iles Cayman,
Swaziland, Andorre, Burundi, Russie,
Indonésie, Angola, Malawi, Bhutan,

Azerbaïdjan, Bahreïn, Cambodge, Gibraltar,
Vietnam, Iles Coco, Myanmar, Etats Unis,
Singapour, Sénégal, Pays-Bas,   Maldives,
Bermudes, Ethiopie, Boswana,   Guinée,

Antarctique, Chili, Portugal, RDC,
Cuba, Eritrée, Chine, Jamaïque,
Canada, Equateur, Palestine, Seychelles,
Malaisie, Colombie, Djibouti, France,

Guatemala, Fiji, Kazakhstan, Bolivie,
Danemark, Salvador, Egypte, Nicaragua,
Italie, Israël, Bangladesh, Finlande,
Grenade, Guadeloupe, Guernesey, Hong Kong,

Afrique du sud, Groenland, Hongrie, Macao,
Inde, Sierra Leone, Islande, Cote d'Ivoire,
Australie, Monaco, Lesotho, Japon,
Sri Lanka, Kirguistán, Liberia, Gabón,

Costa Rica, Suède, Mozambique, Pérou,
Taiwan, Venezuela, Mali, Mauritanie,
Slovénie, Philippines, Liban, Togo,
Lituanie, Bahamas, Samoa, Ireland.

6. Annexe

☻ Droits de l'homme

Déclaration Universelle des droits de l'homme (1948)

Article premier : Tous les êtres humains naissent libres et égaux en dignité et en droits. Ils sont doués de raison et de conscience et doivent agir les uns envers les autres dans un esprit de fraternité.

Article 2 : 1. Chacun peut se prévaloir de tous les droits et de toutes les libertés proclamées dans la présente Déclaration, sans distinction aucune, notamment de race, de couleur, de sexe, de langue, de religion, d'opinion politique ou de toute autre opinion, d'origine nationale ou sociale, de fortune, de naissance ou de toute autre situation.
2. De plus, il ne sera fait aucune distinction fondée sur le statut politique, juridique ou international du pays ou du territoire dont une personne est ressortissante, que ce pays ou territoire soit indépendant, sous tutelle, non autonome ou soumis à une limitation quelconque de souveraineté.

Article 3 : Tout individu a droit à la vie, à la liberté et à la sûreté de sa personne.

Article 4 : Nul ne sera tenu en esclavage ni en servitude; l'esclavage et la traite des esclaves sont interdits sous toutes leurs formes.

Article 5 : Nul ne sera soumis à la torture, ni à des peines ou traitements cruels, inhumains ou dégradants.

Article 6 : Chacun a le droit à la reconnaissance en tous lieux de sa personnalité juridique.

Article 7 :Tous sont égaux devant la loi et ont droit sans distinction à une égale protection de la loi. Tous ont droit à une protection égale contre toute discrimination qui violerait la présente Déclaration et contre toute provocation à une telle discrimination.

Article 8 : Toute personne a droit à un recours effectif devant les juridictions nationales compétentes contre les actes violant les droits fondamentaux qui lui sont reconnus par la constitution ou par la loi.

Article 9 : Nul ne peut être arbitrairement arrêté, détenu ou exilé.

Article 10 : Toute personne a droit, en pleine égalité, à ce que sa cause soit entendue équitablement et publiquement par un tribunal indépendant et impartial, qui décidera, soit de ses droits et obligations, soit du bien-fondé de toute accusation en matière pénale dirigée contre elle.

Article 11 : 1. Toute personne accusée d'un acte délictueux est présumée innocente jusqu'à ce que sa culpabilité ait été légalement établie au cours d'un procès public où toutes les garanties nécessaires à sa défense lui auront été assurées.
2. Nul ne sera condamné pour des actions ou omissions qui, au moment où elles ont été commises, ne constituaient pas un acte délictueux d'après le droit national ou

international. De même, il ne sera infligé aucune peine plus forte que celle qui était applicable au moment où l'acte délictueux a été commis.

Article 12 : Nul ne sera l'objet d'immixtions arbitraires dans sa vie privée, sa famille, son domicile ou sa correspondance, ni d'atteintes à son honneur et à sa réputation. Toute personne a droit à la protection de la loi contre de telles immixtions ou de telles atteintes.

Article 13 : 1. Toute personne a le droit de circuler librement et de choisir sa résidence à l'intérieur d'un Etat.
2. Toute personne a le droit de quitter tout pays, y compris le sien, et de revenir dans son pays.

Article 14 : 1. Devant la persécution, toute personne a le droit de chercher asile et de bénéficier de l'asile en d'autres pays.
2. Ce droit ne peut être invoqué dans le cas de poursuites réellement fondées sur un crime de droit commun ou sur des agissements contraires aux buts et aux principes des Nations Unies.

Article 15 : 1. Tout individu a droit à une nationalité.
2. Nul ne peut être arbitrairement privé de sa nationalité, ni du droit de changer de nationalité.

Article 16 : 1. A partir de l'âge nubile, l'homme et la femme, sans aucune restriction quant à la race, la nationalité ou la religion, ont le droit de se marier et de fonder une famille. Ils ont des droits égaux au regard du mariage, durant le mariage et lors de sa dissolution.

2. Le mariage ne peut être conclu qu'avec le libre et plein consentement des futurs époux.

3. La famille est l'élément naturel et fondamental de la société et a droit à la protection de la société et de l'Etat.

Article 17 : 1. Toute personne, aussi bien seule qu'en collectivité, a droit à la propriété.

2. Nul ne peut être arbitrairement privé de sa propriété.

Article 18 : Toute personne a droit à la liberté de pensée, de conscience et de religion ; ce droit implique la liberté de changer de religion ou de conviction ainsi que la liberté de manifester sa religion ou sa conviction seule ou en commun, tant en public qu'en privé, par l'enseignement, les pratiques, le culte et l'accomplissement des rites.

Article 19 : Tout individu a droit à la liberté d'opinion et d'expression, ce qui implique le droit de ne pas être inquiété pour ses opinions et celui de chercher, de recevoir et de répandre, sans considérations de frontières, les informations et les idées par quelque moyen d'expression que ce soit.

Article 20 : 1. Toute personne a droit à la liberté de réunion et d'association pacifiques.

2. Nul ne peut être obligé de faire partie d'une association.

Article 21 : 1. Toute personne a le droit de prendre part à la direction des affaires publiques de son pays, soit directement, soit par l'intermédiaire de représentants librement choisis.

2. Toute personne a droit à accéder, dans des conditions d'égalité, aux fonctions publiques de son pays.

3. La volonté du peuple est le fondement de l'autorité des pouvoirs publics ; cette volonté doit s'exprimer par des élections honnêtes qui doivent avoir lieu périodiquement, au suffrage universel égal et au vote secret ou suivant une procédure équivalente assurant la liberté du vote.

Article 22 : Toute personne, en tant que membre de la société, a droit à la sécurité sociale ; elle est fondée à obtenir la satisfaction des droits économiques, sociaux et culturels indispensables à sa dignité et au libre développement de sa personnalité, grâce à l'effort national et à la coopération internationale, compte tenu de l'organisation et des ressources de chaque pays.

Article 23 : 1. Toute personne a droit au travail, au libre choix de son travail, à des conditions équitables et satisfaisantes de travail et à la protection contre le chômage.
2. Tous ont droit, sans aucune discrimination, à un salaire égal pour un travail égal.
3. Quiconque travaille a droit à une rémunération équitable et satisfaisante lui assurant ainsi qu'à sa famille une existence conforme à la dignité humaine et complétée, s'il y a lieu, par tous autres moyens de protection sociale.
4. Toute personne a le droit de fonder avec d'autres des syndicats et de s'affilier à des syndicats pour la défense de ses intérêts.

Article 24 : Toute personne a droit au repos et aux loisirs et notamment à une limitation raisonnable de la durée du travail et à des congés payés périodiques.

Article 25 : 1. Toute personne a droit à un niveau de vie suffisant pour assurer sa santé, son bien-être et ceux de sa famille, notamment pour l'alimentation, l'habillement, le logement, les soins médicaux ainsi que pour les services sociaux nécessaires ; elle a droit à la sécurité en cas de chômage, de maladie, d'invalidité, de veuvage, de vieillesse ou dans les autres cas de perte de ses moyens de subsistance par suite de circonstances indépendantes de sa volonté.

2. La maternité et l'enfance ont droit à une aide et à une assistance spéciales. Tous les enfants, qu'ils soient nés dans le mariage ou hors mariage, jouissent de la même protection sociale.

Article 26 : 1. Toute personne a droit à l'éducation. L'éducation doit être gratuite, au moins en ce qui concerne l'enseignement élémentaire et fondamental. L'enseignement élémentaire est obligatoire. L'enseignement technique et professionnel doit être généralisé ; l'accès aux études supérieures doit être ouvert en pleine égalité à tous en fonction de leur mérite.

2. L'éducation doit viser au plein épanouissement de la personnalité humaine et au renforcement du respect des droits de l'homme et des libertés fondamentales. Elle doit favoriser la compréhension, la tolérance et l'amitié entre toutes les nations et tous les groupes raciaux ou religieux, ainsi que le développement des activités des Nations Unies pour le maintien de la paix.

3. Les parents ont, par priorité, le droit de choisir le genre d'éducation à donner à leurs enfants.

Article 27 : 1. Toute personne a le droit de prendre part librement à la vie culturelle de la communauté, de jouir des arts et de participer au progrès scientifique et aux bienfaits qui en résultent.
2. Chacun a droit à la protection des intérêts moraux et matériels découlant de toute production scientifique, littéraire ou artistique dont il est l'auteur.

Article 28 : Toute personne a droit à ce que règne, sur le plan social et sur le plan international, un ordre tel que les droits et libertés énoncés dans la présente Déclaration puissent y trouver plein effet.

Article 29 : 1. L'individu a des devoirs envers la communauté dans laquelle seule le libre et plein développement de sa personnalité est possible.
2. Dans l'exercice de ses droits et dans la jouissance de ses libertés, chacun n'est soumis qu'aux limitations établies par la loi exclusivement en vue d'assurer la reconnaissance et le respect des droits et libertés d'autrui et afin de satisfaire aux justes exigences de la morale, de l'ordre public et du bien-être général dans une société démocratique.
3. Ces droits et libertés ne pourront, en aucun cas, s'exercer contrairement aux buts et aux principes des Nations Unies.

Article 30 : Aucune disposition de la présente Déclaration ne peut être interprétée comme impliquant pour un Etat, un groupement ou un individu un droit quelconque de se livrer à une activité ou d'accomplir un acte visant à la destruction des droits et libertés qui y sont énoncés.

7. Table des matières

www.ingramcontent.com/pod-product-compliance
Lightning Source LLC
Chambersburg PA
CBHW071726270326
41928CB00013B/2579